Gabriel Stux
Einführung in die Akupunktur, 5. Auflage

Springer

Berlin
Heidelberg
New York
Barcelona
Hongkong
London
Mailand
Paris
Singapur
Tokio

Gabriel Stux

Einführung in die
Akupunktur

Chinesische Übersetzungen
von Karl Alfried Sahm
Zeichnungen von Petra Kofen

5., erweiterte Auflage

Mit 64 Abbildungen und 19 Tabellen

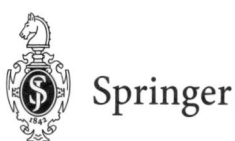 Springer

Dr. med Gabriel Stux
Akupunktur Centrum
Goltsteinstraße 26
D-40211 Düsseldorf

Die 1.–3. Auflage ist unter dem Titel „G. Stux, Grundlagen
der Akupunktur" erschienen.

ISBN-3-540-64568-3   5. Auflage
Springer-Verlag Berlin Heidelberg New York

ISBN 3-540-57453-0   4. Auflage Springer-Verlag Berlin Heidelberg New York

Die Deutsche Bibliothek – CIP-Einheitsaufnahme
Stux, Gabriel: Einführung in die Akupunktur / Gabriel Stux. – 5., erw. Aufl. – Berlin ;
Heidelberg ; New York ; Barcelona ; Hongkong ; London ; Mailand ; Paris ; Singapur ;
Tokio : Springer, 1999
ISBN 3-540-64568-3

Umschlaggestaltung: design & production GmbH, Heidelberg
Satz, Druck und Bindearbeiten: Appl, Wemding
SPIN 10662749   19/3133-5 4 3 2 1 0 – Gedruckt auf säurefreiem Papier

Vorwort zur 5. Auflage

Nach überaus positiver Aufnahme der vorherigen Auflagen erfolgt eine deutliche Erweiterung in dieser 5. Auflage. Vor allem der traditionelle Hintergrund der chinesischen Medizin wurde durch die Ergänzung und Überarbeitung des Therapiekapitels (Kap. 6) vertieft. Die Chakrenakupunktur, eine Ausweitung der chinesischen Akupunktur durch die Aufnahme des indischen Chakrasystems, wird im Kap. 5.7 ausführlich dargestellt. Auch den wissenschaftlichen Grundlagen der Akupunktur wurden Ergebnisse neuerer Untersuchungen hinzugefügt. Zahlreiche Detailzeichnungen erhöhen die Anschaulichkeit und tragen dazu bei, wichtige Akupunkturpunkte besser aufzufinden.

Die von den verschiedenen Akupunkturgesellschaften 1989 verabschiedete deutschsprachige Standardnomenklatur der Akupunktur ist in dieser Auflage aufgenommen. Eine von den 6 der führenden deutschen Akupunkturgesellschaften 1997 erarbeitete Indikationsliste ist im Anhang B abgedruckt. Im Anhang G findet sich eine detaillierte Aufstellung der Ausbildungsinhalte für Akupunktur. Besonderer Dank gilt Frau Johanna Uthoff für hilfreiche Anregungen und Korrekturen.

Als nützliche und übersichtliche Hilfsmittel zum Studium der chinesischen Medizin erweisen sich die *Tafeln und der Selektor der Akupunktur* (Springer-Verlag, ISBN 3-540-65227-2).

Eine wesentliche Erweiterung und Fundierung der Grundlagen der Akupunktur ist das in der 5. Auflage erschienene Standardlehrbuch: *Akupunktur – Lehrbuch und Atlas,* ebenfalls Springer-Verlag (ISBN 3-540-64997-2).

Juli 1998   Gabriel Stux

Vorwort zur 1. Auflage

Die Grundlagen der Akupunktur werden in diesem Taschenbuch in prägnanter und anschaulicher Form dargestellt. In didaktisch übersichtlicher Weise informiert das Buch Ärzte und Medizinstudenten über die Materie der Akupunktur und verwandter Gebiete der chinesischen Medizin.

Der philosophische und theoretische Hintergrund der chinesischen Medizin wird kurz dargestellt, um die Herleitung der Systematik aus den antiken Gesetzmäßigkeiten verständlich zu machen. Neben den wissenschaftlichen Erklärungen der Akupunkturwirkung wird auf den Stellenwert der Akupunktur im Rahmen der heutigen Medizin eingegangen.

Eine systematische und anschauliche Darstellung erfahren die Meridiane, Organe und Akupunkturpunkte. Trotz der Kürze des Buches werden die 120 wichtigsten Akupunkturpunkte beschrieben und in klaren Abbildungen dargestellt. Die therapeutischen Prinzipien sowie die Punktauswahl bei den wichtigsten Erkrankungen werden übersichtlich abgehandelt. Die Terminologie der Akupunktur ist in der neuesten WHO Standardisierung in der Pin Yin Transkription wiedergegeben.

Die Übersetzung der chinesischen Ideogramme der Punktenamen verdanke ich der minuziösen und geduldigen Arbeit von Herrn Karl Alfried Sahm.

Besonderer Dank gilt Frau Dr. Maria Vinnemeier, Herrn Dr. Wolfgang Heinke, Herrn Dr. Niklas Stiller für hilfreiche Anregungen bei der didaktischen Darstellung der traditionellen Hintergründe und der Meridiansystematik, Herrn Rolf Schneider für die nochmalige Korrektur, Frau Britta Severin für Schreibarbeiten und Hilfe in vielen praktischen Details bei der Erstellung des Manuskripts.

Das didaktische Konzept dieses Buches wird ergänzt durch die Vermittlung der Grundlagen der Akupunktur anhand von Videolehrfilmen.

Februar 1986   Gabriel Stux

Inhaltsverzeichnis

1 Stellenwert der Akupunktur

Akupunktur als hochwirksame Therapie in erster Linie bei schmerzhaften und psychosomatischen Erkrankungen setzt sich in der klinischen Praxis immer mehr durch. Über 15 000 Ärzte haben in den zurückliegenden Jahren Akupunkturkurse besucht. Mehr als 20 000 niedergelassene Kollegen wenden die Akupunktur regelmäßig in der Praxis an.

Zhen Jiu, der chinesische Name für Akupunktur, bedeutet Stechen und Brennen, also die Anwendung der „Nadelakupunktur" in Verbindung mit der Moxibustion, d.h. dem Anwärmen von Akupunkturpunkten. Nach der Vorstellung des traditionellen chinesischen Medizinsystems wird durch Reizung von Akupunkturpunkten eine spezifische therapeutische Wirkung erzielt. Die chinesische Medizin ist nicht, wie im Westen allgemein angenommen, auf die Therapie beschränkt, sondern kennt auch ein ganzheitliches diagnostisches System. Eine Akupunkturtherapie beruht also auch auf einer funktionell orientierten Diagnose im chinesischen Sinne (s. Kap. 3 und 7).

In der Antike wurde Akupunktur sowohl in China als auch in weiteren asiatischen Ländern wie Korea, Vietnam, aber auch in Indien und Sri Lanka praktiziert. Jedoch ist sie nur in China und Japan über die Jahrhunderte hinweg weitergegeben worden.

Nach eine Phase des Niedergangs am Ende der Qing-Dynastie im 19. Jahrhundert hat die Akupunktur in China seit 1950 eine entscheidende Wiederbelebung erfahren. Ausgehend von der analgetischen Wirkung der Akupunktur wurden neue Methoden entwickelt, um ausreichende Analgesie bei chirurgischen Eingriffen zu erzielen. Dazu war es notwendig, die Reizstärke zu erhöhen, indem die Akupunkturnadeln über längere Zeit stimuliert wurden, zunächst manuell, später elektrisch. So entwickelte man die Methode der Elektrostimulation von Akupunkturnadeln und konnte mit ihrer Hilfe unter Akupunkturanästhesie große Operationen beim wachen Patienten durchführen, aber auch stärkste Schmerzen dauerhaft lindern (s. Kap. 5).

Mit der Verbesserung der Technik der *Akupunkturanalgesie* konnten immer mehr chirurgische Bereiche abgedeckt werden; so führte man neben gynäkologischen und abdominellen Operationen auch Thorakotomien und neurochirurgische Eingriffe beim wachen Patienten durch. Diese oft sensationellen Operationen am wachen Patienten weckten in zunehmenden Maße das Interesse westlicher Ärzte an der Methode der Akupunktur. Nach der Öffnung Chinas am Ende der Kulturrevolution, Mitte der 70 er Jahre, besuchten westliche Ärzteteams China, um diese Methode der Akupunkturanästhesie zu studieren. Später wurde sie im Westen in veränderter Form ausgeübt. Die Kombination des chinesischen Akupunkturverfahrens mit westlicher Intubationsnarkose brachte große Vorteile: Der Anteil toxischer Narkotika konnte oft bis auf 20 % reduziert werden; dies ist gerade bei Risikopatienten, z. B. bei Herzoperationen, von großer Bedeutung. Auch die postoperative Schmerzfreiheit und die Reduktion der intraoperativen Blutungsneigung durch Akupunkturanästhesie waren von Vorteil gegenüber konventionellen Narkoseverfahren. Neben den Vorteilen wie der Reduzierung von Narkotika, postoperativer Schmerzfreiheit und besserer Homöostase während der Operationen, erfordert die Methode jedoch eine längere Vorbereitungszeit und intensivere Betreuung des Patienten.

Schon in den 60 er Jahren erkannten chinesische Forscher am Physiologischen Institut von Schanghai, daß neben neuronalen Mechanismen auch humorale Faktoren bei der Analgesie beteiligt sind. Angeregt durch die spektakulären Akupunkturanalgesien am wachen Patienten, begannen Mitte der 70 er Jahre mehrere Neurophysiologen auch im Westen, die analgetische Akupunkturwirkung an Versuchstieren zu erforschen. Bereits 1976 wurde die Beteiligung von Endorphinen an der Akupunkturanalgesie nachgewiesen. Inzwischen ist der analgetische Wirkungsmechanismus der Akupunktur weitgehend neurophysiologisch aufgeklärt (s. Kap. 2).

Schon seit den 50 er Jahren wurde in Deutschland die therapeutische Akupunktur aus Frankreich (Kolonialmacht in Indochina) eingeführt und vereinzelt von niedergelassenen Ärzten angewendet. Zu einem deutlichen Anstieg des Interesses, auch an vielen Kliniken und Universitäten, kam es erst in den 70er Jahren. An vielen Zentren in Europa und Amerika führte man klinische Untersuchungen durch, die die therapeutischen Wirkungen der Akupunktur bei verschiedenen Erkrankungen belegen. Man erkannte in der klinischen Anwendung, daß Akupunktur in der Behandlung von vielen Krankheiten Vorteile im Vergleich zur reinen westlichen Medikamententherapie zeigt, z. B. bei chronischen Schmerzzuständen und bei vegetativen und psychosomatischen Störungen.

Die *Hauptindikation* der Akupunktur und ihre Hauptanwendungsgebiete in der westlichen Praxis sind mit 20–30% Migräne und Kopfschmerzen, mit weiteren 50% vor allem chronische Schmerzzustände des Bewegungsapparates. Als weitere Indikationen spielen Asthma, Allergien, Gastritis, irritables Kolon, psychosomatische Herzbeschwerden, Hypertonie, Schlafstörungen, Depressionen, Suchterkrankungen, aber auch Dysmenorrhö, Fertilitätsstörungen, klimakterisches Syndrom, Prostatitis, Reizblase, Menière-Krankheit, Tinnitus und Neurodermitis eine wichtige Rolle. In vielen Schmerzkliniken wird Akupunktur wegen der ausgezeichneten analgetischen Wirkung bei chronischen Schmerzzuständen inzwischen als *Routinemethode* eingesetzt.

Die Akupunktur hat neben der ausgeprägt analgetischen auch bronchiospasmolytische, muskelentspannende, psychisch harmonisierende Wirkungen. Sie wirkt aber auch immunmodulierend z. B. bei Allergien oder immunstimulierend bei Infektanfälligkeit und Infektionskrankheiten.

Eine Umfrage unter 987 Patienten aus 3 Krankenhäusern und 6 Praxen niedergelassener Ärzte zeigt eine hohe Akzeptanz der Akupunktur in der Bevölkerung sowie ständig steigendes Interesse: 73,1% der Patienten glauben, daß die Möglichkeiten der Akupunktur innerhalb der heutigen Medizin noch nicht ausreichend genutzt werden. 44,7% der befragten Patienten halten den Einsatz der Akupunktur generell für sinnvoll, 39,3% haben sich schon einmal mit Akupunktur beschäftigt, 16,8% würden sich „auf jeden Fall" mit Akupunktur therapieren lassen. 13% sind schon selbst mit Akupunktur behandelt worden. 43,7% der Patienten fühlen sich nicht ausreichend über die Möglichkeiten der Akupunktur informiert.

Neben der therapeutischen Akupunktur haben weitere Gebiete der chinesischen Medizin – wie die Ernährungstherapie – eine zunehmende Bedeutung. Aber auch prophylaktisch wirksame Methoden wie Tai Ji Quan oder Qi Gong stoßen auf zunehmendes Interesse in der Bevölkerung, so daß viele Volkshochschulen und Volksbildungseinrichtungen solche Kurse in ihr Standardprogramm aufgenommen haben. Die Akupressur sowie ihre japanische Form, das Shiatsu, die der Linderung von leichten und mittelschweren Gesundheitsstörungen und Erkrankungen dienen, wird ebenfalls zunehmend von Laien erlernt und selbständig angewendet. Gerade diese Methoden tragen zur stärkeren Selbstverantwortung der Patienten für ihre Gesundheit bei. Die weitverbreitete Unmündigkeit und Passivität weiter Bevölkerungsschichten, durch die hochtechnisierte Expertenmedizin gefördert, könnte so abgelöst werden durch das Bewußtsein der Verantwortung für die eigene Krankheit und deren Heilung.

Die gesetzlichen Krankenkassen übernehmen inzwischen routinemäßig auf Antrag im Erstattungsverfahren einen großen Teil der Kosten der Akupunkturtherapie. Der Bundesgerichtshof hat in einem 1993 gefällten Urteil durch die Aufhebung der „Wissenschaftlichkeitsklausel" die privaten Krankenkassen zur Übernahme der Kosten von alternativen Heilverfahren, also auch der Akupunktur, gezwungen.

Die privaten Krankenversicherungen haben 1996 aufgrund dieses Urteils die Akupunktur mit der Indikationseinschränkung auf schmerzhafte Erkrankungen in ihren Leistungskatalog aufgenommen. Das neueste Gutachten der amerikanischen National Institutes of Health Kommission zeigt mit großer Deutlichkeit, daß die Akupunktur bei zahlreichen Erkrankungen, z.B. Emesis oder Asthma bronchiale, ähnlich wirksam und auch ähnlich gut belegt ist wie bei schmerzhaften Erkrankungen (s. auch 2.2). Deshalb ist die Beschränkung der Akupunktur auf die Indikation Schmerz durch die privaten Krankenversicherungen nicht rational begründbar und wird sicher bald juristisch aufgehoben.

In den zurückliegenden Jahren hat sich die Anwendung der Akupunktur in der BRD exponentiell vermehrt. Mit der enormen Ausweitung der Anwendung der Akupunktur ist ein beängstigender Qualitätsverfall zu verzeichnen. In letzter Zeit häufen sich Berichte von Patienten über mangelhaft durchgeführte Akupunkturen: Es werden z.B. zuwenig Nadeln gesetzt – unter 10, die Verweildauer der Nadeln ist zu kurz, die Nadeln werden nicht stimuliert, oder es werden nur Nahpunkte gesetzt ohne wichtige Fernpunkte.

Zahlreiche Ärzte praktizieren die Akupunktur bereits nach dem Besuch von wenigen Wochenendkursen oder von Mammutveranstaltungen mit 500–1000 Teilnehmern. Viele haben keine mit einem Diplom oder Zertifikat abgeschlossene Akupunkturausbildung. Zur Zeit wird eine Akupunkturausbildung von 140–150 Stunden als Minimalqualifikation für die Anwendung der Akupunkturtherapie angesehen.

Die Mehrzahl der Akupunkturexperten vertreten die Meinung, daß zukünftig eine fundierte Akupunkturausbildung einen zeitlichen Umfang von 350 Stunden mit 50% Praxisanteil haben sollte. Dies ist auch der Vorschlag für den Ausbildungsumfang einer Zusatzbezeichnung „Akupunktur".

Überaus positive Ergebnisse zeigten die Zwischenergebnisse einer Studie des Bundesverbandes der Innungskrankenkassen. Ziel der Studie war es, die Wirksamkeit und die Kosten-Nutzen-Relation der Akupunktur zu prüfen. Beteiligt am Modellprojekt der IKK waren 802 Ärzte und 3480 Patienten aus 3 Bundesländern. Die vorläufige Auswertung von 1424 Patienten durch ein Freiburger Universitätsinstitut zeigte eine Reduzierung der Schmerzen bei 84,1% der akupunktierten Patienten. Die Hauptdiagnosen waren Kopfschmerzen, Migräne und Rückenschmerzen. Die Kosten der Akupunkturbehandlung waren nach Schätzung der IKK 30% geringer als die einer konservativen Therapie.

Auf lange Sicht ist die Akupunkturtherapie mit 800–1200 DM je Behandlungszyklus die preiswertere, also ökonomisch günstigere Methode, da die jahrelange Medikamenteneinnahme, z. B. bei Migräne oder bei Schlafstörungen, und die diagnostischen Kontrollen im jahrelangen Krankheitsverlauf deutlich teurer sind.

Die breitere Anwendung der Akupunktur könnte nicht nur zu einer besseren Medizin durch dauerhafte Heilung bei vielen Erkrankungen z. B. der Migräne führen, sondern wäre bei kompetenter Anwendung auch nebenwirkungsfrei. Die konsequente Anwendung der Akupunktur, aber auch der prophylaktischen Methoden der chinesischen Medizin könnte dazu beitragen die Gesundheitskosten signifikant zu senken.

2 Wissenschaftliche Grundlagen der Akupunktur

2.1 Neurophysiologische Grundlagenforschung

Die wissenschaftliche Grundlagenforschung zur Akupunktur, die seit 1975 in über 350 Arbeiten publiziert ist, wird kurz zusammengefaßt. Nur wenige Publikationen [18, 19] von chinesischen Grundlagenforschern werden berücksichtigt, da sie erst in den letzten Jahren in englischer Sprache zugänglich sind.

Die zunächst bekannteste neuronale Theorie der analgetischen Akupunkturwirkung wurde 1965 von *Melzack u. Wall* in der „gate control theory of pain" formuliert. Diese Theorie wird nicht mehr aufrechterhalten, da sich die hypothetische Vorstellung von neuronalen Schleusen nicht bestätigen ließ.

Beim Düsseldorfer Akupunktur-Symposium wurde der Stand der neurophysiologischen Grundlagenforschung zur Akupunktur umfassend referiert, die in mehreren Reviewartikeln in der *Scientific Bases of Acupuncture* herausgegeben wurden. In *kompetenten* Kreisen bestehen keine Zweifel mehr an der Wirksamkeit der Akupunktur [33]. Nach Reviewartikeln [32, 34] des kanadischen Neurophysiologen *Bruce Pomeranz* stellt sich die analgetische Wirkung der Akupunktur als Vorgang auf 3 Wirkebenen dar (s. nebenstehendes Wirkschema):

Der Schmerzreiz wird vom Ort der Entstehung z.B. Gelenk, Haut oder innerem Organ ① über Nervenfasern zunächst zu den Hinterhörnern des Rückenmarks geleitet. Hier erfolgt die Umschaltung auf ein zweites Neuron ②, das den Schmerzreiz weiter zum Thalamus ③ und schließlich zur Hirnrinde ④, dem Ort der Schmerzwahrnehmung leitet. An den Synapsen der Hinterhörner ist der Neurotransmitter Enkephalin und Dynorphin, während im Mittelhirn, Hypothalamus oder Thalamus andere Endorphine (β-Endor-

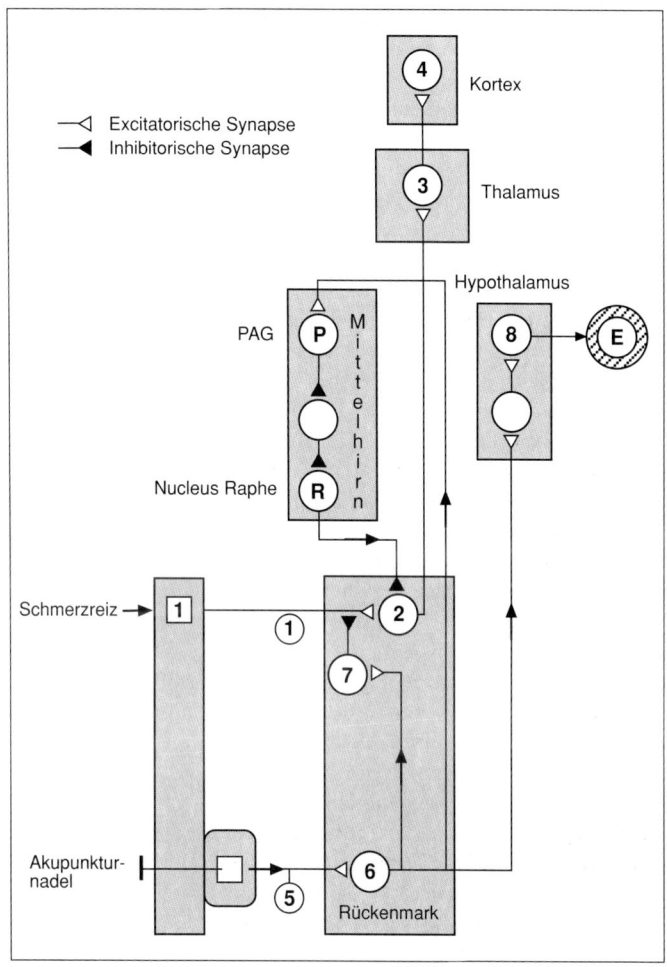

Wirkschema zur Akupunkturanalgesie [17, 18]

phin, Dynorphin) die Reizübertragung übernehmen. An diesen Synapsen kann man den Schmerz modulieren.

Der Nadeleinstich der Akupunktur führt zu einer Reizung von Rezeptoren der Gruppe II und III, die in den Muskeln liegen. Man

7

verspürt ein Schwere- oder Druckgefühl in der Tiefe, De Qi von den Chinesen genannt, wenn die Nadeln für 10–20 Minuten im Gewebe liegen oder durch Drehen stimuliert werden, um die Reizstärke zu intensivieren. Der Nadelreiz kann auch mit Hilfe von elektrischen Impulsen verstärkt werden, man spricht von Elektrostimulation. Die Nervenreize von den Akupunkturnadeln ziehen zunächst zu den Hinterhörnern des Rückenmarks ⑤⑥, werden hier mehrfach umgeschaltet, um zu einer segmentalen Hemmung ⑦, der ersten Station der Schmerzleitung zu führen, die mit Hilfe der Neurotransmitter Enkephalin und Dynorphin erfolgt. Dabei kommt sowohl der Schmerzreiz als auch die nicht schmerzhafte Afferenz der Akupunkturnadel aus dem gleichen Segment.

Neben diesen Afferenzen, die zu einer segmentalen Hemmung auf Rückenmarkebene führen, werden Nervenreize von Akupunkturnadeln auch zum Mittelhirn ⓇⓅ und zu Nervenzentren im Hypothalamusgebiet geleitet ⑧. Im Mittelhirn erfolgt nach mehrmaliger Umschaltung zunächst im periaquäduktalen Grau Ⓟ dann in den Raphekernen Ⓡ, eine absteigende Nervenleitung zurück zu den Hinterhörnern im Rückenmark, die hier die erste Station der Schmerzleitung hemmen. Enkephalin und Dynorphin ist der Transmitter sowohl in den Raphekernen als auch im periaquäduktalen Grau, während die absteigende Hemmung auf Rückenmarkebene durch Monoamine (Serotonin und Noradrenalin) vermittelt wird.

Im Hypothalamusgebiet, ⑧ der 3. Ebene der Schmerzhemmung durch Akupunktur, konnte sowohl eine ACTH- als auch eine Endorphinausschüttung (β-Endorphine) nachgewiesen werden.

Han Jisheng vom Pekinger Physiologischen Institut fand ein System von Kerngebieten im Mittelhirn, das „mesolimbic loop", das durch Akupunktur aktiviert, Schmerzen reduziert [18, 19]. Diese mesolimbische Analgesieschleife besteht aus dem periaquäduktalen Grau, Nucleus accumbens und dem Habenula.

In den zurückliegenden Jahren sind 17 verschiedene Vorgehensweisen experimenteller Forschung aufgetaucht, die unabhängig voneinander die Akupunktur-Endorphin-Hypothese stützen [32, 34]. Die hier beschriebenen Wirkungsmechanismen wurden zum größten Teil durch neurophysiologische und neurochemische Untersuchungen an Versuchstieren gewonnen.

Zusammengefaßt aktiviert Akupunktur ein körpereigenes System der Schmerzkontrolle auf 3 Wirkebenen:

1. Auf Rückenmarksebene erfolgt eine segmentale Hemmung der Schmerzreize durch nicht schmerzhafte Reize aus Muskelspindeln von Typ II und III, die von den Akupunkturnadeln kommen. Neurotransmitter ist hier Enkephalin und Dynorphin.
2. Eine absteigende Hemmung der Hinterhornneurone, über Monoamine vermittelt, erfolgt durch Nervenreize vom Mittelhirn, vom periaquäduktalen Grau und vom Raphekern.
3. Nervenreize von den Akupunkturnadeln wirken daneben auf den Hypothalamus und führen hier zu einer β-Endorphinausschüttung [13].

Neueste Untersuchungen [21, 22] von *Heine*, Anatom an der Universität Herdecke, zeigen, daß Akupunkturpunkte Perforationen der oberflächlichen Körperfaszie mit durchtretenden Gefäßnervenbündeln entsprechen. Der Vergleich der Lokalisation von perforierenden Gefäßnervenbündeln durch die oberflächliche Körperfaszie (Durchmesser 2–8 mm) an Leichen mit der Lage klassischer Akupunkturpunkte ergab einen hohen Grad an Übereinstimmung. Das Gefäßnervenbündel ist im Perforationsbereich in lockeres, wasserreiches Bindegewebe gehüllt. Dadurch erklärt sich der niedrigere elektrische Widerstand im Bereich der Akupunkturpunkte, ein Phänomen, das seit den 60er Jahren bekannt ist und häufig zur Lokalisation von Akupunkturpunkten genutzt wird. Die Perforationsstellen der Gefäßnervenbündel könnten ein morphologisches Korrelat für die Akupunkturpunkte bilden.

2.2 Klinische Arbeiten

Hunderte von klinischen Arbeiten der letzten 20 Jahre belegen die Wirksamkeit der Akupunktur bei zahlreichen Erkrankungen. Nach Analyse der klinischen Akupunkturliteratur zieht Pomeranz 2 wichtige Schlußfolgerungen: 1) Akupunktur ist bei der Behandlung chronischer Schmerzen hochwirksam, da sie 55–85 % der Patienten hilft; 2) Akupunktur ist wirksamer als Placebo [32, 34].

Für eine Begutachtung durch die amerikanische Food and Drug Administration (FDA) wurden kontrollierte klinische Untersuchungen ausgewertet. Die FDA schlug zur Begutachtung der Wirksamkeit von Akupunktur 5 Gruppen von Erkrankungen vor: chronische Schmerzen, Emesis, Apoplex, Erkrankungen des Respirationstraktes und Drogenmißbrauch. Birch u. Hammerschlag wählten und analysierten 70 kontrollierte Studien mit dem besten Studiendesign, die signifikante Unterschiede zwischen Akupunkturtherapie und Kontrollgruppen mit Placebo zeigten [4a]. Aufgrund dieser Studien und der Befragung von zahlreichen Experten erfolgte 1996 eine Klassifizierung der Akupunkturnadeln in die Gruppe II. In diese Gruppe werden medizinische Instrumente eingeordnet, die sicher und wirksam sind.

Die Anerkennung der Akupunktur im Westen ist 1997 einen entscheidenden Schritt weitergekommen: Eine Kommission der amerikanischen National Institutes of Health (NIH) hat nach einer ausführlichen Anhörung von führenden Wissenschaftlern die Akupunkturtherapie positiv bewertet. Die Konsenskommission des NIH kam zur Schlußfolgerung, daß es klare Beweis gibt, daß die Nadeltherapie *wirksam* ist, und zwar bei Übelkeit und Erbrechen postoperativ und in Begleitung einer Chemotherapie, bei Schwangerschaftsübelkeit und bei postoperativen Zahnschmerzen.

Die 12köpfige Kommission stellte weiter fest, daß auch bei einer Reihe von anderen schmerzhaften Zuständen und sonstigen Erkrankungen die Akupunktur wirksam ist als „zusätzliche Methode, als akzeptable Alternative oder als komplementäre Therapie". Bei diesen Erkrankungen gibt es jedoch weniger wissenschaftliche Daten als bei der ersten Gruppe. Diese zweite Gruppe von Erkrankungen beinhaltet Suchterkrankungen, Kopfschmerzen, Menstruationsschmerzen, Tennisellbogen, Fibromyalgien, Rückenschmerzen, Karpaltunnelsyndrom, Asthma bronchiale und Rehabilitation nach Schlaganfällen.

Die NIH-Kommission stellt weiterhin fest, daß die *Nebenwirkungen der Akupunktur extrem niedrig* sind, häufig niedriger als die der konventionellen Therapien. Die Kommission fordert eine Kostenübernahme der Akupunkturbehandlung durch die Krankenkassen sowie eine ständige Verbesserung der Akupunkturausbildung und eine Vereinheitlichung der Zertifizierung sowie der Niederlassungskriterien für Akupunkteure.

Mehrere Übersichtsarbeiten der letzten Jahre untersuchen aus methodologischer Sicht klinische Akupunkturstudien und beurteilen die Wirksamkeit der Akupunktur, ohne die Qualität der durchgeführten Akupunktur zu berücksichtigen. Untersuchungen mit hervorragendem Studiendesign werden für die Einschätzung der Wirksamkeit der Akupunktur in den Vordergrund gestellt – ohne Beachtung der Qualität der durchgeführten Akupunktur, die meist in solchen Studien von minderer Güte und folglich auch weniger wirksam ist. So kommt es anhand der rein methodologischen Beurteilung zu einer fälschlichen Überbewertung von einzelnen Negativstudien.

Vor kurzem hat Kersken versucht, die Qualität der durchgeführten Akupunktur in 86 klinischen Studien zu beurteilen [24]. In nur 57 % der Studien werden ausreichende Informationen zur Akupunkturqualität z. B. zur Sitzungsdauer oder zur Anzahl der Akupunkturbehandlungen gemacht. 39 % der Studien wenden bei der durchgeführten Akupunktur nicht sinnvolle Therapieprinzipien an und sind deshalb wenig aussagekräftig. Bei lediglich 12 % der Studien ist eine gute Beschreibung der durchgeführten Akupunktur mit sinnvollen Therapieprinzipien zu finden, bei weiteren 6 % liegen sinnvolle Therapieprinzipien zugrunde, jedoch ist die Therapiebeschreibung zu ungenau. *Alle Studien mit guter Akupunkturqualität kommen zu positiven Therapieergebnissen.*

In der überwiegenden Zahl der Studien mit guter Akupunktur ist das biometrische Studiendesign nach strengen Kriterien mangelhaft – und umgekehrt: bei der geringen Zahl der Studien mit guter Biometrie ist die Akupunktur im allgemeinen schlecht. Hier stellt sich auch die Frage, ob bei einem Patientengut mit chronischen, über Jahre therapieresistenten Schmerzen ein kontrolliert-randomisiertes Studiendesign zwingend notwendig ist, da bei solchen Krankheitsbildern der Krankheitsverlauf weitgehend als bekannt vorausgesetzt werden kann.

Eine objektive Beurteilung der klinischen Wirksamkeit der Akupunkturtherapie darf nicht einseitig das biometrische Studiendesign als Beurteilungskriterium wählen, sondern muß in entscheidendem Maße die Qualität der durchgeführten Akupunkturtherapie berücksichtigen. Eine ausreichende Akupunkturqualität und damit eine hohe Wirksamkeit der Akupunktur ist nur dann gewährleistet, wenn sinnvolle akupunkturspezifische Therapieprinzipien angewandt werden, mindestens 15 Akupunkturpunkte genadelt sind, mindestens 12 Sitzungen durchgeführt werden und eine Verweildauer der Nadeln von 15 Minuten nicht unterschritten wird. Auch ist für zukünftige Studien zu fordern, daß bei der Akupunkturtherapie ein De-Qi-Gefühl vom Patienten empfunden wird (s. auch Anhang H).

An dieser Stelle sollen einige Ergebnisse von klinischen Untersuchungen die Wirksamkeit der Akupunktur bei verschiedenen Erkrankungen beispielhaft illustrieren:

– Migräne, Kopf- und Rückenschmerzen sind die am häufigsten untersuchten Krankheitsbilder. Bei Migräne und Kopfschmerzen liegt die Besserungsrate anhand von subjektiver Schmerzbeurteilung bei 54–92 % und anhand der Reduktion der Schmerzmittel bei 33–76 % [2, 5, 25, 26, 31, 37]. Dies sind Ergebnisse des Reviewartikels von Richardson u. Vincent [37].
Ein eigener Vergleich von deutschsprachigen Migränestudien [41] zeigt eine Besserung bei 59–88 % der Patienten, mit einer Rezidivfreiheit von 51–83 % nach 6–18 Monaten, bei einem Behandlungsdurchschnitt von 7–15,6 Akupunktursitzungen.

– Bei der Akupunkturtherapie von Rückenschmerzen geben nichtkontrollierte Untersuchungen einen Erfolg bei 47–83 % der Patienten an und kontrollierte Untersuchungen eine bessere Wirksamkeit der Akupunktur als Placebo oder TENS. Der Vergleich zwischen Akupunktur und TENS z.B. zeigt bei Akupunktur 58 % bzw. 75 % Erfolg, bei TENS 46 % bzw. 66 % [37].

– In einer kontrollierten Studie aus der orthopädischen Akupunkturambulanz der Universität Düsseldorf bei 48 Patienten mit Tennisarm war die sofort nach der Akupunktur eintretende analgetische Wirkung („sofortanalgetischer Effekt") bei 79 % der Patienten in der Akupunkturgruppe zu verzeichnen. Demgegenüber gaben in der Placebogruppe nur 25 % der Patienten eine Schmerzlinderung an. Die „sofortanalgetische Wirkung" hielt bei den akupunktierten Patienten durchschnittlich 20,2 h (Placebogruppe 1,4 h) an. Bei der darauf folgenden längerfristigen Akupunkturbehandlung mit durchschnittlich 12 Sitzungen zeigten 81,5 % der akupunktierten Patienten eine deutliche Schmerzlinderung [28]. Nach 6 Akupunktursitzungen mit 5–8 Nadeln gaben 62 % der Patienten eine deutliche Besserung ihrer Symptomatik an, im Vergleich zu 31 % der Patienten die lokale Kortikoidinjektionen bei einem Tennisarm erhielten [3a].

– Bei chronischen Gonarthroseschmerzen konnte durch eine Behandlungsserie von 10 Akupunkturen eine durchschnittliche Schmerzreduktion, durch VAS beurteilt, von 47,5 % erzielt werden, im Vergleich zu einer Placeboakupunkturgruppe mit 26,1 % Schmerzreduktion. Nach 3 Monaten zeigten die akupunktierten Patienten eine langanhaltende konstante Schmerzreduktion von 48,2 % (Placebo 20,0 %); [29].

- Bei Periarthritis humeroscapularis (n = 34) konnten bei 85 % der Patienten durch die Nadelung des Punktes Ma. 38 Tiaokou die akuten Schmerzen gesenkt und die eingeschränkte Beweglichkeit aufgehoben werden. Dabei zeigte sich bei 38 % der Patienten schon nach der 1. Sitzung eine vollständige Besserung, bei 47 % waren 2–3 Sitzungen notwendig [35]. Diese Studie belegt die spezifische Wirkung des Punktes Ma. 38 Tiaokou auf die Schulter.

- Bei 124 Patienten mit chronischen Schmerzzuständen wurde in 84 % der Fälle eine deutliche Besserung nach durchschnittlich 10 Akupunktursitzungen festgestellt. 90 Patienten hatten Schlafstörungen, die bei 88 % gebessert werden konnten. Diese Ergebnisse wurden in einer Nachuntersuchung, 2 Monate nach dem Abschluß der Akupunkturbehandlung, erhoben [38].

- Eine neue kontrollierte Studie von Römer et. al. untersucht den Einfluß von Akupunktur bei der Geburtsvorbereitung. Dabei zeigt sich eine hochsignifikante Verkürzung der Entbindungszeit bei Erstgebärenden in der Akupunkturgruppe (n = 329) im Vergleich zu einer Akupunkturkontrollgruppe mit psychisch wirksamen Punkten (n = 224) und zu einer Kontrollgruppe (n = 325), in der die Patientinnen nicht behandelt wurden (s. 6.8.5). Die Entbindungszeit war mit durchschnittlich 470 min in der Akupunkturgruppe im Vergleich zu 536 min bzw. 594 min in den Kontrollgruppen signifikant verkürzt. Neben Zeichen einer Verbesserung der Zervixreifung wie Zervixlängenverkürzung zeigte sich in der Akupunkturgruppe eine Trichterbildung des Os internum als Zeichen für Geburtsreife bei 82 % der Patientinnen im Vergleich zu 30 % bzw. 29 % in den Kontrollgruppen [37 a].

- Bei der Akupunkturanalgesie während der Entbindung zeigte sich bei 91,7 % der Patientinnen (n = 60) eine gute analgetische Wirkung, wobei auch die Entbindungszeit im Vergleich mit einer Medikamentengruppe signifikant gesenkt wurde [30]. Zu ähnlich positiven Ergebnissen kommen 14 von 18 Untersuchungen, in einer Zusammenstellung von geburtshilflichen Studien. Dabei ist ein häufig beobachteter Nebeneffekt die Relaxation und Sedierung bei gleichzeitig wachem Bewußtsein [27 a].

- Die Dauer der klinischen Entgiftung von Alkoholikern läßt sich durch Akupunktur erheblich verringern. Auch die anschließende Entwöhnung wird durch Akupunktur erleichtert [27].
- Beim Einsatz der Akupunktur zur Analgesie bei koloskopischen Untersuchungen (n = 30) zeigte sich ein signifikanter Unterschied in der Schmerzangabe der Patienten im Vergleich mit einer Gruppe mit üblicher Prämedikation [39]. Die spezifisch-spasmolytische Wirkung des Punktes Ma.36 Zusanli auf die spastisch verkrampfte Dickdarmmuskulatur konnte in dieser Untersuchung gezeigt werden.
- 153 Patienten mit Schmerzen, Schwellungszuständen und Bewegungseinschränkungen nach Unfalltraumen (Radius-, Humerusfraktur, Fraktur der unteren Extremität, Schultergelenkverletzung, Peitschenschlagtraumen des HWS, Knie- und Wirbelsäulentraumen) wurden nach einem standardisierten Programm mit Akupunktur nachbehandelt. Dabei konnte eine signifikante Verminderung der Schmerzen und der Bewegungseinschränkung erzielt werden, auch kam es in der überwiegenden Mehrzahl der Fälle zu einer Beschleunigung des Heilungsprozesses [36].
- Die bronchospasmolytische Wirkung bei akutem Asthma bronchiale konnte bodyplethysmographisch von Berger u. Nolte [4] nachgewiesen werden. Ein Suggestiveffekt konnte durch den Vergleich mit Placeboakupunktur, die keine Wirkung zeigte, ausgeschlossen werden [4]. In einer neuen Zusammenstellung kontrollierter klinischer Studien für das FDA zeigten 11 von 13 Studien positive Behandlungserfolge bei Asthma bronchiale und bei sonstigen Lungenerkrankungen [23 a].
- Aus der klinischen Erfahrung ist seit langem bekannt, daß Akupunktur die Leistungsfähigkeit von Sportlern erhöht. Eine Studie aus der Sportmedizin zeigt, daß Akupunktur die körperliche Leistungsfähigkeit und kardiovaskuläre Funktion bei 36 gesunden Versuchspersonen steigern konnte, im Vergleich zu einer Pseudoakupunkturgruppe [14].
- Ein signifikanter Anstieg der freien Fettsäuren im Blut von gesunden Probanden im Vergleich zur Placeboakupunktur (Nadelung indifferenter Hautstellen) wurde von Doenicke u. Kampik festgestellt [8].
- Die Nadelung und Stimulation der Punkte Di.4 Hegu und Ma.36 Zusanli führt bei gesunden Versuchspersonen zu einer

durch Thermographie nachgewiesenen kutanen Vasodilatation [15, 16].

- Die antiemetische Wirkung der Akupunktur am Punkt Pe. 6 Neiguan im Vergleich zu einer Kontrollgruppe, die an Placebopunkten behandelt wurden, konnte von Dundee [11] bei Patienten mit postoperativer Übelkeit nachgewiesen werden, Übelkeit und Erbrechen waren für 6 Stunden signifikant reduziert im Vergleich zu unbehandelten Kontrollpatienten. Akupressur, postoperativ am Punkt Pe. 6 Neiguan angewendet, war ebenfalls wirksam, jedoch weniger ausgeprägt als Nadelakupunktur, die die gleiche Wirkung zeigte wie 2 Standardantiemetika. 27 von 29 kontrollierten Untersuchungen konnten den positiven Behandlungserfolg des Punktes Pe. 6 Neiguan bei verschiedenen Formen von Übelkeit bzw. Brechreiz in einer Metaanalyse von Vickers aufzeigen [43]. Die meisten Studien wurden bei postoperativer Übelkeit durchgeführt [1, 7, 9, 11, 12 b]. Bei Übelkeit infolge von Chemotherapie hatten 97% der Patienten einen guten und sehr guten Behandlungserfolg [1, 10, 12 a]. Auch bei Hyperemesis gravidarum waren die Studienergebnisse gut [12, 23]. Das Fehlen jeglicher Nebenwirkungen wird in diesen Studien hervorgehoben [11].

- In einer randomisierten Einfachblindstudie zeigte Elektrostimulationsakupunktur eine signifikant erhöhte postoperative Analgesie im Vergleich zur Kontrollgruppe. Die akupunktierte Gruppe verbrauchte nur die Hälfte der Menge von Pethidin, die mit patientenkontrollierten Pumpen verabreicht wurde, im Vergleich zur nichtbehandelten Kontrollgruppe. Die Patienten wußten nicht, ob sie akupunktiert waren, da die Akupunktur noch während der Anästhesie durchgeführt wurde [7].

- 43 Patientinnen mit Dysmenorrhö wurden randomisiert in 4 Gruppen eingeteilt: 1. Verumakupunktur, 2. Placeboakupunktur, 3. Patientinnen ohne Therapie, aber mit Arztkontakt und 4. behandlungsfreie Patientinnen. In der Verumakupunkturgruppe zeigten 10 von 11 Patientinnen nach 12 wöchentlicher, recht einfacher Akupunkturbehandlung eine Besserung ihrer Symptomatik in den 3 Monaten der Behandlung und für weitere 9 Monate. In der Placeboakupunkturgruppe besserten sich 4 von 11 Patientinnen, während in den beiden anderen Gruppen 1 bzw. 2 Patientinnen eine Minderung der Beschwerden angaben. Der Gruppenvergleich zeigte einen signifikanten Unterschied zwischen der Akupunktur und den Kontrollgruppen [22a].

- In letzter Zeit konnten mehrere Studien die Wirkung der Akupunktur bei urogenitalen Erkrankungen und in der Schwangerschaft belegen: Akupunktur war bei der Dysmenorrhöbehandlung wirksamer wie Pseudoakupunktur [20]. Blasenprobleme konnten durch Akupunktur gebessert werden [6]. TENS an Akupunkturpunkten zeigte einen signifikanten Anstieg der Intensität sowie Frequenz der Wehen in der Schwangerschaft nach dem Geburtstermin gegenüber einer Kontrollgruppe [13]. Ohrakupunktur war bei Fertilitätsstörungen genau so wirksam wie Hormonbehandlung; 22 von 45 Frauen wurden nach Akupunktur schwanger, im Vergleich zu 20 von 45 bei Hormonbehandelten [17].
- In einer kürzlich erfolgten Zusammenstellung von gynäkologischen Akupunkturstudien zeigen 18 von 19 Studien eine deutliche Schmerzlinderung bei Dysmenorrhö. Auch bei Mastopathie sind die Ergebnisse ähnlich gut: in 13 Studien sind die Therapieerfolge ausnamslos positiv [27a].

Trotz der Vielzahl von vorhandenen Untersuchungen ist noch immer die Wirkung der Akupunktur bei zahlreichen Erkrankungen wenig erforscht. Am Umfang der Anwendung der Akupunktur gemessen (über 20000 Akupunkturtherapeuten allein in der BRD) ist die Gesamtzahl der Untersuchungen jedoch gering, da die Akupunktur in erster Linie (über 95%) im niedergelassenen Bereich angewendet wird und da der Raum hier für kontrollierte Untersuchungen sehr begrenzt ist.

Literaturauswahl

1. Aglietti L, Roila F et al. (1990) A pilot study of metoclopramide, dexamethasone, diphenhydramine and acupuncture in women treated with cisplatin. Cancer Chemother Pharmacol 26: 239–240
2. Ahonen E, Hakumaki M, Mahlamaki S, Partanen J, Riekkinen P, Sivenius J (1983) Acupuncture and physiotherapy in the treatment of myogenic headache patients: pain relief and EMG activity. Adv Pain Res Ther 5: 571–576
3. Barsoun G, Perry EP et al. (1990) Postoperative nausea is relieved by acupressure. J R Soc Med 83: 66–89
3 a. Battberg G (1983) Acupuncture therapy of tenniselbow. Pain 16: 285–288

4. Berger D, Nolte D (1977) Acupuncture in bronchial asthma: bodyplethys-mographic measurements of acute bronchospasmolytic effects. Comp Med East West 5: 265–269

4a. Birch S, Hammerschlag R (1997) Acupuncture efficacy: A summary of controlled clinical trials. National Academy of Acupuncture and Oriental Medicine

5. Borglum-Jensen L, Tallgren A, Troest T, Borglum-Jensen S (1977) Effect of acupuncture on myogenic headache. Scand J Dent Res 85: 456–470

6. Chang PL (1988) Urodynamic studies in acupuncture for women with frequency, urgency and dysuria. J Urol 140: 563–566

7. Christensen PA, Noreng N, Andersen PE, Nielsen JW (1989) Electroacu-puncture and postoperative pain. Br J Anaesth 62: 258–262

8. Doenicke A, Kampik G, Praetorius B, Schmid M (1976) Veränderung blutchemischer Parameter unter dem Einfluß von Akupunktur bei gesun-den Versuchspersonen. Anaesthesist 25: 235

9. Dundee JM, Chestnutt NM et al. (1986) Traditional chinese acupuncture: a potentially useful antiemetic? Br Med J 233: 583–584

10. Dundee JM, Ghaly RB et al. (1989) Acupuncture prophylaxis of cancer chemotherapy induced sickness. J R Soc Med 82: 268–271

11. Dundee JW, Ghaly RG, Bil KM, Chestnutt WN, Fitzpatrick KT, Lynas AGA (1989) Effect of stimulation of the P 6 antiemetic point on post-operative nausea and vomiting. Br J Anaesth 63: 612–618

12. Dundee JM, Sourial FB et al. (1989) P 6 acupressure reduces morning sickness. J R Soc Med 81: 456–457

12a. Dundee JW, McMillan C (1991) Positive evidence for P6 acupuncture antiemesis. Postgrad Med 67: 47–52

12b. Dundee JW, McMillan CM et al. (1992) P6 acupressure and post-oper-ative vomiting. Br J Anesth 67: 73–78

13. Dunn PA, Rogers D, Halford K (1989) Transcutaneous electrical nerve stimulation at acupuncture points in the induction of uterine contrac-tions. Obstet Gynecol 73: 286–290

14. Ehrlich D, Haber P (1992) Influence of acupuncture on physical perfor-mance capacity and hemodynamic parameters. Int J Sports Med 13: 486–491

15. Ernst M, Lee MHM (1985) Sympathetic vasomotor charges induced by manual and electrical acupuncture of the Hoku point visualized by ther-mography. Pain 21: 25–33

16. Ernst M, Lee MHM (1986) Sympathetic effects of manual and electrical acupuncture of the Tsousanli knee point: comparison with the Hoku hand point sympathetic effect. Exp Neurol 94: 1–10

17. Gerhard I, Postneek K (1992) Auricular acupuncture in the treatment of female infertility. Gyn Endocrin 6: 171–181

18. Han JS, Xuan YR (1986) A mesolimbic neuronal loop of analgesia. Int J Neurosc 29: 109–118

17

19. Han JS (ed) (1987) The neurochemical basis of pain relief by acupuncture. A collection of papers 1973-1987 Beijing Medical University. China Publishing House, Beijing

20. He LF, Dong WQ, Wang MZ (1991) Effects of iontophoretic etorphine, naloxone and electroacupuncture on noceceptive responses from thalamic neurones in rabbits. Pain 44: 89-95

21. Heine H (1987) Zur Morphologie der Akupunkturpunkte. Dtsch Z Akup 30

22. Heine H (1988) Akupunkturtherapie – Perforationen der oberflächlichen Körperfaszie durch kutane Gefäß-/Nervenbündel. Therapeutikon 4: 238-244

22a. Helms JM (1987) Acupuncture for the management of primary dysmenorrhea. Obstet Gynecol 69: 51-56

23. Hyde E (1989) Acupressure therapy for morning sickness. A controlled clinical trial. J Nurse Midwifery 34: 171-178

23a. Jobst KA (1996) Acupuncture in asthma and pulmonary disease: an analysis of efficacy and safety. J Alt Compl Med 2: 179-206

24. Kersken T (1993) Einschätzung der handwerklichen Qualität durchgeführter Akupunkturtherapie in 86 Studien. Loses Blattwerk Naturheilverfahren. Springer, Berlin Heidelberg New York Tokyo

25. Lewith GT, Machin D (1983) On the evaluation of the clinical effects of acupuncture. Pain 16: 111-127

26. Loh L, Nathan PW, Schott GD, Zilkha KJ (1984) Acupuncture versus medical treatment for migraine and muscle tension headaches. J Neurol Neurosurg Psychiat 47: 333-337

27. Marx HG (1979) Anwendung der Akupunktur in einer Fachklinik für Suchtkranke. Wien Z Suchtforsch 2/3: 45-46

27a. Molnar-Bihlmaier S (1997) Indikation und Studiendesign zur Akupunkturforschung in Gynäkologie und Geburtshilfe, Inauguraldissertation, Universität Heidelberg

28. Molsberger A (1988) Die Therapie der akuten und chronischen Epicondylitis humeri lateralis (Tennisarm) mit Akupunktur. Schmerz und Sport. Springer, Berlin Heidelberg New York Tokyo

29. Molsberger A, Böwing G, Jensen KU, Lorek M (1994) Schmerztherapie mit Akupunktur bei Gonarthrose. Schmerz 8: 37

30. Perera WSE (1977) Acupuncture in Childbirth. Proceedings of the World Congress of Acupuncture, Tokyo

31. Phillips C (1980) Recent developments in tension headache research. In: Rachman SJ (ed) Contributions to medical psychology, vol 2. Pergamon, Oxford (chapter 5)

32. Pomeranz B (1997) Scientific bases of acupuncture. In: Stux G, Pomeranz B; Basics of acupuncture, 4.edn. Springer, Berlin Heidelberg New York Tokyo

33. Pomeranz B, Stux G (eds) (1988) Scientific bases of acupuncture. Springer, Berlin Heidelberg New York Tokyo

34. Pomeranz B (1998) Wissenschaftliche Grundlagen der Akupunktur. In: Stux G, Stiller N, Pomeranz B; Akupunktur – Lehrbuch und Atlas. 5. Aufl. Springer, Berlin Heidelberg New York Tokyo

35. Pothmann R, Stux G, Weigel A (1978) Periarthritis humeroscapularis – Wirkungsweise der Akupunkturbehandlung. Akupunktur – Theorie und Praxis 7/4: 158–162

36. Rabl V, Bochdansky T, Hertz H, Kern H, Meng A (1983) Die Wirkung von standardisierten Akupunkturprogrammen in der Nachbehandlung von Unfallpatienten. Unfallchirurgie 9/6: 308–313

37. Richardson PH, Vincent CA (1985) Acupuncture for the treatment of pain: a review of evaluative research. Pain 24: 15–40

37a. Römer, Weigel M, Zieger M, Melchert F (1997) Veränderungen von Cervixreife und Geburtsdauer nach geburtsvorbereitender Akupunkturtherapie. 1. Mannheimer Akupunktursymposion, Mannheim

38. Strauss D (1981) Acupuncture therapy in conditions of chronic pain. Am J Acup 9/1: 73–75

39. Stux G, Mittelstaedt A (1981) Kontrollierte Studie über den Einsatz der Akupunkturanalgesie bei koloskopischen Untersuchungen. Akupunktur – Theorie und Praxis, Sonderband 1

40. Stux G, Stiller N, Pomeranz B (1999) Akupunktur – Lehrbuch und Atlas, 5. Aufl. Springer, Berlin Heidelberg New York Tokyo

41. Stux G (1987) Akupunkturtherapie der Migräne. Schmerz 1: 40–44

42. Stux G (1988) Bericht über das Düsseldorfer Akupunktur Symposium. Schmerz 1: 48–49

43. Vickers AJ (1995) Can acupuncture have specific effects on health? A systematic review of acupuncture antiemesis trials. JR Soc Med 89: 303–311

3 Philosophischer und theoretischer Hintergrund

3.1 Die Wurzeln: Tao, Yin und Yang

Die traditionelle chinesische Medizin hat ihre wesentlichen Wurzeln in den naturphilosophischen Vorstellungen des Taoismus, einer Philosophie, die Laotse 500 v. u. Z. darstellt.

Die Grundlagen der chinesischen Medizin wurden dann 200 Jahre v. u. Z. in einer klassischen Schrift, dem **Huang Di Nei Jing**, ausführlich dargestellt. Dieses „Lehrbuch der inneren (physischen) Medizin des Gelben Kaisers" ist in Form eines Dialogs zwischen Huang Di, dem Gelben Kaiser, und seinem Arzt Chi Po abgefaßt.

Der Wandel der Natur wurde von den Chinesen nicht als das Werk eines göttlichen Schöpfers betrachtet, sondern als Ausdruck der inneren Gesetzmäßigkeit der Natur, die „Tao" (Dao gelesen) genannt wurde. Das Tao, das oberste Naturprinzip, das Weltgesetz, wird von **Laotse** im „Tao Te King" beschrieben. In den zahlreichen Übersetzungen des Tao Te King wird Tao als „Sinn", „Weg", „Bahn", „Das Eine" wiedergegeben.

Das Tao, die schöpferische Urkraft, erzeugt das polare Spannungsfeld der Kräfte in der Natur zwischen **Yin** und **Yang** (Yin wird In gelesen, Yang wie Jang). Aus diesem Spannungsfeld der komplementären Yin- und Yang-Kräfte entstehen alle Dinge. Tao als das unmanifestierte schöpferische Urprinzip der Natur ist die Grundlage aller dynamischen Wandlung und aller Lebensvorgänge.

Neben der Vorstellung vom Tao spielt das polare und komplementäre Yin-Yang-System eine grundlegende Rolle in der chinesischen Naturbeschreibung der Antike. Die ursprüngliche Bedeutung von Yang, die sich im alten chinesischen Schriftzeichen spiegelt, ist die sonnige Seite des Hügels, während Yin die Schattenseite symbolisiert. Der Himmel ist Yang, die Erde Yin; männlich ist Yang, weiblich Yin; warm ist Yang, kalt ist Yin; aktiv Yang, passiv Yin. Alle Gegensatzpaare der Natur werden so dieser Yin-Yang-Polarität zugeordnet.

Yin und Yang ergänzen sich im dynamischen Wechselspiel in unaufhörlichen Prozessen der Umwandlung und führen zur Harmonie der Ganzheit. Es gibt kein Yin ohne Yang, beide Kräfte ergänzen sich immer zur Ganzheit, das im Chinesischen Taiqi heißt.

Dieses polare System ist gerade in der Medizin bei der Beschreibung der Lebensvorgänge im menschlichen Körper und deren Störungen von großer Bedeutung.

Tabelle 3.1. Polares Yin-Yang-Entsprechungssystem

Yin		Yang
Empfangende		Schöpferische
Erde		Himmel
Negativ		Positiv
Körper		
Ventral		Dorsal
Innen		Außen
Unten		Oben
Körperinnere		Oberfläche
Innere Organe		Haut
Funktionen		
Hypofunktion		Hyperfunktion
Schwäche	**Lebensenergie, Qi**	Fülle
Mangeldurchblutung		Hyperämie
Kälte		Hitze
Degeneration		Infektion

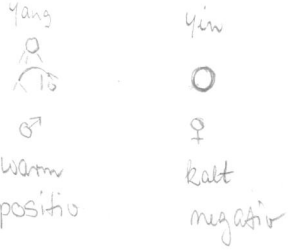

3.2 Die Lebensenergie Qi

Das Tao bringt im Wechselspiel der komplementären Yin- und Yang-Kräfte nach chinesischer Vorstellung die **Lebensenergie „Qi"** hervor. Qi ist die Lebenskraft der Natur, allem Lebendigen innewohnend, sie ist grundlegend für die chinesische Naturbeschreibung. Die chinesische Konzeption dieser Lebensenergie geht über die westliche physikalische Energievorstellung weit hinaus. Deshalb ist die Übersetzung von Qi als „Lebensenergie" nicht befriedigend. Qi ist nach der alten Wade-Giles-Transkription der chinesischen Sprache als „Chi" zu finden, im Japanischen „Ki".

Die Lebensenergie Qi kann aus ihren Wirkungen erfaßt werden. Qi fließt ständig. Jede Stagnation bedeutet Störung der Lebensvorgänge und schließlich vollständiger Stillstand, den Tod. Das **kosmische Qi** fließt nach traditioneller Auffassung überall in der Natur, im Wasser der Flüsse, in der Luft, im Wind.

Im menschlichen Körper sammelt sich Qi in den Organen und fließt in Bahnen, die chinesisch **Jing** und **Luo** heißen. Jing bedeutet durchfließen oder Kanal, Luo bedeutet Verbindung. Die „Qi-Kanäle" oder **Leitbahnen** wurden aufgrund ihrer polaren Anordnung mit dem Meridiansystem der Erde verglichen und folglich **Meridiane** genannt.

Nach chinesischer Vorstellung fließen im Körper *Qi* und *Blut* gemeinsam im Körper. Wenn das Fließen von Qi gestört ist, fließt auch das Blut nicht harmonisch und umgekehrt. In diesem Zusammenhang wird Qi der Yang-Polarität und das Blut, chinesisch *Xue,* dem Yin zugeordnet.

Im menschlichen Körper gibt es nach chinesischer Vorstellung verschiedene Formen von Qi:

– In der Lunge wird das Qi aus der Atemluft aufgenommen. Dieses **Qi des Atems** wird „*Zong Qi*", „Da-Qi", „Yang-Qi" oder „Kong-Qi" genannt, weil es von oben, vom Himmel, Yang, kommt.

– Aus der Nahrung wird durch die Verdauung **„Nähr-Qi"**, chinesisch „*Ying-Qi*".

– Die 3. wichtige Quelle der Lebensenergie im Körper ist das „**Erb-Qi**", „*Yuan Qi*", das von den Eltern ererbt wird, das das Wachstum und die Entwicklung des Menschen bewirkt. Dieses Ursprungs- oder Anzestrale Qi wird im Nierensystem gespeichert.

Die Funktionen der Organe und deren verschiedene Leistungen werden von der Lebensenergie, das den Organen innewohnt, hervorgebracht. Die Atmung als Funktion der Lungen, die Verdauung der Nahrung als Funktion des Magens und Darmes sind Ausdruck des Wirkens vom Qi dieser Organe. Die Lebensenergie Qi reguliert auch die Quantität der Funktionen. Ist das Qi eines Organs schwach, ist die Funktion dieses Organs nur unvollständig. Ist die Lebensenergie Qi jedoch in Fülle, so ist die Funktion überschießend.

Nach antiker Vorstellung durchfließt Qi den ganzen Körper, ähnlich wie die Flüsse die Kontinente durchlaufen. Die Meridiane, die „Energieflüsse" des Körpers, führen das „**Meridian-Qi**", das sog. „**Jing-Qi**", das durchfließende Qi.

Die Lebensenergie Qi hat im Körper vielfältige Funktionen zu erfüllen:

- Sie ist die Quelle der Bewegungen, nicht nur der willkürlichen Bewegungen, sondern auch der Bewegungsvorgänge der Atmung und der unwillkürlichen Darmbewegung.
- Die Funktionen von inneren Organen wie Atmung oder Verdauung sind vom Qi dieser Organe abhängig.
- Auch die psychische Aktivität und Vitalität ist Ausdruck der Qi-Kräfte und wird „**Shen**" genannt.
- Eine weitere Funktion von Qi ist die Umwandlung von Nahrung in Blut und andere Körpersäfte.
- Auch die Erzeugung von Wärme im Körper ist eine der Aufgaben von Qi.
- Mit Hilfe von Qi sondert der Körper die giftigen Abfallprodukte aus. Diese Funktion schließt aber auch die Speicherung von wichtigen Nährstoffen ein.
- Die Lebensenergie Qi hat außerdem die Aufgabe, den Körper vor schädlichen Einflüssen von außen, z.B. vor krankmachenden Wettereinflüssen, zu schützen. Diese Schutzfunktion von Qi ist besonders wichtig in der Prophylaxe von Krankheiten. Dieses „**Abwehr-Qi**" wird „*Wei-Qi*" genannt und konzentriert sich hauptsächlich auf der Oberfläche des Körpers.

3.3 Das System der fünf Wandlungsphasen

Neben dem Yin-Yang-System, das dem Verständnis polarer Vorgänge diente, wurde im 3. vorchristlichen Jahrhundert das System der „fünf Wandlungsphasen" zur Kategorisierung von phasisch ablaufenden Vorgängen schon eingeführt. Bei diesem System handelt es sich um ein **Entsprechungssystem**, in dem physische Abläufe oder Phänomene in fünf Wandlungsphasen eingeordnet werden. Dieses System trug zur Vereinheitlichung des antiken naturphilosophischen Weltbildes bei. Von der traditionellen chinesischen Medizin wurden verschiedenste Naturvorgänge und prozeßhafte Abläufe in dieses System von 5 abstrakten Grundfaktoren eingeordnet. Die fünf Wandlungsphasen sind **Holz, Feuer, Erde, Metall, Wasser.** Diese 5 Grundfaktoren stehen in einer innigen wechselseitigen Beziehung der gegenseitigen Hervorbringung oder Förderung, wie auch der Hemmung bzw. Kontrolle zueinander.

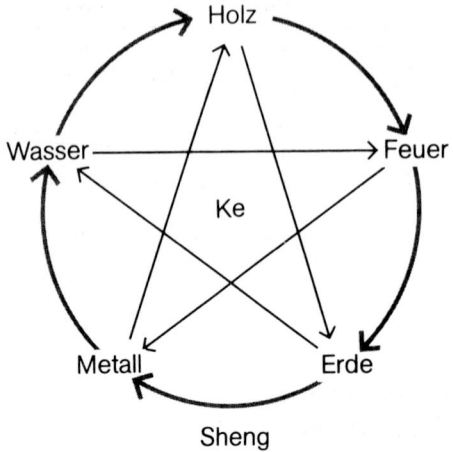

Fünf Wandlungsphasen. Sheng und Ke-Zyklus

Bei den fünf Wandlungsphasen handelt es sich um abstrakte Symbole, vergleichbar mit algebraischen Symbolen, wie A, B, C oder x und y, die zu einem logischen Entsprechungssystem angeordnet sind. So lassen sich mit diesem System empirisch gewonnene Beobachtungen systematisieren (Tabelle 3.2).

Viele Gegebenheiten und Vorgänge in der Medizin, z. B. die Funktion von inneren Organen, Geweben, Sinnesorganen usw., lassen sich in die fünf Wandlungsphasen einordnen (Tabelle 3.3).

Tabelle 3.2. Entsprechungssystem der fünf Wandlungsphasen

Elemente	Jahreszeiten	Farben	Entwicklungs-stufen	Richtungen
Holz	Frühling	Grün	Geburt	Osten
Feuer	Sommer	Rot	Wachstum	Süden
Erde	Spätsommer	Gelb	Wandlung	Mitte
Metall	Herbst	Weiß	Ernte	Westen
Wasser	Winter	Schwarz	Sammlung	Norden

Tabelle 3.3. Klassifizierung nach den fünf Wandlungsphasen

Ele-mente	Innere Organe	Hohl-organ	Sinnes-organ	Körper-schicht	Gefühl	Klimatische Faktoren
Holz	Leber	Galle	Auge	Muskel	Zorn	Wind
Feuer	Herz	Dünn-darm	Zunge	Blut-gefäße	Freude	Hitze
Erde	Milz	Magen	Mund	Binde-gewebe	Besorg-nis	Feuchtigkeit
Metall	Lunge	Dick-darm	Nase	Haut	Traurig-keit	Trockenheit
Wasser	Niere	Harn-blase	Ohr	Knochen, Gelenke	Angst	Kälte

3.4 Pathogenese und Äthiologie in der chinesischen Medizin

Nach traditioneller chinesischer Vorstellung beruhen die meisten Erkrankungen auf Störungen im harmonischen Fließen der Lebensenergie Qi. Entweder liegt eine **Fülle** oder eine **Schwäche** der Lebensenergie in den Organsystemen und Meridianen vor. Auch eine

25

Stagnation bzw. **Blockade** des Qi in den Meridianen und in einigen Organen ist möglich.

Eine **Schwäche von Qi** nennt man Schwächestörungen oder auch Leerestörung, chinesisch *Xu,* sie ist durch unzureichende Funktion der entsprechenden Organe gekennzeichnet. Dann ist z. B. die Verdauungstätigkeit des Darms unvollständig. Unverdaute Nahrung wird ausgeschieden. Da die Lebensenergie als dynamische Kraft der Funktionen der Yang-Polarität entspricht, wird eine Schwäche von Qi als **Yin-Zustand** bezeichnet. Liegt eine allgemeine Schwäche der Lebensenergie im Körper vor, treten vielfältige **Schwächesymptome** auf wie Müdigkeit, verminderte Aktivität, Blässe, kalte Hände und kalte Füße, übermäßiges Frieren, Abwehrschwäche, niedriger Blutdruck. Auch psychische Depression mit dem Gefühl von Energielosigkeit und Schwäche sowie Antriebsmangel ist Ausdruck der Schwäche der Lebensenergie Qi. Im Alter sind Schwächestörungen besonders häufig. Auch degenerative Erkrankungen sind gekennzeichnet durch Schwäche von Qi. Die Therapie der Wahl in der chinesischen Medizin für Schwächestörungen ist die **Moxibustion,** das Anwärmen von Akupunkturpunkten, aber auch tonisierende Nadelung, Heilkräuteranwendung, Ernährungstherapie und Qi Gong.

Eine **Fülle der Lebensenergie,** chinesisch *Shi,* ist die zweite wichtige Störung von Qi. Man spricht hier von einem *Yang-Zustand,* der zu einer überschießenden Funktion der entsprechenden Organsysteme und vielfältigen Begleitsymptomen führt, wenn sich diese Störung in den Meridianen und in der Peripherie des Körpers abspielt.

Tabelle 3.4. Schwäche- und Füllestörungen

Schwäche von Qi, *Xu*	Fülle von Qi, *Shi*
Yin-Zustand	Yang-Zustand
Unterfunktion von Organen	Überfunktion von Organen
Kältesymptome	Hitzesymptome
Blässe	Rötung
Mangeldurchblutung	Blutfülle
Frieren	Hitzegefühl
Schlaffe Muskulatur	Gespannte Muskulatur
Depressive Störungen	Erregungszustände
Dumpfe Schmerzen	Akute, schneidende Schmerzen
Degenerative Erkrankungen	Entzündliche Erkrankungen

Hitze als eines der Hauptsymptome der Füllestörung kann z.B. auf ein Gelenk beschränkt sein oder sich in Form von Fieber im ganzen Körper äußern. Weitere wichtige Symptome bei Füllestörungen sind Fülle- und Spannungsgefühl, Blutfülle, Rötung, akuter, schneidender oder stechender bzw. krampfartiger Schmerz. Innere Unruhe, Nervosität, Rastlosigkeit, Übererregung sind die psychischen Auswirkungen der Fülle von Qi.

Bei **Stagnation, Stase** oder **Blockade** der Lebensenergie kommt es zu Stauungen im harmonischen Fließen von Qi, überwiegend in der Peripherie des Körpers. Schmerzen und Spannungsgefühle sind die Hauptsymptome bei Stagnation im Bereich der Meridiane. Auch die Lebensenergie in inneren Organen, z.B. in der Leber oder im Herzen kann stagnieren (s. Kap.7). Als Folge der Stagnation treten meist Füllezustände auf, begleitet von Muskelverspannungen, Muskelschmerzen, Myogelosen und Bewegungseinschränkungen. Auch bei Kopfschmerzen liegt nach traditioneller Vorstellung eine derartige Blockade vor und folglich meist eine Fülle von Qi in den Yang-Meridianen des Kopfes, die zu Spannungsgefühlen und Schmerzen führt.

Störungen vom Fülle- oder Schwächetyp findet man entweder in den Meridianen oder in den Organen. Gerade Schwächestörungen können in den verschiedenen Anteilen der inneren Organe auftreten; man spricht von Schwäche des *Qi*, des *Yang* oder des *Yin* der Organe, z.B. Schwäche der Lungen-Yin. Unter *Yang eines Organs* versteht man in diesem Sinne die **Funktion**, unter *Yin* hingegen die **Struktur** bzw. **Substanz**, das Parenchym des Organs, das die Funktion hervorbringt. Die chinesische Medizin beschreibt ca. 50 definierte *Störungsmuster*, die auch *„Syndrome der chinesischen Medizin"* genannt werden (s. Kap.7).

Nach traditioneller chinesischer Vorstellung spielen bei der Entstehung von Krankheiten vielfältige Faktoren eine Rolle:

1. klimatische Faktoren,
2. emotionale Faktoren,
3. ansteckende Erkrankungen,
4. falsche Ernährung,
5. körperliche Erschöpfung,
6. Ansammlung von Schleim,
7. Traumen oder Insektenbisse.

Diese Krankheitsursachen heißen im Chinesischen *Bing Yin*. Die zwei wichtigsten Faktoren bei der Krankheitsentstehung sind nach chinesischer Vorstellung durch **„äußere"** klimatische oder durch **„innere"** **emotionale Ursachen** bedingt. Krankheiten von außen treten auf, wenn die Einflüsse der umgebenden Natur, etwa in Form von klimatischen Faktoren, z. B. Kälte und Wind, auf einen geschwächten Körper mit reduzierter Abwehrkraft, *Zheng Qi* wirken und so zu Qi-Störungen in den Meridianen und Organen führen. Äußere klimatische Faktoren sind Hitze bzw. Sommerhitze, Kälte, Trockenheit, Feuchtigkeit, Wind oder eine Kombination dieser Faktoren, z. B. kalter trockener Wind.

3.4.1 Beschreibung der klimatischen Faktoren

Nach traditioneller Theorie der chinesischen Medizin entsprechen den fünf Wandlungsphasen auch die klimatischen Faktoren: Hitze, Kälte, Feuchtigkeit, Trockenheit und Wind. Die 5 bzw. 6 „Wetterfaktoren" („Hitze" und „Sommerhitze" getrennt gesehen) haben für die chinesische Medizin eine *doppelte Bedeutung:* zunächst als klimatische, *krankmachende Einflüsse* (z. B. Kälte – Erkältung, Hitze – „Hitzschlag") und als *Beschreibungshilfe* und *Kennzeichnung* für körperliche Beschwerden: Fieber ist ein Hitzesymptom, wandernde Schmerzen werden als „innerer Wind" beschrieben, kalte Gliedmaßen und steife Gelenke als Ausdruck des inneren „Kälte"-Faktors, der infolge einer Schwäche entsteht. So dienen die klimatischen Faktoren nach dem System der fünf Wandlungsphasen der Beschreibung von äußeren klimatischen Einflüsse sowie auch der Kennzeichnung von körperlichen Symptomen.

Nach traditioneller Vorstellung dringen die klimatischen Einflüsse von außen in den Körper ein, z. B. über den Mund, das Gesicht oder die Haut, besonders bei Wechsel der Temperatur oder der Jahreszeiten. Die Stärke der Abwehrkraft, chinesisch *Zheng Qi,* bzw. der Abwehrreaktion des Körpers ist von Bedeutung für die Entstehung der vielfältigen Symptome. Die Beschwerden können sehr wechselhaft sein und von einem Faktor in einen anderen übergehen, z. B. Kältesymptome bei starker Abwehrreaktion, in fieberhafte Hitzesymptome. Auch kommt es oft zur Kombination verschiedener Faktoren wie Kälte, Feuchtigkeit und Wind, z. B. bei rheumatischen Erkrankungen (chinesisch *Bi-Syndrom*).

Wenn die Abwehrkraft bei kräftiger Konstitution des Patienten stark ist, sind die Abwehrreaktionen ausgeprägt und akut, also von Yang-Charakter. Dann sind sie z. B. durch hohes Fieber gekennzeichnet. Wenn bei einem geschwächten Patienten auch die Abwehrkraft schwach ist, entsteht eine chronische Erkrankung mit langanhaltenden Symptomen mit Yin-Charakteristik.

Wind *Feng*

Wind als kennzeichnender Grundfaktor ist von aktivem Charakter, also ein *Yang-Faktor,* und wird dem *Frühling* zugeordnet. Er bewegt den Körper wie der Wind die Äste eines Baumes.

Man unterscheidet den Wind der Natur als krankmachenden äußeren Klimafaktor vom Wind als Beschreibungshilfe für körperliche Symptome. Wind als Klimafaktor schädigt den oberen Teil des Körpers, das Gesicht, den Nacken, die oberen Atemwege und die Haut. Er führt zur Disharmonie im Körper und tritt meist in Verbindung mit anderen Faktoren, z. B. Kälte oder Feuchtigkeit auf.

Nach traditioneller Vorstellung führt intensiver und langdauernder Wind bei geschwächter körperlicher Verfassung und Abwehrkraft zu einer „Disharmonie" zunächst des Gallenblasenmeridians und später auch der Leber. Als Beschreibungshilfe für körperliche Symptome spielt der Wind eine wichtige Rolle z. B. bei wandernden Schmerzen oder bei Lähmungen. Man spricht auch von *„innerem Wind".*

Hitze *Re*

Der Hitzefaktor tritt in unterschiedlicher Stärke und Form auf: „Sommerhitze", „Feuer" und „mäßige Hitze". „Sommerhitze" wird als krankmachender äußerer Einfluß aufgefaßt, der z. B. zum Hitzschlag führt. Feuer und mäßige Hitze dienen der Beschreibung körperlicher Beschwerden.

„Hitze" und „Feuer" haben eine aufsteigende Tendenz im Körper. Sie führen bei langanhaltendem Einfluß zur Störung des „Herzens". Herz bedeutet nach traditioneller Vorstellung jedoch mehr psychische Funktionen, und so kommt es bei Hitzeeinfluß zu Störungen des Bewußtseins bis zur Bewußtlosigkeit (Hitzschlag). Hitze aktiviert das Yang, wodurch Yin und Flüssigkeit verbraucht wird, dadurch trennen sich Yin und Yang, was zur Bewußtlosigkeit führt. Mildere Symptome sind übermäßige Müdigkeit, Schwindel, körperliche Trägheit und schweres Atmen. Fieber, erhöhte Temperatur, Jukken und brennendes Gefühl sind wichtige Hitzesymptome.

Feuchtigkeit   *Shi*
Feuchtigkeit symbolisiert Trägheit, Schwere, Starre, Stillstand und entspricht somit der *Yin-Polarität*. Im Jahreszeitenzyklus wird die Feuchtigkeit dem *Spätsommer* zugeordnet. „Feuchte Luft" als krankmachender Faktor kann jedoch in jeder Jahreszeit wirksam sein. Dieser äußere klimatische Einfluß bewirkt im Körper eine Stase der Lebensenergie Qi und als Symptom Schweregefühl, Dumpfheit und Streifigkeit. Rheuma ist eine typische Krankheit, bei der „Feuchtigkeit" eine große Rolle spielt. Auch übermäßig aufgenommene kalte und feuchte Nahrung führt z. B. bei Milz-Pankreas-Schwäche zu inneren Feuchtigkeitsstörungen im Abdomen, die durch Blähungen, Schwere- und Trägheitsgefühle gekennzeichnet sind.

Kälte   *Han*
Kälte steht im direkten Gegensatz zur Hitze und ist somit der *Yin-Polarität* zugeordnet und entspricht dem *Winter*. In jeder Jahreszeit können jedoch Kälteeinflüsse zu Erkrankungen führen, wenn der Körper und dessen Abwehrkraft geschwächt ist. Plötzliches Auftreten der Symptome ist kennzeichnend für den äußeren Kälteeinfluß. Neben dem Wind ist Kälte als äußerer klimatischer Faktor von besonderer krankmachender Bedeutung.

Durch Kälte wird das Fließen von Qi und Blut in den Meridianen verlangsamt oder blockiert; dies zeigt sich als stechender, krampfartiger Schmerz sowie als Verlangsamung oder Hemmung der Bewegung. Degeneration bzw. arthrotische Erkrankungen sind chronische „Kälte-Schwäche-Erkrankungen". Die wirksamste Therapie ist die Moxibustion. Kälte hat besonders auf die Nieren sowie Knochen und Gelenke eine schädigende Wirkung. Die Niere als Quelle der aktiven Yang-Energie im Körper wird geschwächt.

3.4.2 Emotionale Faktoren

Auch „innere" Faktoren führen zu Störungen der Lebensenergie, und zwar durch Fehlernährung oder psychische Belastungen und kommen so als Krankheitsursachen in Frage. Ein Übermaß an bestimmten Gefühlen, wie Angst, Wut, Zorn, Sorgen, Grübeln, Erregung oder Traurigkeit, führt zu einer Störung der Lebensenergie einzelner innerer Organe. Gerade wenn Gefühle plötzlich und intensiv auftreten, verdrängt oder unzureichend verarbeitet werden, kommt es zu Störungen innerer Organe. Angst schwächt nach der Theorie der fünf Wandlungsphasen die Niere, Wut und Zorn führen zu einer Disharmonie der Leber, Traurigkeit schwächt die Lungenenergie, übermäßige Erregung schädigt das Herz, Grübeln und Sorgen führen zu Störungen des Magens. Von den emotionalen Faktoren werden sowohl die Yin- als auch die Yang-Organe beeinflußt, entsprechend dem System der fünf Wandlungsphasen (Tabelle 3.5).

Tabelle 3.5. Innere emotionale Faktoren im System der fünf Wandlungsphasen

Emotionale Faktoren	Yin-Organe	Yang-Organe	Wandlungsphasen
Zorn, Wut	Leber	Gallenblase	Holz
Erregung, Freude	Herz und Perikard	Dünndarm und Sanjiao	Feuer
Grübeln Sorgen	Milz-Pankreas	Magen	Erde
Traurigkeit, Depressionen	Lunge	Dickdarm	Metall
Angst, Schrecken	Niere	Blase	Wasser

Fehlernährung wird ebenfalls als wichtige Krankheitsursache gewertet. Zuviel oder zuwenig Nahrung sowie v. a. ihre falsche Zusammensetzung haben eine entscheidende Auswirkung auf die Energieverteilung der Organe. Die Chinesen unterteilen auch die Nahrungsmittel in Yin bzw. Yang und ordnen sie den fünf Wandlungsphasen zu. Kartoffeln, weißes Brot und Zucker werden zu „Yin-Nahrung" gezählt, Gemüse, Salate und Körner zu „Yang-Nahrung". Yin- und Yang-Anteile der Nahrungsmittel sollten nach chinesischer Auffassung ausgewogen sein.

3.5 Diagnostik in der traditionellen chinesischen Medizin

Schon früh in der Entwicklung der chinesischen Medizin haben sich diagnostische Kategorien anhand des philosophischen Systems der Yin-Yang-Polarität und des Entsprechungssystems der fünf Wandlungsphasen herauskristallisiert. Die Entwicklung dieses diagnostischen Systems ging Hand in Hand mit der Entwicklung des Therapiespektrums der chinesischen Medizin. Im Westen war zunächst nur die Nadeltherapie bekannt geworden. Erst in den letzten Jahren wird auch dem diagnostischen System der chinesischen Medizin mehr Aufmerksamkeit gewidmet.

3.5.1 Acht diagnostische Kategorien, *Ba gang*

Die traditionelle chinesische Medizin ordnet die individuellen Symptome und Krankheitsbefunde in polare Kategorien ein. Man kennt **8 diagnostische Kategorien,** 4 polare Gegensatzpaare, die im Chinesischen „Ba gang" heißen:

- **Ying und Yang**
- **Innen und Außen** chinesisch: *Li* und *Biao*
- **Schwäche und Fülle** chinesisch: *Xu* und *Shi*
- **Kälte und Hitze** chinesisch: *Han* und *Re*

Die Symptomatik einer Funktionsstörung oder einer Erkrankung wird nach diesen 8 diagnostischen Kategorien analysiert. Störungen der Lebensenergie Qi in den Meridianen oder Organen werden in diesen 8 Kategorien beschrieben. So entsteht eine Diagnose im chinesischen Sinne.

Der chinesische Arzt beurteilt die individuellen Symptome und Befunde in Kategorien einer Disharmonie von Yin und Yang in den Organen bzw. Meridianen und kommt so zur Feststellung bzw. Diagnose von **„Störungsmustern",** die im Westen **„chinesische Syndrome"** genannt werden. Syndrom im chinesischen Sinne meint nicht nur die Summe der Symptome, sondern auch ihre Ursache und Interpretation nach den Vorstellungen des traditionellen Medizinsystems (s. Kap. 7).

3.5.2 Innen und Außen

Innere Störungen, chinesisch *Li,* sind Disharmonien der 5 Zang-Organe und der 6 Fu-Organe. Die Störungen dieser inneren Organe sind oft chronischen Charakters, gekennzeichnet durch Schmerzen im Bereich des Brustkorbs oder des Abdomens, Fieber, Störungen der gastrointestinalen Funktionen wie Brechreiz, Durchfall, Übelkeit usw. Gleichzeitig können Schmerzen entlang der Meridiane ausstrahlen. Innere Erkrankungen sind meist durch innere Ursachen der chinesischen Medizin bedingt; so z. B. Störungen der Organsysteme durch ein Übermaß an Gefühlen wie Angst, Schrecken oder Erregung oder auch durch unzureichende oder kontaminierte Nahrung.

Äußere Erkrankungen, chinesisch *Biao,* sind gekennzeichnet durch Störungen der Meridiane und Kollaterale v. a. an der Peripherie und Oberfläche des Körpers. Meist ist die äußere Störung gekennzeichnet durch Schmerzen im Bereich der Extremitäten, der Gelenke oder des Kopfes, sowie Empfindlichkeit auf Wetterfaktoren. Typische äußere Störungen sind periphere Neuralgien oder lokale Gelenkerkrankungen. Als Ursache betrachtet die chinesische Medizin äußere pathogene klimatische Einflüsse wie Kälte, Hitze, Feuchtigkeit, Wind oder Trockenheit.

3.5.3 Fülle und Schwäche

Schwächestörungen, chinesisch *Xu,* auch Leerestörungen genannt, sind gekennzeichnet durch einen Mangel an Lebensenergie Qi, Blut oder Jing, der Essenz. Schwächestörungen führen zu einer Minderfunktion von Organsystemen. Typische Symptome bzw. Befunde von Schwächestörungen sind übermäßige Müdigkeit, Abgeschlagenheit, Schwindel, verlangsamte Bewegungen, Blässe der Haut, der Zunge oder der Schleimhäute, Hypotonie, Kollapsneigung, Mangeldurchblutung, plötzliche Schweißausbrüche, Mundtrockenheit, Oligurie, Mangel an Körperflüssigkeiten. Wichtige diagnostische Zeichen sind die Blässe der Zunge und schwacher Puls. Die Schwäche-Erkrankungen sind meist chronischen Charakters. Die häufigste Ursache von Schwäche-Erkrankungen ist eine Erschöpfung des Qi nach langem Einfluß innerer pathogener Einflüsse.

Tabelle 3.6. Typische Fülle- und Schwächesymptome

Fülle, *Shi*	Schwäche, *Xu*
Kräftige Muskelbewegungen	Schwache und langsame Muskelbewegungen
Agitiertheit, Überaktivität	Müdigkeit, Abgeschlagenheit
Laute Stimme	Leise Stimme
Aufrechte Haltung	Gebückte Haltung
Schneller, aktiver Gang	Verlangsamtes Gehen
Hypertonie	Hypotonie
Hyperämie	Mangeldurchblutung
Psychisch aktiv	Psychische Passivität
Erregung, Manie	Depression, gedrückte Stimmung
Aktivitätsfülle	Aktivitätsmangel
Kurzer Schlaf, Einschlafstörung	Viel Schlaf mit Schlafstörungen
Belegte Zunge	Geringer Belag
Kräftiger Puls	Schwacher Puls

Füllestörungen, chinesisch *Shi,* sind gekennzeichnet durch einen Überschuß von Qi oder Blut in Organen und Meridianen. Typische Symptome sind akuter Schmerz, Krämpfe und Hypertonie, Blutfülle, erhöhter Muskeltonus, vermehrte Absonderung von Körperflüssigkeiten. Die wichtigsten Zeichen sind gerötete Zunge, Rötung des Gesichts sowie kräftiger Puls. Im psychischen Bereich zeigen sich innere Unruhe, Nervosität, Übererregung, Rastlosigkeit, ungezielte Aktivitäten sowie oft Schlaflosigkeit.

3.5.4 Hitze und Kälte

Kältestörungen, chinesisch *Han,* treten auf, wenn äußere pathogene Kälte auf einen Körper einwirkt, dessen Qi geschwächt ist. Auch Schwächestörungen innerer Organe, z. B. der Nieren, können ohne äußere Kälteeinflüsse zu Kältestörungen führen, die man dann *Yang-Schwäche* nennt. Dann manifestieren sich typische Kältesymptome wie übermäßiges Frieren, kalte Gliedmaßen und Blässe. Nach längerem Bestehen entwickeln sich Erkältungskrankheiten. Verlangsamung der psychischen Aktivität oder wäßrige Durchfälle. Oft können Kältestörungen in Fieber, einem Hitzesymptom, durch die reaktive Yang-Aktivität des Körpers umschlagen.

Tabelle 3.7. Typische Hitze- und Kältesymptome

Hitze, *Re*	Kälte, *Han*
Gesichtsröte	Gesichtsblässe
Rötung der Haut und Schleimhäute	Blässe der Schleimhäute
Glühen bzw. Brennen der Extremitäten	Kalte Extremitäten
Fieber	Untertemperatur
Hitzegefühl	Frieren
Verschlechterung der Symptome durch Hitze (z. B. Bad)	Verschlechterung der Symptome bei Kälte
Durst nach kalten Getränken	Verlangen nach warmen Getränken
Schnelle Bewegungen	Verlangsamte Bewegungen
Dunkler spärlicher Urin	Dünner Urin
Obstipation	Wäßrige Stühle
Schneller Puls	Langsamer Puls
Rote Zunge	Blasse Zunge

Hitzestörungen, chinesisch *Re,* beruhen auf einer vermehrten Yang-Aktivität des Qi im Körper. Die Lebensenergie Qi ist für die Wärmeerzeugung im Körper verantwortlich. Durch Fülle des Qi und durch die daraus erwachsene Überaktivität des Yang werden bei längerem Bestehen die Yin-Kräfte und Yin-Flüssigkeiten *(Yin-Schwäche)* erschöpft, als Folge entwickelt das Yang-System Hitze. Typische Hitzesymptome sind Brennen der Haut oder der Schleimhäute, Jucken, Fieber, Rötung, Hyperämie, Schmerz oder innere Unruhe. Auch Obstipation, dunkler Urin (Erschöpfung der Yin-Flüssigkeit), rote Zunge und schneller Puls können auftreten.

3.5.5 Yin und Yang

Yin und Yang sind die allgemeingültigen Kategorien im chinesischen Denken und auf alle Phänomene anwendbar. So sind die besprochenen diagnostischen Kategorien Innen, Außen, Fülle, Schwäche, Hitze, Kälte als Differenzierungen der übergeordneten allgemeingültigen Yin- und Yang-Kategorien zu verstehen. Außen, Fülle und Hitze sind Yang-Kategorien, während Innen, Schwäche und Kälte Yin-Charakter haben. Die 8 diagnostischen Kategorien helfen, die Störungen der Lebensenergie Qi in den Organen und Meridianen anschaulicher zu beschreiben. So kommt man zu Diagnosen im chinesischen Sinne. Diese Störungsmuster bzw. Syndrome im chinesischen Sinne sind individuell gefärbte Bilder, aus denen der kundige Arzt die differenzierte Therapie mit Nadeln, Moxa oder Heilkräutern ableitet (s. Kap. 7).

Die 8 diagnostischen Kategorien kommen selten in den beschriebenen reinen Formen vor, sondern sind in verschiedener Weise miteinander kombiniert. So treten oft Fülle und Hitze gemeinsam auf, also 2 Yang-Kategorien. Im klassischen Sinne spricht man dann von Yang im Yang. Typische Yang-Symptome herrschen vor wie kräftige schnelle Körperbewegungen, akute Schmerzen, die durch Druck oder Wärme verstärkt werden, kräftiger schneller Puls, Hyperämie, Unruhe und Fieber.

Auch Fülle und Kälte können gemeinsam auftreten, oder auch Schwäche und Hitze. Man spricht von Yin im Yang oder auch von Yang im Yin. So treten Yin- und Yang-Symptome gleichzeitig auf, z. B. treten Fieber, Brennen, Harndrang als Yang-Symptome neben allgemeiner Schwäche, Müdigkeit, kalten Füßen (Yin-Symptome) bei Harnwegsinfekten auf. Nach traditioneller Vorstellung würde man von einem Yang-Zustand der Blase und einem Yin-, bzw. Schwächezustand der Niere sprechen. Deshalb ist es notwendig, die 8 diagnostischen Kategorien auf die Krankheitssymptome und Funktionsstörungen der Organsysteme einzeln anzuwenden (s. Kap. 7).

4 Meridiane, Organe und Punkte

4.1 Darstellung des Systems der Organe und Meridiane

Die chinesische Medizin kennt **11 Organe,** 6 werden der Yang-Polarität und 5 der Yin-Polarität zugeordnet. Die traditionelle Vorstellung von den Organen ist nicht auf den anatomischen Bau der Organe beschränkt, „Organe" bedeuten die *Funktionen von Organsystemen.* Deshalb spricht man auch von „**Funktionskreisen".** Der morphologische Bau der Organe tritt in der chinesischen Medizin in den Hintergrund. Der Funktionskreis des Yin-Organs Lunge bedeutet z. B. die gesamte Atemfunktion einschließlich der Riechfunktion. Der Funktionskreis des Yang-Organs Dickdarm beinhaltet die Ausscheidungsfunktion.

Die **5 Yin-,** bzw. **Zang-Organe** bezeichnet man als „**Speicherorgane".** Es sind die parenchymatösen Organe *Lunge, Herz, Milz-Pankreas, Niere, Leber,* die nach traditioneller Vorstellung Qi speichern. Die **6 Yang-,** chinesisch **Fu-Organe** sind die Hohlorgane *Dickdarm, Dünndarm, Magen, Sanjiao, Gallenblase, Blase.* Jeweils ein Yin- und ein Yang-Organ, also ein Zang-Fu-Organpaar bilden eine funktionelle Einheit, zu der auch ein Sinnesorgan und ein bestimmtes Gewebe gerechnet wird. Das Yin-Yang-Organpaar wird auch energetische Einheit genannt und beinhaltet die beiden zugehörigen Meridiane.

Die traditionelle chinesische Medizin bezieht in die Funktion der 5 Zang- und der 6 Fu-Organe – Speicher- und Hohlorgane – die Wirkungen der Lebensenergie Qi ein und unterscheidet sich somit wesentlich von den Vorstellungen der westlichen Medizin. Hier werden die wichtigsten Funktionen der 5 Zang- (Speicher-)Organe kurz dargestellt, weil sie zum Verständnis des traditionellen chinesischen Medizinsystems von großer Bedeutung sind:

Lunge, chinesisch *Fei*
Die Lunge entspricht nach traditioneller Vorstellung der Respirations-funktion und dient der *Aufnahme der Lebensenergie Qi*. Die Lunge be-herrscht somit das Qi, die Menge, die zur Verfügung steht, aber auch deren kontinuierliches Fließen. Die chinesische Atemtherapie dient der Aktivierung der Körperkräfte, besonders bei Schwächestörungen, bei Traurigkeit und Depression. Die Lunge beherrscht die Oberfläche, die Grenzen des Körpers und somit auch die Haut und die Körperhaa-re, bestimmt die Stärke und den Ausdruck der Stimme und „manife-stiert" sich in der Nase. Das Riechen ist nach chinesischer Vorstellung ebenfalls vom Zustand der Lunge abhängig. Die Lunge wird als zar-tes und verletzliches Organ beschrieben. Zur Lunge als Speicher- oder Zang Organ (Yin) gehört das Hohlorgan Dickdarm (Fu, Yang).

Milz-Pankreas, chinesisch *Pi*
Das chinesische Milz-Organsystem (Pi) schließt u. a. auch die humo-ralen Verdauungsfunktionen des Pankreas ein und wird deshalb in der deutschen Terminologie Milz-Pankreas genannt. Zusammen mit dem verbundenen Hohlorgan Magen ist das Milz-Pankreas-System nach traditioneller Vorstellung verantwortlich für die *Aufnahme, Umwandlung* und den *Transport* der „Nahrungsessenz". Das Milz-Pankreas-System entspricht somit den Verdauungsfunktionen des oberen Gastrointestinaltraktes. Die Nahrungsessenz wird aufgenom-men und dann in Qi und Blut (Xue) „umgewandelt". Nach traditio-neller Vorstellung reguliert und nährt dieses System das Blut und führt ihm Qi zu. Die Aufnahme und die Verteilung von Flüssigkeiten ist eine weitere wichtige Funktion von Milz-Pankreas. Daneben wird auch die Muskulatur und das Bindegewebe vom traditionellen Milz-Pankreas-System genährt. Bei Schwäche des Milz-Pankreas-Systems erschlafft das Bindegewebe (Uterusprolaps ist z. B. die Folge), die Muskulatur wird atrophisch. Auch der Geschmackssinn ist vom Zu-stand des Milz-Pankreas-Systems abhängig.

Leber, chinesisch *Gan*
Nach traditioneller Vorstellung ist das *freie Fließen von Qi und Blut* im Körper von der Leber abhängig. Auch die Muskelbewegungen

und die Weichheit von Sehnen hängt von ungestörter „Leberenergie" ab. Leberstörungen führen zu *Stagnation* im Fließen von Qi und Blut im Körper, z. B. zu Schmerzen und Spannungen in der Muskulatur oder Stauungs- und Spannungsgefühle im Brustkorb oder im Kopf. Nach traditioneller Vorstellung „nährt" die Leber die Augen. Sehstörungen wie Nachtblindheit deutet z. B. auf eine Störung der Leber.

Niere, chinesisch *Shen*

Nach traditioneller Vorstellung speichert die Niere das „Jing", die Lebensessenz, auch Samen des Lebens genannt. Neben der „Reinigung der Körpersäfte" und der Wasserausscheidung ist die Sexualität und die Reproduktionsfunktion die wichtigste Aufgabe des chinesischen Nierensystems. Die Niere „programmiert" auch das Gleichgewicht zwischen Yin und Yang und bestimmt so auch die psychische Aktivität, den Willen. Bei Schwäche der „Nierenenergie" kommt es zu Aktivitätsmangel, Müdigkeit, Angst, Depression oder psychischer Starre. Auch die ungestörte Funktion der Knochen und vor allem die Gelenke ist abhängig von dem Nierensystem. Degenerative Gelenkerkrankungen hängen nach Vorstellung der chinesischen Medizin mit einer physiologischen Schwäche der Nierenenergie im Alter zusammen. Auch die Funktion der Ohren und der Zustand der Haare des Kopfes werden vom Nierensystem mitbestimmt. Bei Schwäche kommt es zu Schwerhörigkeit, Ohrensausen, zu Haarausfall oder Verlust der Haarfarbe.

Herz, chinesisch *Xin*

Das Herz reguliert das Fließen von Blut und „kontrolliert" die Blutgefäße. Nach Vorstellung der chinesischen Medizin ist das Herz der Sitz des Bewußtseins und verantwortlich für die gesamten psychischen Funktionen u. a. auch für die Gedankentätigkeit und das Gedächtnis. Viele vor allem vegetative Symptome, wie innere Unruhe, Rastlosigkeit, Nervosität, Herzjagen, Rhythmusstörungen werden von der chinesischen Medizin als Störung des Herzsystems interpretiert.

Die Fu-Organe bzw. Funktionskreise Dickdarm, Dünndarm, Magen, Gallenblase, Blase und Sanjiao hängen funktionell mit dem gekoppelten Zang-Organen eng zusammen.

Die **Meridiane,** chinesisch *Jing,* durchziehen den Körper meist in der Längsachse. Jing bedeutet Kettfäden. Es sind die Längsfäden im Seidengewebe, somit die Strukturen, in die die Querfäden eines Gewebes hineingewoben werden. Die Meridiane sind die *Leitbahnen* oder *Kanäle,* durch die das Qi im Körper fließt.

Die Meridiane werden mit den großen Flüssen Chinas verglichen, die das Land bewässern. Wenn sie zu wenig Wasser führen, verdorren die Felder, wenn sie zu viel Wasser haben, gibt es durch Überflutung auch keine Ernte. Diese Bilder dienen der Veranschaulichung von Schwäche und Fülle der Lebensenergie in den Meridianen und Organen. Bei Störungen im Fließen von Qi wird durch Stechen der Meridianpunkte die Lebensenergie harmonisiert.

Die **Akupunkturpunkte,** chinesisch *Xue,* sind wie Perlen an einer Kette aufgereiht. Xue bedeutet auf chinesisch *Loch* oder *Öffnung.* Durch die Akupunkturpunkte kann man therapeutische Wirkungen sowohl auf die Meridiane als auch auf die Organe und somit auf die gestörten Funktionen ausüben.

Die chinesische Medizin beschreibt „primäre" Hauptmeridiane und ein komplexes System von Sekundärmeridianen. Die 12 Hauptmeridiane verbinden die inneren *Zang-* und *Fu*-Organe mit der Peripherie und Oberfläche des Körpers.

Ein **Meridianpaar** besteht aus einem Yin- und einem Yang-Meridian (z. B. Lungen- und Dickdarmmeridian), die parallel an den Gliedmaßen verlaufen. Man nennt sie auch **gekoppelte Meridiane,** weil sie in der Peripherie mit Verbindungsgefäßen, den **Luo-Verbindungen** gekoppelt sind. *Yang*-Meridiane verlaufen *außen* oder an der Rückseite des Körpers, während *Yin*-Meridiane *innen* oder vorne verlaufen.

Die Meridiane überziehen den Körper in der Längsrichtung wie ein polares Netzwerk und sind deshalb mit den Meridianen der Erde vergleichbar. 4 Meridiane bilden zusammen einen Kreis, der **Meridianumlauf** genannt wird. Dieser Kreislauf besteht aus 2 Yang- und 2 Yin-Meridianen. Jeweils 1 Yang- und 1 Yin-Meridian verläuft am Bein und 1 Yin-Yang-Paar am Arm.

Der 1. Umlauf wird vom Lungen- (Yin), Dickdarm- (Yang), Magen- (Yang) und Milz-Pankreas-Meridian (Yin) gebildet. Der 1. Meridianumlauf befindet sich an der Ventralseite des Körpers. Der Lungenmeridian beginnt an der seitlichen Brustwand und läuft an der Innenseite des Armes zum Daumen. Er wird der Yin-Polarität zugeordnet und läuft an der Vorderseite des Armes. Vom Zeigefinger zieht der Dickdarmmeridian an der radialen Außenseite des Armes über den Ellbogen und die Schulter zum Gesicht und endet am Nasenflügel. Der Dickdarmmeridian ist ein Yang-Meridian. Vom Ge-

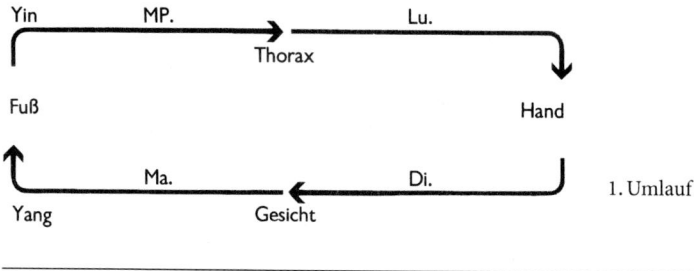

1. Meridianumlauf ventral

	Yin	Yang	Yang	Yin
1. Umlauf:	Lungen-	Dickdarm-	Magen-	Milz-Pankreas-Meridian

sicht verläuft der Magenmeridian an der Vorderseite des Rumpfes zum Bein und endet an der 2. Zehe. Er entspricht der Yang-Polarität. Der 1. Meridianumlauf wird durch den Milz-Pankreas-Meridian geschlossen, der vom großen Zeh an der Innenseite des Beines zum Rumpf und dann zur seitlichen Thoraxwand zieht.

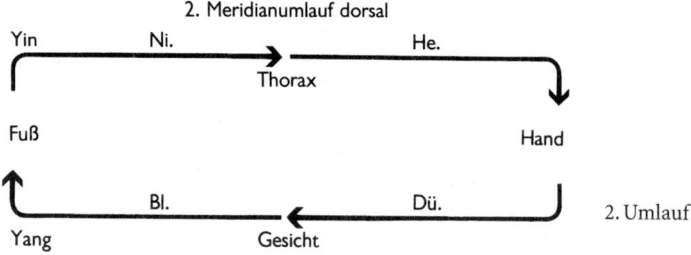

2. Meridianumlauf dorsal

In ähnlicher Weise verlaufen die weiteren Meridiane am Körper, und zwar liegt der 2. Umlauf an der Hinterseite des Körpers, während der 3. Meridianumlauf seitlich verläuft.

Der 2. Meridianumlauf wird vom Herz-, Dünndarm-, Blasen- und Nierenmeridian gebildet.

Der Herzmeridian zieht von der Achselhöhle an der Innenseite des Armes zum kleinen Finger, der Dünndarmmeridian vom kleinen Finger an der ulnaren Außenseite des Armes zur Schulter und dann zum

41

Gesicht. Der Blasenmeridian verläuft vom Kopf über den Rücken und die Hinterseite des Beines zum kleinen Zeh. Der 2. Meridianumlauf wird vom Nierenmeridian geschlossen, der von der Fußsohle über die Innenseite des Beines zum oberen Teil des Brustkorbes zieht.

	Yin	Yang	Yang	Yin
2. Umlauf:	Herz-	Dünndarm-	Blasen-	Nierenmeridian

Der 3. Meridianumlauf wird gebildet vom Perikard-, Sanjiao-, Gallenblasen- und Lebermeridian. Perikard, chinesisch *Xinbao* bedeutet Herzbeutel, entspricht der Kreislauffunktion und hat starke Wirkungen auf das Herz und die Psyche. „Sanjiao" bedeutet dreifacher Erwärmer und ist ein Organsystem, das nach der Vorstellung der Chinesen die 3 Körperhöhlen schützt und die Organfunktionen koordiniert.

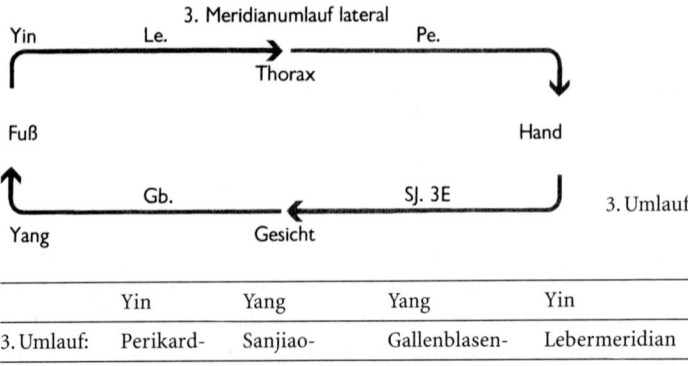

	Yin	Yang	Yang	Yin
3. Umlauf:	Perikard-	Sanjiao-	Gallenblasen-	Lebermeridian

Der Perikardmeridian verläuft von der seitlichen Thoraxwand über die Innenseite des Armes zum Mittelfinger, der Sanjiao-Meridian vom Ringfinger an der Außenseite des Armes zum Gesicht. Der Gallenblasenmeridian zieht vom Kopf über die seitliche Rumpfwand zur Seite des Beines und endet am 4. Zeh. Der 3. Meridianumlauf wird vom Lebermeridian geschlossen, der vom Großzeh über die Innenseite des Beines zur Thoraxwand zieht.

Jeweils 2 hintereinander liegende Yang- oder 2 Yin-Meridiane in einem Meridianumlauf bilden miteinander eine **Yin- oder Yang-Meridianachse.** Die Yang-Meridianachsen ziehen vom Arm über den

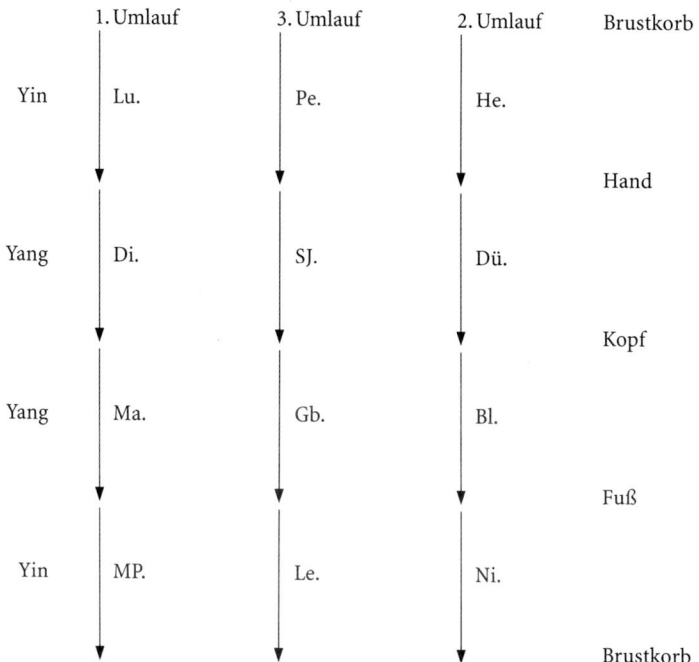

	1. Umlauf	3. Umlauf	2. Umlauf	Brustkorb
Yin	Lu.	Pe.	He.	
				Hand
Yang	Di.	SJ.	Dü.	
				Kopf
Yang	Ma.	Gb.	Bl.	
				Fuß
Yin	MP.	Le.	Ni.	
				Brustkorb

Übersicht der Meridiane

Kopf und Rumpf zu den Beinen, also von oben nach unten. Die Yin-Meridianachsen verlaufen von unten nach oben, von den Füßen über den Rumpf zu den Armen. Die Yang-Meridianachse, z. B. Dickdarm- und Magenmeridian, heißt Yang-Ming-Meridianachse. In chinesischen Quellen wird der Dickdarmmeridian oft *Hand-Yang-Ming* und der Magenmeridian entsprechend *Fuß-Yang-Ming* genannt. Alle Meridianachsen haben chinesische Namen, deren Bedeutung interessante Zusammenhänge verdeutlichen.

Die Meridianachsen spielen bei diagnostischen, aber auch bei therapeutischen Erwägungen eine wichtige Rolle. So werden oft Schmerzen, die im Verlauf eines Meridians lokalisiert sind, über Punkte des folgenden Meridians der Meridianachse behandelt; z.B. wird bei Schulter-Arm-Syndrom mit Schmerzen im Bereich des Dickdarmmeridians der Punkt Ma. 38 Tiaokou der Yang-Ming-Meridianachse genadelt.

Neben diesen 12 Haupt- oder Organmeridianen, die in den 3 Meridianumläufen angeordnet sind, gibt es noch 2 wichtige Meridiane an der Vorder- und Rückseite des Körpers. Diese beiden Meridiane verlaufen auf der Mittellinie des Körpers und sind unpaarig. Vorne liegt der **Ren Mai,** der auch **Konzeptionsgefäß** oder **Kontrollgefäß** genannt wird. „Ren" bedeutet auf chinesisch Kontrolle, „Mai" Gefäß. Der Ren Mai wird zu den Yin-Meridianen gezählt und verläuft vom Damm über den Unterbauch und den Brustkorb zum

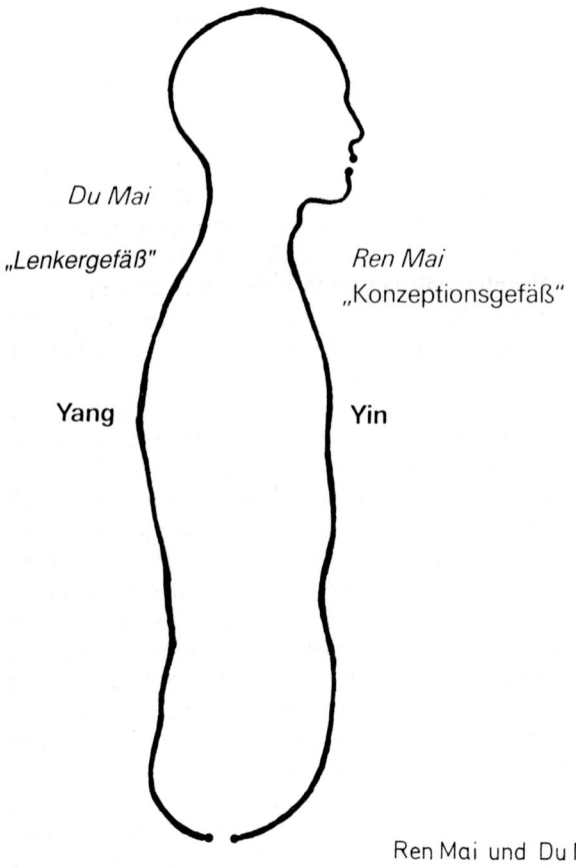

Du Mai

„Lenkergefäß"

Ren Mai
„Konzeptionsgefäß"

Yang

Yin

Ren Mai und Du Mai

Mund. Punkte entlang des Ren Mai haben eine koordinierende und übergeordnete Wirkung auf die Yin-Organe. Auf dem Rücken in der Mittellinie liegt der **Du Mai,** der auch **Lenkergefäß** genannt wird. „Du" bedeutet im Chinesischen lenken. Der Du Mai kontrolliert und koordiniert die 6 Yang-Meridiane und Organe. Er verläuft vom Steißbein in der Mittellinie über den Rücken und Kopf zum Mund (s. Abb.).

Die 12 Hauptmeridiane der 11 Organe sind paarig angeordnet. Zusammen mit den Luo-Verbindungen sprechen die Chinesen vom **Jing-Luo-System.** Jing bedeutet Meridian, Luo heißt Kollaterale („channels" und „collaterals"). Die Hauptmeridiane spielen eine wichtige Rolle in der Behandlung von Erkrankungen. Neben den 12 paarigen Hauptmeridianen gibt es weitere sekundäre Meridiansysteme, die in dieser Einführung kurz erwähnt werden:

Die 8 außerordentlichen Meridiane, chinesisch *Qi Jingbamai,* zweigen von den Hauptmeridianen ab oder bilden Kollaterale, durch die Lebensenergie fließt. Die Hauptmeridiane sind mit Flüssen vergleichbar, während die außerordentlichen Meridiane *Reservoiren* entsprechen, in die bei Fülle überschüssiges Qi abfließen kann. Bei Schwäche der Hauptmeridiane oder Organe können sie von den außerordentlichen Meridianen wieder aufgefüllt werden. Als *Speicher* haben sie eine wichtige regulierende Funktion beim Aufrechterhalten der energetischen Balance.

Von dem System der 8 außerordentlichen Meridiane sind **Ren Mai** und **Du Mai,** die auf der Mittellinie an der Vorder- und Rückseite des Körpers verlaufen, von großer Bedeutung.

Der *Du Mai* wird als Zusammenfluß aller Yang-Leitbahnen, als *„See der Yang-Meridiane"* beschrieben, in dem das meiste Abwehr-Qi, *Wei-Qi,* fließt. Ren Mai reguliert gemeinsam mit dem Chong Mai, ein durch das kleine Becken verlaufendes „Gefäß der breiten Bahn", die Yin-Energien im Körper. Sie haben eine enge Beziehung zur Niere und enthalten viel *Blut* und *Essenz (Jing),* die für Reproduktion, Wachstum und Entwicklung von großer Bedeutung ist. Die außerordentlichen Meridiane sind auch wichtige Gefäße, durch die Blut und Essenz vom unteren Teil des Körpers zu Brustkorb und Kopf fließen kann, um diese Körperteile zu nähren.

Die beiden außerordentlichen Meridiane Ren Mai und Du Mai bilden mit den 12 paarigen Hauptmeridianen das System der **14 Meridiane,** auf denen die **361 klassischen Akupunkturpunkte** liegen.

Die anderen Meridiansysteme haben keine eigenen Punkte, sondern sind teils flächig, teils wie ein Netzwerk den Hauptmeridianen angegliedert. Es sind die:

12 Jingbie, in der deutschen Nomenklatur Sondermeridiane,

12 Jingjing, die tendinomuskulären Meridiane,

12 Pibu, die Hautabschnitte der Hauptmeridiane und

15 Luomai, die Kollaterale der Hauptmeridiane.

4.2 Darstellung der Punktekategorien

Die Punkte einer Kategorie liegen meist auf verschiedenen Meridianen (eine Ausnahme bilden die rückwärtigen Shu-Punkte, die sich alle auf dem Blasenmeridian befinden). Auch kann man aus der Punktekategorie auf die Lokalisation schließen. So findet man die Mu-Punkte auf der Ventralseite des Rumpfes, während die Jing-Punkte an den Nagelwinkeln der Finger und Zehen lokalisiert sind. Die 5 „Antiken Punkte" liegen auf den einzelnen Meridianen distal von Ellbogen und Knie; die rückwärtigen Shu-Punkte sind paravertebral am Rücken auf dem Blasenmeridian angeordnet.

Die traditionelle chinesische Medizin kennt 13 Punktekategorien, in die sich ca. 130 Punkte einordnen lassen. Nachfolgend werden die einzelnen Punktekategorien nach ihrer semantischen Herkunft, funktionellen Bedeutung und Lokalisation, sowie der Zusammenhang zwischen den einzelnen Kategorien dargestellt und in den Abbildungen erläutert.

4.2.1 Shu-, dorsale Segmentpunkte, Transport- oder Zustimmungspunkte

Shu bedeutet im chinesischen befördern oder transportieren. Man unterscheidet 2 Gruppen von Shu-Punkten:

Die *12 Shu-Punkte des Blasenmeridians* werden auch dorsale Segmentpunkte, chinesisch Beishuxue oder rückwärtige Transportpunkte (engl.: Back-Shu points) genannt. Sie befördern nach traditioneller Vorstellung die Lebensenergie Qi zu den zugehörigen Organen. Jedem der 5 Yin- oder Speicherorganen und den 6 Yang- oder Hohlorganen ist jeweils ein Shu-Punkt des Blasenmeridians zugeordnet. Diese Punkte liegen 1,5 Cun lateral der Mitte der Wirbelsäule segmental jeweils unter dem dazugehörigen Dornfortsatz.

Aufgrund ihres direkten Einflusses auf die entsprechenden Organsysteme sind diese Beishu-Punkte bei Organerkrankungen indiziert. Ihre diagnostische Bedeutung erklärt sich aus der Tatsache, daß sie bei Erkrankungen des korrespondierenden Organs druckempfindlich werden. Deshalb nennt man sie auch *Zustimmungspunkte*. Moxibustion der Shu-Punkte wird häufig angewendet.

Neben den 12 Beishu-Punkten auf dem medialen Ast des Blasenmeridians gibt es auf jedem Meridian, distal von Ellbogen bzw. Knie gelegen, die *5 Shu-Punkte,* die auch Antike Punkte genannt werden; sie werden später besprochen.

4.2.2 Mu- oder ventrale Alarmpunkte

Mu bedeutet sammeln. Diese Punkte liegen an der Ventralseite des Rumpfes (engl.: Mu-front points). Jedem Organ ist ein Mu-Punkt zugeordnet. Die Mu-Punkte haben eine ähnliche Funktion wie die rückwärtigen Shu-Punkte, also die Behandlung von Organerkrankungen und werden häufig gemeinsam mit diesen Shu-Punkten therapeutisch eingesetzt. Bei Erkrankungen des entsprechenden Organs wird auch dieser Punkt druckempfindlich oder verändert seine tastbare Konsistenz, weshalb ihm neben der therapeutischen auch eine diagnostische Bedeutung als Alarmpunkt zukommt.

4.2.3 Meisterpunkte, Hui Xue

Die 8 Meisterpunkte (engl.: Influential points) haben neben ihren sonstigen Wirkungen einen spezifischen Einfluß auf die ihnen zugehörigen Gewebe bzw. Organsysteme. Hui bedeutet zusammenfügen oder sammeln. Nach traditioneller Vorstellung sind hier die Konzentrationsstellen des Qi der entsprechenden Organe oder Gewebe. 5 Meisterpunkte liegen im Bereich des Rumpfes, 2 am Fuß (Gb.34, Gb.39) und Lu.9 Taiyuan am Handgelenk.

4.2.4 Akutpunkte, Xi-Punkte

Xi bedeutet Spalt oder Zwischenraum. Nach traditioneller Vorstellung ist hier eine Sammelstelle für das Qi des entsprechenden Meridians; von diesem Punkt aus läßt sich die Lebensenergie des Meridians aktivieren. Die Xi-Punkte (engl.: Xi-Cleft points; Wade-Giles-Transkription: Tsri) sind bei *akuten Erkrankungen* der zugehörigen Organe bzw. Meridiane indiziert. Sie werden nach der Nadelung kräftig manuell stimuliert.

4.2.5 Shu- oder Antike Punkte (Shu I–V)

Im peripheren Verlauf jedes Meridians liegen distal von Ellbogen oder Knie die 5 Shu- oder Antiken Punkte. Der periphere Anteil der Meridiane unterliegt nach traditioneller Vorstellung den äußeren klimatischen Einflüssen, wie Kälte, Hitze, Feuchtigkeit, Trockenheit und Wind. Diese klimatischen Faktoren werden biopathogene Einflüsse genannt. Nach dem traditionellen Entsprechungssystem der chinesischen Medizin ist jeweils einem Antiken Punkt einer der 5 Wandlungsphasen zugeordnet. Die Zuordnung der 5 Wandlungsphasen ist auf den Yin- und Yang-Meridianen unterschiedlich. So entsprechen die Jing-Punkte der Yang-Meridiane dem Metall, bei den Yin-Meridianen aber dem Holz. Es gibt dabei jeweils einen Antiken Punkt, der demselben Element zugeordnet ist wie der ganze Meridian (engl. Hourly point). Für diesen Punkt, der dem Element des Meridians entspricht, fehlt eine deutsche Bezeichnung. Nach der traditionellen „Mutter-Sohn"-Regel ergibt sich für jeden Meridian ein Tonisierungs- und ein Sedierungspunkt:

4.2.6 Tonisierungspunkt

Der Tonisierungspunkt des Meridians ist nun jeweils der in der Reihe der Antiken Punkte vorhergehende, der also dem „Mutterelement" entspricht, im Fall des Lungenmeridians der Wandlungsphase Erde (Yuan-Punkt Lu. 9).

Tabelle 4.1. Tonisierungs- und Sedierungspunkte

Jing		Ying		Yuan		Jing		He
Lu. 11	→	Lu. 10	→	Lu. 9	→	Lu. 8	→	Lu. 5
Holz		Feuer		Erde		Metall		Wasser
				Tonisierungs-		Lunge		Sedierungs-
				punkt Lu. 9				punkt Lu. 5

4.2.7 Sedierungspunkt

Der Sedierungspunkt ist dagegen der nachfolgende, der dem „Sohnelement" entspricht, beim Lungenmeridian also dem Wasser (He-Punkt Lu. 5).

4.2.8 Jing-Punkt, Shu I (Brunnen)

Zunächst werden die 5 Antiken Punkte einzeln dargestellt. Der Jing-Punkt (engl. Jing well; Wade Giles: Ting) ist der am meisten distal gelegene Punkt des Meridians. Jing bedeutet im Chinesischen Brunnen oder Quelle. Am Jing-Punkt ist die Quelle, der Ursprung des Flusses, der die Energie Qi transportiert.

Elf Jing-Punkte befinden sich am Nagelwinkel der Finger bzw. Zehen, während der Jing-Punkt des Nierenmeridians auf der Fußsohle liegt. Die Jing-Punkte werden bei akuten Notfällen ausgewählt, wirken belebend, sind aber sehr schmerzhaft.

4.2.9 Ying-Punkt, Shu II (Bach)

Ying-Punkt (Wade Giles: Yong) ist der 2. Antike Punkt und liegt proximal vom Jing-Punkt im Bereich der Mittelhandknochen bzw. des Fußrückens. Jing heißt in der Übersetzung alter See; dieser Begriff ist jedoch heute nicht mehr gebräuchlich. Vielmehr bedeutet Ying hier langsam fließender Fluß oder See, weil hier die Lebensenergie Qi von der Quelle langsam weiterfließt und sich flächenhaft verteilt. Hier läßt sich die Lebensenergie des Meridians nach traditioneller Vorstellung aktivieren, also beschleunigen, und fließt so „gestärkt" weiter zum Yuan- bzw. Shu-Punkt. Auch beeinflußt man hier bei den Yang-Meridianen die Kälte, bei den Yin-Meridianen die Wärme (s. Zuordnung der Antiken Punkte zu den Wandlungsphasen und Klimafaktoren).

4.2.10 Yuan-Punkt, Quellpunkt, Shu-Punkt (kleiner Fluß)

Der Yuan-Punkt (Wade Giles: Yunn) wird Quellpunkt genannt und liegt im Bereich des Handgelenks oder des oberen Sprunggelenks.

Yuan bedeutet Ursprung, Quelle, Anfang. Der Yuan-Punkt ist der Sammelpunkt, der Quellpunkt des Qi. Durch das Stechen des Yuan-Punktes zieht man die Lebensenergie des gekoppelten Meridians an und aktiviert das Yuan-Qi aus der Tiefe. Den Yuan- und Luo-Punkten wird eine wichtige Funktion bei Störungen der Lebensenergie der beiden gekoppelten Meridiane zugeschrieben.

Bei den Yang-Meridianen gibt es einen zusätzlichen Punkt, den *Shu-Punkt* (Wade Giles: Yu), der dem Holz entspricht. Shu bedeutet transportieren. Hier beginnt das Qi schneller zu fließen. An den Yin-Meridianen ist der Yuan- und der Shu-Punkt identisch.

4.2.11 Jing-Punkt, Shu IV (Fluß)

Der Jing-Punkt (Wade Giles: King) ist der 4. Antike Punkt, Shu IV, und liegt proximal vom Hand- bzw. oberen Sprunggelenk. Jing bedeutet hindurchgehen und deutet an, daß hier der Bach des Qi zum Fluß wird.

4.2.12 He-Punkt, Shu V (Mündung)

Der He-Punkt (Wade Giles: Ho) ist der am meisten proximal gelegene Antike Punkt und befindet sich im Bereich des Ellbogens bzw. des Knies. He heißt Einheit und deutet damit an, daß hier der Fluß der Lebensenergie Qi in den See des Körpers einfließt. Hier tritt der oberflächliche und distale Verlauf des Meridians in den tiefen proximalen Verlauf über. So stellt der He-Punkt die Verbindung zwischen dem peripheren und dem proximalen Meridianverlauf her.

Die He-Punkte sind bei der Behandlung von Erkrankungen der inneren Organe von ausschlaggebender Bedeutung. Viele der am häufigsten verwendeten Akupunkturpunkte sind He-Punkte, so z. B. Ma. 36 Zusanli, Di. 11 Quchi, Gb. 34 Yanglingquan.

4.2.13 Luo-Punkt, Durchgangspunkt

Proximal vom Yuan-Punkt liegt der Luo- oder Durchgangspunkt (Wade Giles: Lo). Luo bedeutet verbinden. Er bildet den Ausgangspunkt für das Luo-Gefäß, eine Anastomose, die diesen Punkt mit dem Yuan-Punkt des gekoppelten Meridians verbindet. Daneben entspringt im Luo-Punkt ein Luo-Gefäß, das von hier, in der Tiefe, parallel zum Meridian, direkt zum inneren Zang- bzw. Fu-Organ des Meridians zieht. Der Luo-Punkt wird nicht zu den Antiken Punkten gezählt, sondern repräsentiert eine eigenständige Punktekategorie.

4.2.14 Schlüssel-, Kardinal- oder Konfluenzpunkte

Die Schlüssel-, Kardinal- oder Konfluenzpunkte liegen auf den Hauptmeridianen im Bereich der Hand- oder Fußgelenke und verbinden diese mit den außerordentlichen Meridianen. Die Schlüsselpunkte „schalten" nach traditioneller Vorstellung die außerordentlichen Meridiane ein. Sie dienen der Behandlung von Störungen der außerordentlichen Meridiane. Lu. 7 Lieque schaltet den Ren Mai ein, Dü. 3 Houxi den Du Mai. Meist gehören die Schlüsselpunkte zu den Luo- oder Yuan-Punkten.

4.3 Methoden der Punktelokalisation

Es gibt mehrere Methoden zur Lokalisation von Akupunkturpunkten. Bei jedem Akupunkturpunkt erfolgt die Lokalisation nach einer eigenen, für diesen Punkt spezifischen Methode. Einige Punkte können mit Hilfe von verschiedenen Methoden aufgesucht werden. Die genaue Lokalisation der Akupunkturpunkte ist für den Erfolg der Therapie von ausschlaggebender Bedeutung. Dabei kommt der *Palpation* der entsprechenden Region eine wichtige Rolle zu, weil die Akupunkturpunkte oft eine **erhöhte Sensibilität** auf Tastreiz aufweisen. Häufig finden sich im Bereich von schmerzhaften Erkrankungen des Bewegungsapparates, aber auch bei neurologischen Erkrankungen, *druckdolente Stellen,* die auch dann genadelt werden, wenn sie in der Lokalisation keinem klassischen Akupunkturpunkt entsprechen. Solche druckdolenten Stellen heißen im Chinesischen **Ah-Shi-Punkte** und werden als lokale Punkte neben den spezifischen Fernpunkten in der Therapie eingesetzt.

Nach der Nadelung der Akupunkturpunkte erscheint es sinnvoll, die korrekte Lage der Nadel noch einmal zu überprüfen und die Stelle bei übermäßiger Abweichung neu aufzusuchen. Die nachträgliche Überprüfung der Lokalisation hat einen großen didaktischen Wert und wird besonders dem Anfänger empfohlen.

4.3.1 Anatomische Anhaltsstellen

Akupunkturpunkte werden anhand von anatomischen Gegebenheiten oder markanten Körperstellen, wie Augenbrauen, Haarlinien, Gelenkbeugefalten, Dornfortsätzen von Wirbeln, Mamillen, Nabel, Symphysenoberrand usw. lokalisiert.

Beispiele:
Ren 12 Zhongwan liegt in der Mitte zwischen Xiphoidspitze und Nabel.
Du 13 Taodao befindet sich zwischen den Dornfortsätzen Th 1 und Th 2.
Extra 1 Yintang liegt zwischen den Augenbrauen.

4.3.2 Proportionale Messung
mit Hilfe des relativen Cun-Maßes (Cun-Messung)

Um Entfernungen am Körper abzumessen, verwenden die Chinesen das Cun oder „Körperzoll". Das Cun ist ein relatives Körpermaß. Es ist die Entfernung zwischen den Beugefalten des mittleren Gliedes des Mittelfingers bei geringer Beugung des Patientenfingers. Auch die Breite des distalen Daumengliedes entspricht 1 Cun.

Die Hand in Höhe der proximalen Fingergelenke hat eine Breite von 3 Cun (4 Finger = 3 Cun). Die Breite des Zeige- und Mittelfingers entspricht 1,5 Cun. Die Entfernung der Akupunkturpunkte von Beugefalten oder Gelenkspalten wird mit dem Cun-Maß ausgemessen.

Wenn die Proportionen des Arztes mit denen des Patienten übereinstimmen, kann mit dem Cun des Arztes gemessen werden. Bei deutlicher Diskrepanz, z.B. bei der Behandlung von Kindern, ergeben sich jedoch Schwierigkeiten bei der Abschätzung. In Sri Lanka wurde ein Hilfsinstrument, das *Cunometer,* entwickelt, das die genaue Cun-Messung ermöglicht. Es ist ein scherenförmiges Instrument mit 4 Scherenarmpaaren, deren Längen in einem festen Verhältnis, und zwar 1:2:3:4 zueinander stehen. Abhängig von den Scherenarmen, mit denen das Cun abgegriffen wird, lassen sich alle Maße von 0,25–4 Cun einstellen und dann abmessen. So ermöglicht das Cunometer eine exakte Messung der individuellen Cun-Größe, und ist somit für die Pädiatrie als auch für den Anfänger von Nutzen.

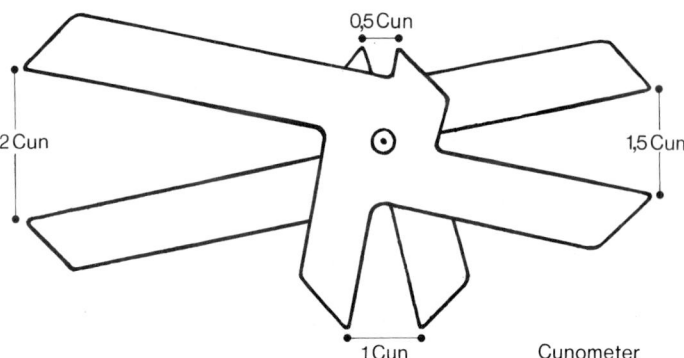

Cunometer

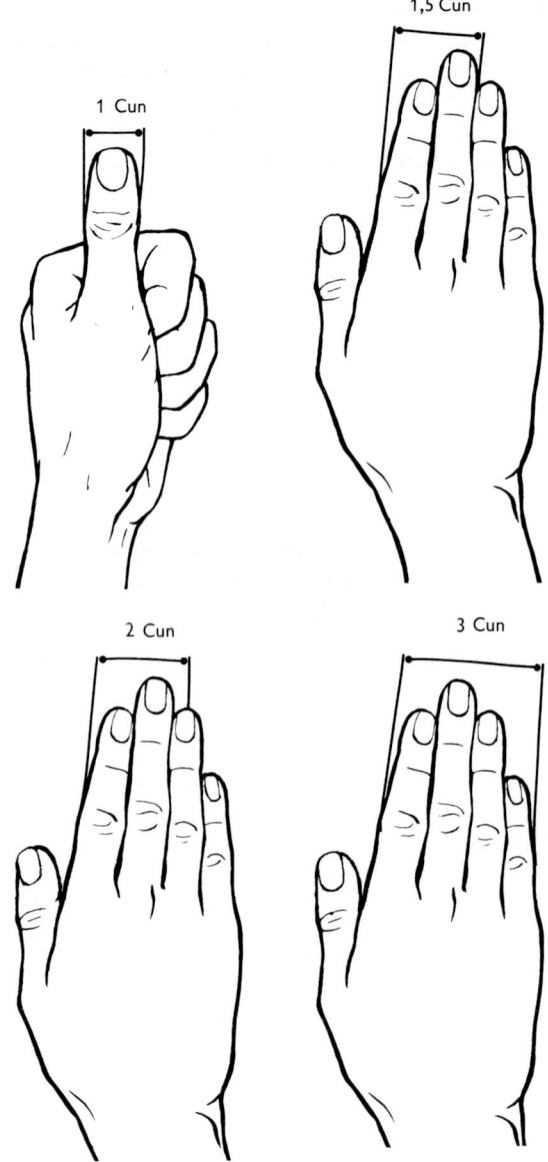

Beispiele für die Cun-Messung:
Ren 5 Shimen liegt 2 Cun unter dem Nabel in der Körpermittellinie. Die Magenmeridianpunkte im Bereich des Abdomens liegen 2 Cun paramedian, während die Nierenmeridianpunkte 0,5 Cun von der Mittellinie entfernt sind. Die Punkte des medialen Blasenmeridians liegen 1,5 Cun (2 Fingerbreiten) paravertebral, der laterale Ast 3 Cun.

4.3.3 Proportionale Messung

Die Proportionen der Körperteile, z.B. Unterarm, Oberarm, Oberschenkel usw. stehen in einem festen Verhältnis zueinander, das in Cun ausdrückbar ist (s. Abbildung „Körperproportionen in Cun").

Vordere zur hinteren Haarlinie in der Mittellinie	12 Cun
Augenbrauen, Haaransatzabstand	3 Cun
Dorsale Haarlinie zum Prominenz	3 Cun
Abstand der beiden Mamillen	8 Cun
Rippenabstand	1 Cun
Abstand zwischen Nabel und Xiphoidspitze	8 Cun
Abstand zwischen Nabel und Symphysenoberrand	5 Cun
Abstand zwischen Axillarfalte und Ellbogenbeugefalte	9 Cun
Abstand zwischen Ellbogen und Handgelenkbeugefalten	12 Cun
Abstand zwischen Trochanter major und Patellamitte	19 Cun
Abstand zwischen Patellamitte und lateralem Malleolus	16 Cun

4.3.4 Lokalisation durch Einnehmen einer besonderen Lage

Der Patient wird aufgefordert, eine besondere Lage einzunehmen, die zur Punktlokalisation günstig ist.
Beispiele:
Di. 4 Hegu wird bei adduziertem Daumen am höchsten Punkt des entstehenden Muskelwulstes genadelt.
Di. 11 Quchi wird bei rechtwinklig gebeugtem Ellbogen am lateralen Ende der Beugefalte lokalisiert.
MP. 10 Xuehai wird bei gebeugtem Knie auf der Mitte des Muskelbauches des M. vastus medialis aufgesucht.

4.3.5 Lokalisation mit Hilfe von Hautwiderstandsmessung

Viele, v.a. peripher gelegene Akupunkturpunkte weisen einen erniedrigten Hautwiderstand gegenüber der Umgebung auf. Mit handelsüblichen Widerstandsmeßgeräten für Akupunkturpunkte, die den Hautwiderstand akustisch oder mit einem Zeigerausschlag darstellen, gelingt es, Akupunkturpunkte mit erniedrigtem Widerstand genau zu lokalisieren. Diese Methode wird auch häufig zur Überprü-

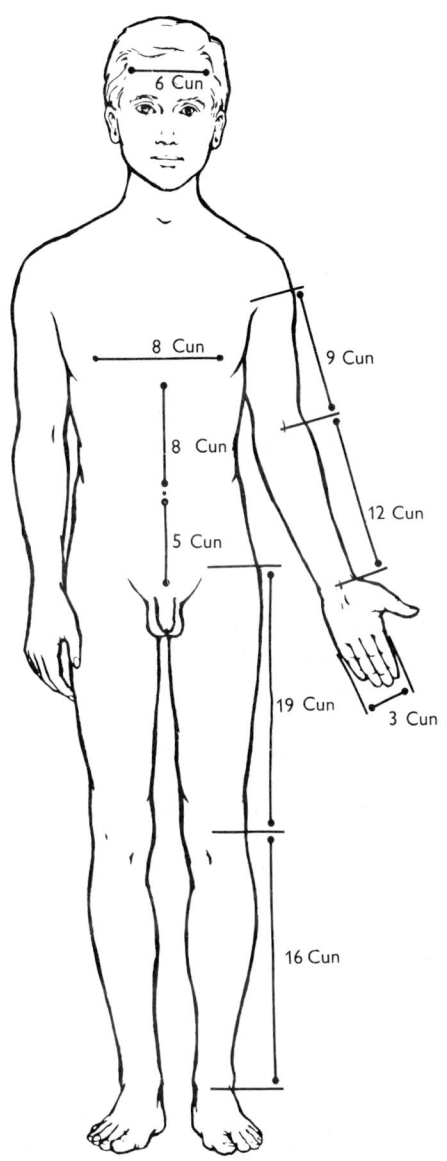

fung und Präzisierung der Punktlokalisation nach anderen Methoden herangezogen. Sie sei v. a. wenig geübten Akupunkteuren empfohlen. In der Ohrakupunktur kommt dieser Methode eine besondere Bedeutung zu, da auf der Ohrmuschel Regionen, die dem erkrankten Organ entsprechen, eine Erniedrigung des Hautwiderstandes erfahren. So kommt dem Aufsuchen von Stellen mit niedrigerem Hautwiderstand auf der Ohrmuschel eine diagnostische Rolle zu, da fast nur Stellen, die den erkrankten Organen oder erkrankten Regionen entsprechen, solche Veränderungen aufweisen.

4.3.6 Lokalisation, indem man andere Punkte als Ausgangspunkt wählt

Beispiele: Ex. 6 Sishencong wird 1 Cun vor, neben und hinter Du 20 Baihui lokalisiert. Ma. 40 Fenglong und Ma. 38 Tiaokou wird ausgehend vom Punkt Ma. 36 Zusanli aufgesucht.

4.3.7 Aufsuchen von Punkten, die schmerzhaft sind

Diese Punkte werden **Ah-Shi-Punkte** (Locus dolendi) genannt und gehören nicht notwendigerweise zu den systematisierten Akupunkturpunkten. Die Nadelung dieser druckdolenten Punkte als lokale Akupunkturpunkte ist besonders bei Gelenkerkrankungen von Bedeutung. In klassischen Texten heißt es „Wo Schmerz ist, befindet sich auch ein Punkt". Auch das Aufsuchen von Stellen mit Hautveränderungen, d. h. leichte Rötung oder Schuppung der Haut, ist sowohl von diagnostischem als auch therapeutischem Nutzen. Gerade bei der Ohrakupunktur achtet man besonders auf Hautveränderungen und nadelt diese Punkte. Jedoch dürfen Stellen mit ekzematösen Veränderungen nicht genadelt werden.

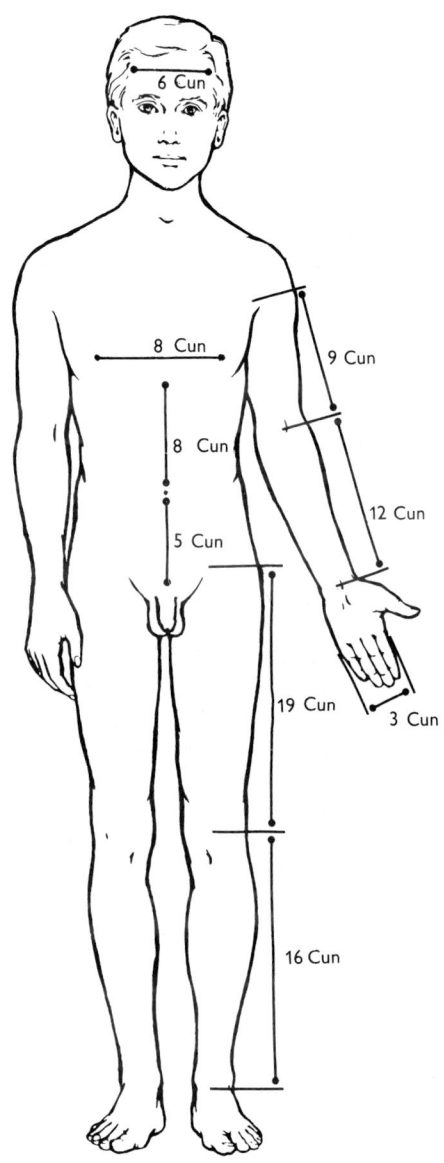

4.4 Systematische Darstellung der Meridiane und Punkte

4.4.1 Lungenmeridian Lu.

Wandlungsphase: Metall
Gewebe: Haut
Sinnesorgan: Nase, Geruchssinn
Gekoppeltes Organ: Dickdarm

Maximalzeit: 3–5 Uhr
Ventraler Alarmpunkt, Mu-Punkt: Lu. 1 Zhongfu
Dorsaler Segmentpunkt, Shu-Punkt: Bl. 13 Feishu (lateral von Th 3)

Der Lungenmeridian ist ein Yin-Meridian und bildet mit dem Milz-Pankreas-Meridian die **Tai-Yin-Meridianachse.**

Verlauf: Der Lungenmeridian beginnt an der lateralen Thoraxwand im 1. ICR, zieht dann über den Oberarm, die radiale Seite des Unterarms zum Handgelenk und endet am radialen Nagelwinkel des Daumens.

Klinische Bedeutung: Punkte des Lungenmeridians werden bei der Behandlung von Erkrankungen des Respirationstraktes des Rachens, der Nase, bei Hauterkrankungen sowie schmerzhaften Störungen im Verlauf des Meridians angewendet.

Im folgenden werden nur die wichtigsten Akupunkturpunkte beschrieben.

Wichtige Punkte	Punktekategorien, Bedeutung
Lu. 1 Zhongfu	Mu, Alarmpunkt
Lu. 5 Chize	He-Punkt, Sedierungspunkt
Lu. 7 Lieque	Luo → Di. 4 Hegu Lungenerkrankungen Fernpunkt für die Nackenregion Schlüsselpunkt für das Ren Mai
Lu. 9 Taiyuan	Yuan-Punkt (Yunn), Tonisierungspunkt Meisterpunkt für das Gefäßsystem

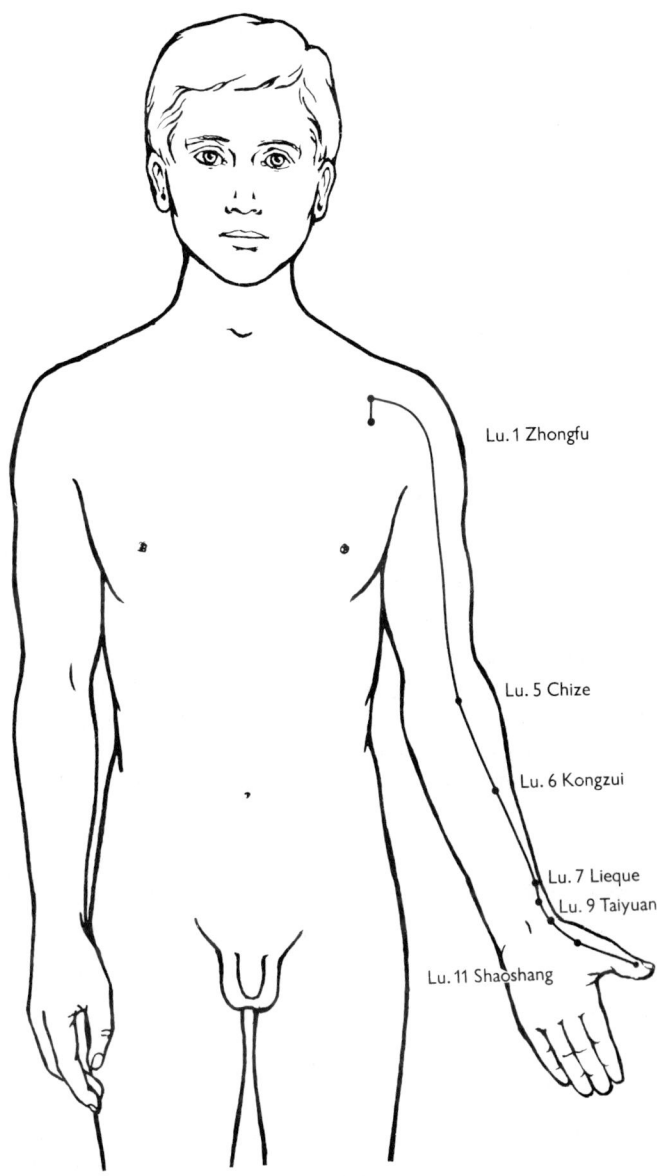

Lu. 1 Zhongfu

Lu. 5 Chize

Lu. 6 Kongzui

Lu. 7 Lieque
Lu. 9 Taiyuan

Lu. 11 Shaoshang

Lu.1 Zhongfu Mitten im Amtssitz **Mu-Lunge Alarmpunkt**

Lokalisation: An der Vorderwand des Thorax im 1.ICR, 6 Cun lateral der Mittellinie.

Indikationen: Erkrankungen der Atmungsorgane, wie Asthma bronchiale, Bronchitis, Bronchiektasen und deren Begleitsymptome, wie Husten, Dyspnoe und Thoraxschmerzen: Als Alarmpunkt gibt dieser Punkt bei Erkrankungen des Respirationstraktes diagnostische Hinweise, so wird Lu.1 Zhongfu druckempfindlich oder schmerzhaft bei Erkrankungen bzw. Funktionsstörungen der Lunge. Bei Schmerzen des Schultergürtels und der lateralen Thoraxwand ist Lu.1 auch wirksam.

Art der Nadelung: Schräg (ca. 45%) nach lateral gerichtet, ca. 1 cm. Schräge Nadelrichtung, um eine Verletzung der Pleura (Pneumothorax) zu vermeiden. Einzelne Akupunkturpunkte bezeichnet man wegen ihrer anatomischen Lokalisation als *„gefährliche" Punkte,* da bei zu tiefer Nadelung gefährliche Verletzungen verursacht werden können.

Lu.5 Chize Teich an der Elle **He-Punkt, Sedierungspunkt**

Lokalisation: Auf der Beugefalte des Ellbogens, lateral der Bizepssehne.

Indikationen: Lungen- und Hauterkrankungen z.B. Psoriasis, Neurodermitis; Lähmungen des Armes, Arthritis des Ellbogengelenks. Lu.5 Chize ist der He-Punkt des Lungenmeridians, gehört so zu den 5 Antiken Punkten und entspricht der Wandlungsphase Wasser. Als Sedierungspunkt von Fülle- und Hitzestörungen wird er bei Lungen- und Hauterkrankungen nach traditionellen Gesichtspunkten angewendet.

Art der Nadelung: Senkrecht, 1–2 cm tief.

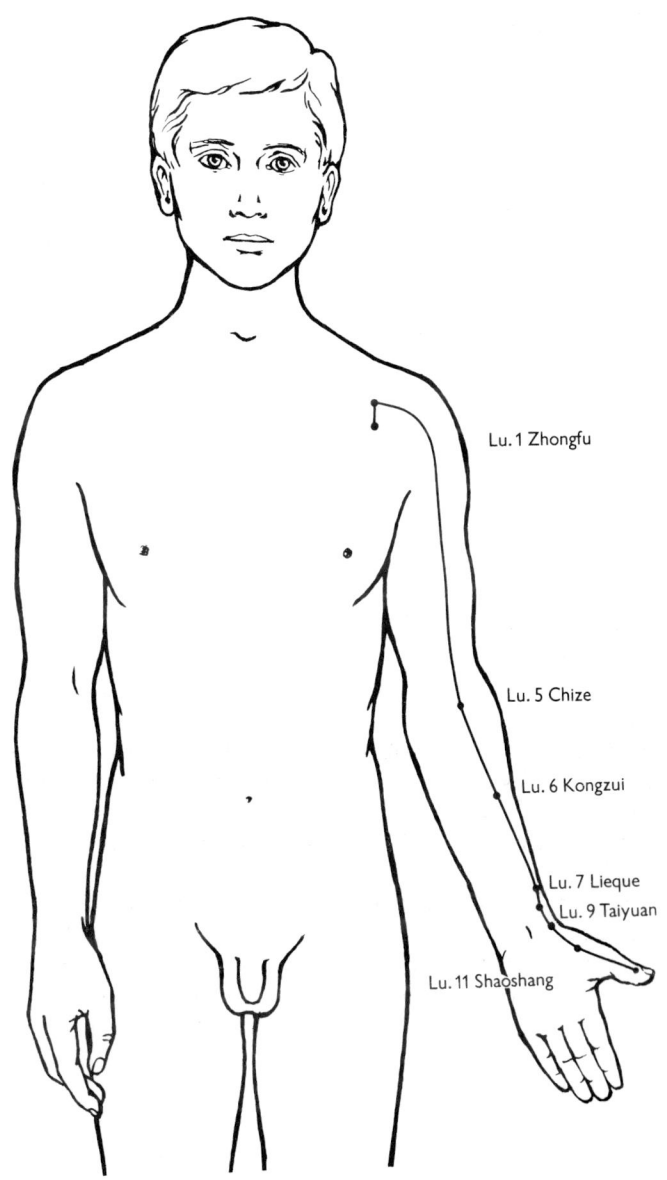

Lu. 1 Zhongfu

Lu. 5 Chize

Lu. 6 Kongzui

Lu. 7 Lieque
Lu. 9 Taiyuan

Lu. 11 Shaoshang

Lu. 7 Lieque Fehler in der Reihe   **Luo → Di. 4**
Schlüsselpunkt Ren Mai

Lokalisation: An der radialen Seite des Unterarmes auf der Radialiskante, 1,5 Cun proximal der Beugefalte des Handgelenks.
Indikationen:
– Erkrankungen der Atmungsorgane, wie Rhinitis, Bronchitis, Asthma bronchiale, Bronchiektasen. Das Luo-Gefäß zieht von Lu. 7 Lieque zum Organ Lunge und ermöglicht so eine direkte Beeinflussung des Organs. Deshalb ist dieser Punkt von herausragender Bedeutung bei der Behandlung von Lungenerkrankungen.
– Hauterkrankungen.
– Schmerzen des Nackens, des Hinterkopfes, HWS-Syndrom, Verspannungen und Myogelosen der Nackenmuskulatur, Kopf- und Zahnschmerzen.
– Fazialisparese, Lähmung und Bewegungseinschränkung der oberen Extremität.
– Bei lokalen Erkrankungen wie Arthritis des Handgelenks oder Tendinovaginitis.
– Nach *traditioneller Vorstellung* eliminiert dieser Punkt Wind, Kälte oder Hitze und öffnet die Oberfläche des Körpers.
Art der Nadelung: Schräge Nadelführung, 1–2 cm tief.

Lu. 9 Taiyuan Großer Abgrund   **Yuan Tonisierungspunkt,**
Meisterpunkt der Blutgefäße

Lokalisation: An der radialen Seite der Beugefalte des Handgelenks, lateral von der A. radialis.
Indikationen: Erkrankungen der Atmungsorgane; Arteriosklerose und andere Gefäßerkrankungen. Dieser Punkt ist der Meisterpunkt für Erkrankungen des Gefäßsystems. Lu. 9 Taiyuan ist der *Tonisierungspunkt* des Lungenmeridians und wird nach traditionellen Regeln angewandt. Die Moxibustion der Tonisierungspunkte hat eine besonders intensive anregende Wirkung. Auch bei Schmerzen im Bereich des Handgelenks und Polyneuropathie ist Lu. 9 Taiyuan wirksam.
Art der Nadelung: Senkrecht, 0,5–1 cm tief. Vorsicht bei der Nadelung: Verletzungsgefahr der A. radialis.

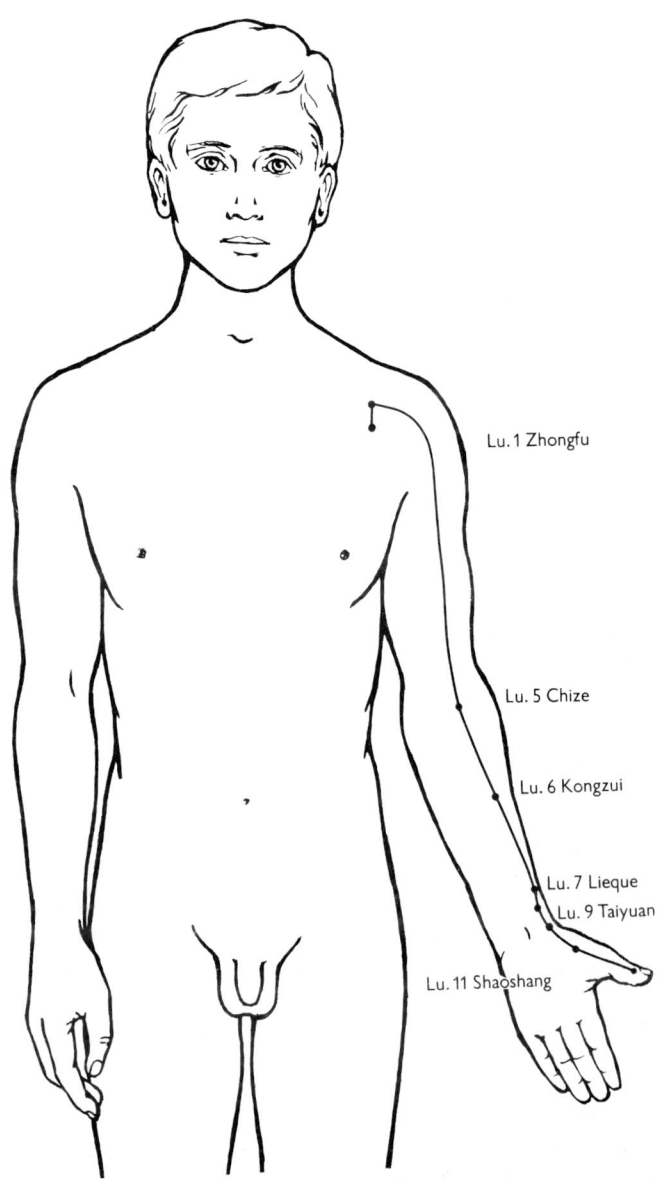

Lu. 1 Zhongfu

Lu. 5 Chize

Lu. 6 Kongzui

Lu. 7 Lieque
Lu. 9 Taiyuan

Lu. 11 Shaoshang

4.4.2 Dickdarmmeridian Di.

Wandlungsphase: Metall
Gewebe: Haut
Sinnesorgan: Nase, Geruchssinn
Gekoppeltes Organ: Dickdarm

Maximalzeit: 5–7 Uhr
Ventraler Alarmpunkt, Mu-Punkt: Ma. 25 Tianshu
Dorsaler Segmentpunkt, Shu-Punkt: Bl. 25 Dachangshu

Der Dickdarmmeridian ist ein Yang-Meridian; mit dem Magenmeridian bildet er die **Yang-Ming-Meridianachse.**

Verlauf: Vom radialen Nagelwinkel des Zeigefingers zieht der Meridian über die Tabatiere zur radialen Seite des Unterarmes, dann zur radialen Seite der Ellbogenbeugefalte. Über die Außenseite des Oberarmes verläuft er weiter zur Schulter, geht hier eine Verbindung zum unter dem Prominenz gelegenen Punkt Du 14 Dazhui ein, und verläuft zurück zur Fossa supraclavicularis. Von hier zieht der äußere Meridianabschnitt weiter über die Lateralseite des Halses zum Gesicht und endet lateral des Nasenflügels im Punkt Di. 20 Yingxiang.

Wichtigste Punkte	Punktekategorien, Bedeutung
Di. 4 Hegu	Yuan, Quellpunkt
Di. 11 Quchi	He- und Tonisierungspunkt
Di. 15 Jianyu	Schulterschmerzen
Di. 20 Yingxiang	Erkrankungen der Nase

Klinische Bedeutung: Der Dickdarmmeridian ist mit dem Lungenmeridian gekoppelt und bildet mit diesem eine funktionelle Einheit. So werden Fernpunkte des Dickdarmmeridians auch bei Erkrankungen der Lunge und bei Hauterkrankungen angewendet. Bei schmerzhaften Erkrankungen im Meridianverlauf sind die Punkte des Dickdarmmeridians ebenfalls zu nadeln. Der Punkt **Di. 4 Hegu** ist *der wichtigste analgetische Punkt* im Körper und ist bei allen Schmerzzuständen wirksam. **Di. 11 Quchi** wird aufgrund seiner homöostatischen und immunstimulierenden Wirkungen häufig angewendet.

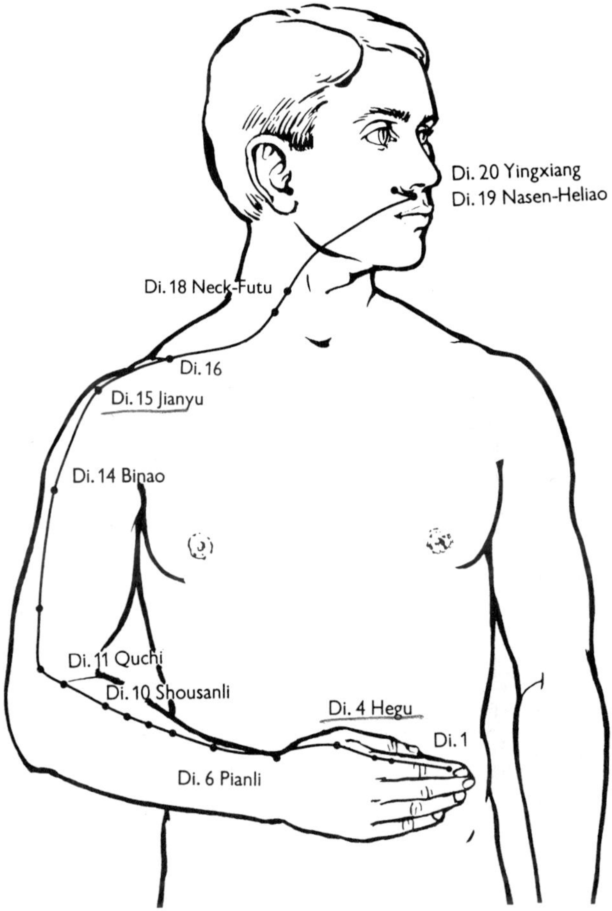

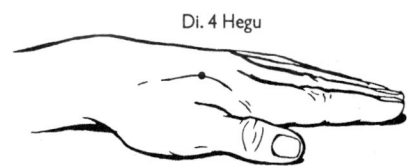

Di. 20 Yingxiang
Di. 19 Nasen-Heliao

Di. 18 Neck-Futu

Di. 16
Di. 15 Jianyu

Di. 14 Binao

Di. 11 Quchi
Di. 10 Shousanli

Di. 4 Hegu
Di. 1

Di. 6 Pianli

Di. 4 Hegu

Di. 4 Hegu   Geschlossenes Tal   Yuan (von Lu. 7)

Lokalisation: Zur Lokalisation dieses wichtigen Punktes gibt es 3 Möglichkeiten:
- An der höchsten Stelle des M. adductor pollicis, wenn der Daumen am Zeigefinger anliegt. Diese Methode der Punktlokalisation von Di. 4 Hegu ist die gebräuchlichste.
- Auf der Mitte der Winkelhalbierenden zwischen Os metacarpale I und II bei abgespreiztem Daumen.
- Auf gleicher Höhe an der Radialseite des 2. Metakarpalknochens, über dem ersten M. interosseus. Diese Lage unterscheidet sich von der vorherigen Lokalisation und wird oft zur Akupunkturanästhesie herangezogen.

Indikationen:
- Schmerzzustände aller Art.
- Behandlung von Erkrankungen im Kopfbereich, v. a. im Gesicht, in der Nackengegend und an den Zähnen.
- Übermäßiges Schwitzen, Fieber.
- Abdominelle Schmerzen, schmerzarme Geburt.
- *Nach traditioneller Vorstellung* eliminiert Di. 4 pathogene Einflüsse wie Wind, Kälte oder Feuchtigkeit, beseitigt Blockaden in den Meridianen und fördert das Fließen der Lebensenergie.
- Bei Schmerzen ist dieser Punkt wegen seiner starken analgetischen Wirkung immer indiziert.
- Dies ist der *wichtigste analgetische Punkt* im Körper und einer der 10 wichtigsten Akupunkturpunkte.

Art der Nadelung: Senkrecht, 1–2 cm tief in Richtung Pe. 8 Laogong.

Di. 10 Shousanli   Drei Meilen am Arm

Punktenamen: Shou – Arm, San – drei, Li – Meile; Meile entspricht am Körper der proportionalen Maßeinheit Cun, s. auch Zusanli und Shouwuli.

Lokalisation: Am Unterarm 2 Cun distal von Di. 11 Quchi.

Indikationen: Lähmungen der oberen Extremität, Tremor, Tennisellbogen, Arthrose des Ellbogengelenks. Abdominelle Schmerzen, Diarrhö. Di. 10 Shousanli ist ein wichtiger allgemeiner Tonisierungspunkt. Moxibustion ist deshalb häufig indiziert.

Art der Nadelung: Senkrecht, 2–3 cm tief.

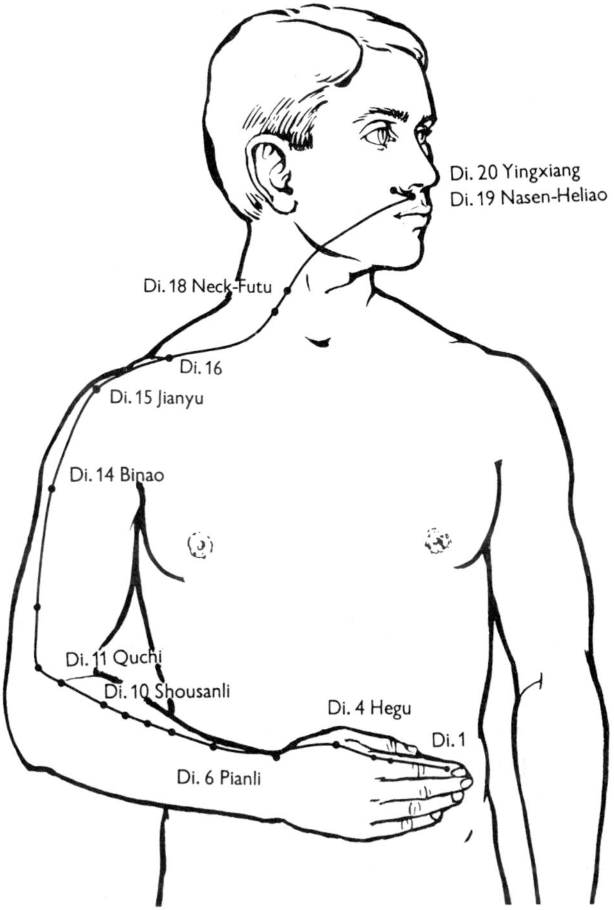

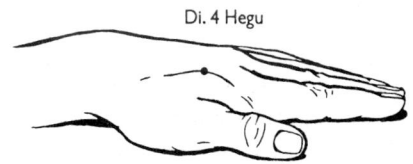

Di. 20 Yingxiang
Di. 19 Nasen-Heliao

Di. 18 Neck-Futu

Di. 16

Di. 15 Jianyu

Di. 14 Binao

Di. 11 Quchi

Di. 10 Shousanli

Di. 4 Hegu

Di. 1

Di. 6 Pianli

Di. 4 Hegu

Di. 11 Quchi   Gebogener Graben   **He-Punkt, Tonisierungspunkt**

Lokalisation: Am Ende der lateralen Beugefalte des Ellbogens bei rechtwinkliger Beugung des Unterarmes. Auch zu lokalisieren auf der Beugefalte in der Mitte der Strecke zwischen Bizepssehne und dem lateralen Epikondylus des Humerus.

Indikationen: Wegen seiner ausgeprägten homöostatischen und immunstimulierenden Wirkung ist Di. 11 Quchi bei allergischen und infektiösen Erkrankungen, bei Hauterkrankungen, endokrinen Störungen, Hypotonie, Hypertonie sowie Erkrankungen im Bereich des Ellbogens indiziert. Als Tonisierungspunkt wird Di. 11 Quchi mit Moxa angewärmt und ist bei Schwäche- und Erschöpfungszuständen sowie bei Depressionen wirksam.

Nach traditioneller Vorstellung eliminiert Di. 11 Wind, Hitze oder Feuchtigkeit und harmonisiert das Qi, fördert so die Homöostase.

Art der Nadelung. Senkrecht, 2–3 cm tief.

Di. 14 Binao   Oberarmknochen

Lokalisation: An der Lateralseite des Oberarmes, am Vorderrand des V-förmigen mittleren Schenkels des M. deltoideus; auf der Verbindungslinie zwischen Di. 11 Quchi und Di. 15 Jianyu.

Indikationen: Schulter-Arm-Syndrom, Periarthritis humeroscapularis.

Art der Nadelung: Senkrecht, 1–2 cm tief.

Di. 15 Jianyu   Schulterschlüsselbein

Lokalisation: Bei abduziertem Arm auf der Schulter in der vorderen Grube, die sich vor der Sehne des M. biceps bildet.

Indikationen: Schulter-Arm-Syndrom, Periarthritis humeroscapularis, Lähmung des Arms.

Art der Nadelung: Senkrecht, 1–2 cm tief.

Di. 20 Yingxiang   Den Geruch willkommen heißen

Lokalisation: Zwischen Nasenflügel und Nasolabialfalte.

Indikationen: Allergische Rhinitis, Sinusitis maxillaris, Nasenbluten, Fazialisparese, Trigeminusneuralgie, Zahnschmerzen.

Art der Nadelung: Schräg, 0,2–0,5 cm tief.

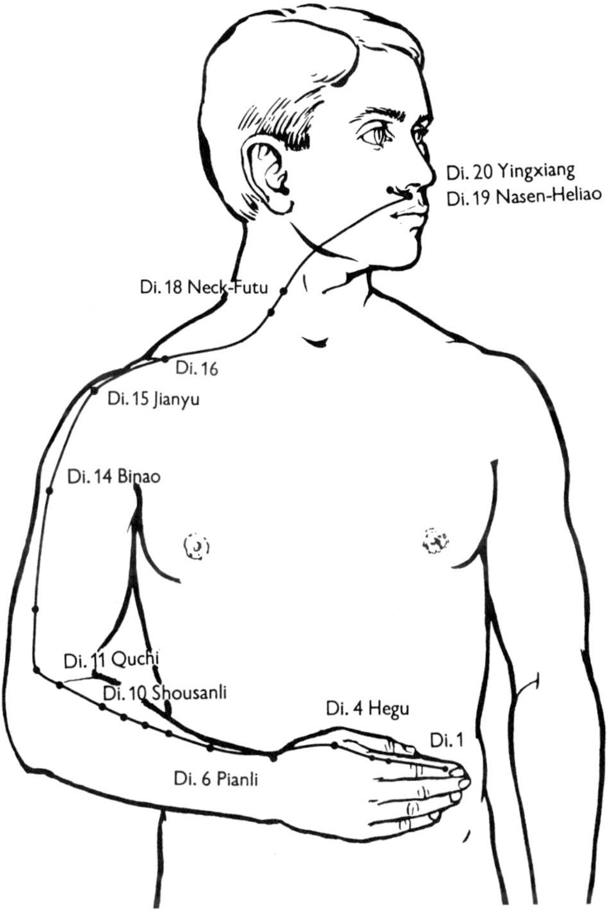

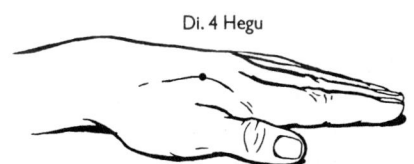

Di. 20 Yingxiang
Di. 19 Nasen-Heliao

Di. 18 Neck-Futu

Di. 16
Di. 15 Jianyu

Di. 14 Binao

Di. 11 Quchi
Di. 10 Shousanli

Di. 4 Hegu
Di. 1

Di. 6 Pianli

Di. 4 Hegu

4.4.3 Magenmeridian Ma.

Wandlungsphase: Erde
Gewebe: Bindegewebe, „Fleisch"
Sinnesorgan: Geschmackssinn
Gekoppeltes Organ: Milz-Pankreas

Maximalzeit: 7–9 Uhr
Ventraler Alarmpunkt, Mu-Punkt: Ren 12 Zhongwan.
Dorsaler Segmentpunkt, Shu-Punkt: Bl. 21 Weishu (lateral Th 12)

Der Magenmeridian ist ein Yang-Meridian; mit dem Dickdarm-meridian bildet er die **Yang-Ming-Meridianachse.**

Verlauf: Der Magenmeridian beginnt unter der Mitte des Auges und verläuft in einem U-förmigen Bogen zur Schläfe. Von Ma. 5 Daying auf der Wange läßt sich der weitere Verlauf des Meridians über die seitliche Halspartie zur Fossa supraclavicularis verfolgen. Von hier verläuft der Meridian auf der Mamillarlinie über den Thorax zum Abdomen, dann weiter an der Vorderseite des Oberschenkels zur lateralen Seite des Knies und lateral der Tibiakante zum Fußrücken; er endet am lateralen Nagelwinkel des 2. Zehs.

Wichtigste Punkte	Punktekategorien, Bedeutung
Ma. 2 bis Ma. 8	Erkrankungen im Gesichtsbereich
Ma. 21, Ma. 25, Ma. 29	Abdominelle Erkrankungen
Ma. 29	Urogenitale Erkrankungen
Ma. 30, Ma. 36, Ma. 38, Ma. 41	Paresen der Beine
Ma. 34 Liangqiu	Xi-Punkt
Ma. 36 Zusanli	He-Punkt
Ma. 40 Fenglong	Luo, Durchgangspunkt
Ma. 44 Neiting	Ying-Punkt, analgetisch hochwirksamer Punkt

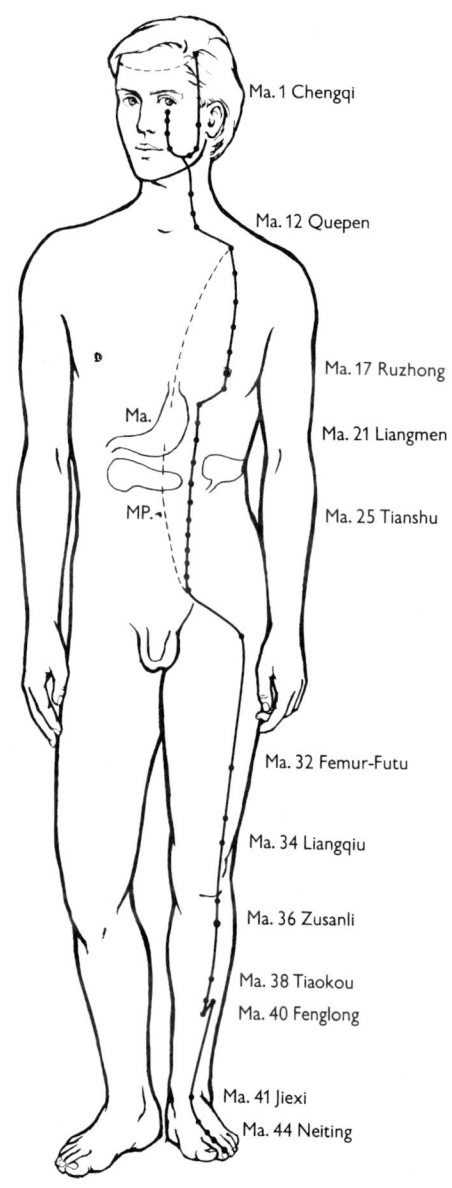

Ma. 1 Chengqi

Ma. 12 Quepen

Ma. 17 Ruzhong

Ma. 21 Liangmen

Ma. 25 Tianshu

Ma. 32 Femur-Futu

Ma. 34 Liangqiu

Ma. 36 Zusanli

Ma. 38 Tiaokou
Ma. 40 Fenglong

Ma. 41 Jiexi
Ma. 44 Neiting

Ma.

MP.

73

Klinische Bedeutung: Die Punkte im Gesichtsbereich (Ma. 1–8) werden bei Augenerkrankungen, Migräne, Sinusitis maxillaris, Fazialisparese, Trigeminusneuralgie und Zahnschmerzen angewendet. Die Punkte im Thoraxbereich des Meridians dienen zur Behandlung von Brustschmerzen und Erkrankungen der Brustdrüse. Die abdominellen Punkte (Ma. 21, 25, 29) werden bei Magen- und Darmerkrankungen ausgewählt, ebenso bei Erkrankungen im Beckenbereich. Punkte der unteren Extremität werden zur Behandlung von Paresen und Gelenkerkrankungen herangezogen. Punkte unterhalb des Knies sind als Fernpunkte bei Erkrankungen des Abdomens (Ma. 36, 40) sowie der Schulter (Ma. 38) und des Gesichts (Ma. 43, Ma. 44) indiziert.

Ma. 2 Sibai   Vier Weiß

Lokalisation: Auf dem Foramen infraorbitale. Die ersten 4 Punkte auf dem Magenmeridian Ma. 1, Ma. 2, Ma. 3 und Ma. 4 liegen in einer senkrechten Linie unterhalb von Ma. 1 Chengqi.
Indikationen: Trigeminusneuralgie, Sinusitis maxillaris, Augenerkrankungen, Fazialisparese.
Art der Nadelung: Senkrecht, 0,2–0,5 cm tief.

Ma. 3 Juliao   Großer Knochenspalt

Lokalisation: Unterhalb von Ma. 2 Sibai auf der Höhe des unteren Nasenflügelrandes.
Indikationen: Trigeminusneuralgie, Sinusitis maxillaris, Fazialisparese, Zahnschmerzen, allergische Rhinitis.
Art der Nadelung: Senkrecht oder schräg, 0,5 cm tief.

Ma. 4 Dicang   Speicher in der Erde

Lokalisation: 0,5 Cun lateral des Mundwinkels, auf der senkrechten Linie von der Mitte des Auges nach kaudal.
Indikationen: Trigeminusneuralgie, Fazialisparese, Hypersalivation.
Art der Nadelung: Schräg, nach lateral, 1 cm tief.

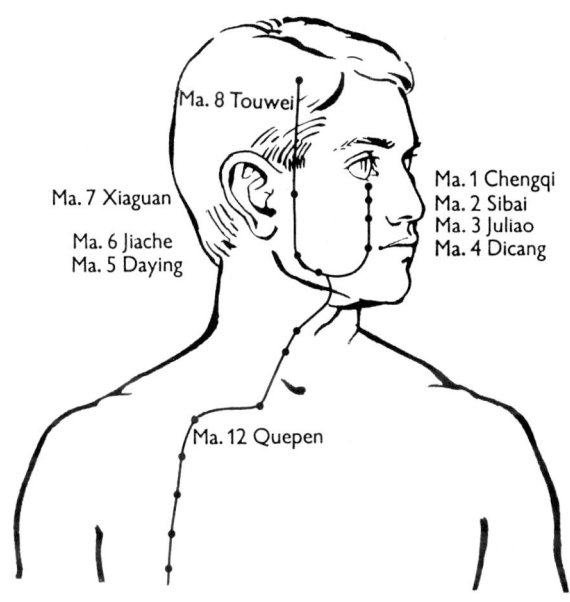

Ma. 8 Touwei
Ma. 7 Xiaguan
Ma. 6 Jiache
Ma. 5 Daying
Ma. 1 Chengqi
Ma. 2 Sibai
Ma. 3 Juliao
Ma. 4 Dicang
Ma. 12 Quepen

Ma. 5 Daying Herzlich Willkommen

Lokalisation: Am tiefsten Punkt des Massetervorderrandes.
Indikationen: Trigeminusneuralgie, Zahnschmerzen, Parotitis, Fazialisparese.
Art der Nadelung: Senkrecht, 0,5 cm tief.

Ma. 6 Jiache Wangenmechanik

Lokalisation: Am höchsten Punkt des Masseter bei geschlossenem Kiefer; auf der Mitte des Muskels gelegen.
Indikationen: Trigeminusneuralgie, Zahnschmerzen, Arthrosen im Kiefergelenk, Parotitis, Fazialisparese.
Art der Nadelung: Senkrecht, 0,5 cm tief.

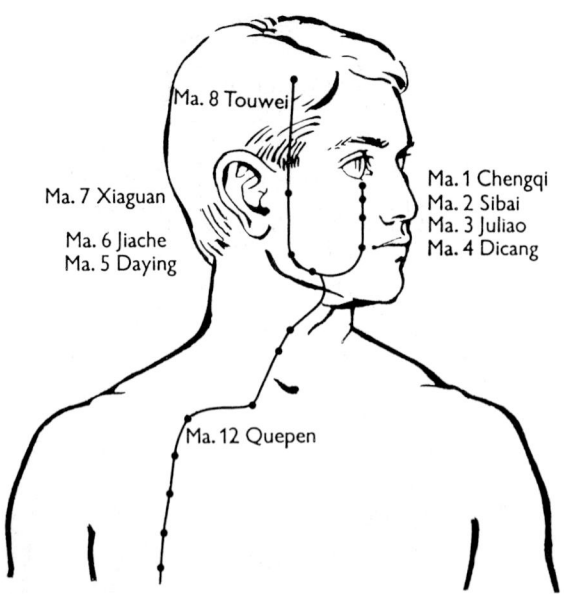

Ma. 7 Xiaguan Unter dem Paß

Lokalisation: In der Vertiefung unter der Mitte des lateralen Astes des Os zygomaticum in der Grube, die von der Mandibulagabel gebildet wird.
Indikationen: Trigeminusneuralgie, Arthrose des Kiefergelenks, Fazialisparese.
Art der Nadelung: Senkrecht, 0,5 cm tief.

Ma. 8 Touwei Kopf binden

Lokalisation: 0,5 Cun lateral des Winkels der frontalen Haarlinie, senkrecht über Ma. 7 Xiaguan an der oberen Begrenzung des M. temporalis. Der Punkt liegt 4,5 Cun lateral der Mittellinie und 3 Cun oberhalb der Augenbrauen.
Indikationen: Migräne, frontale und parietale Kopfschmerzen, Augenerkrankungen, vermehrter Tränenfluß.
Art der Nadelung: Flach, fast tangential, 1 cm.

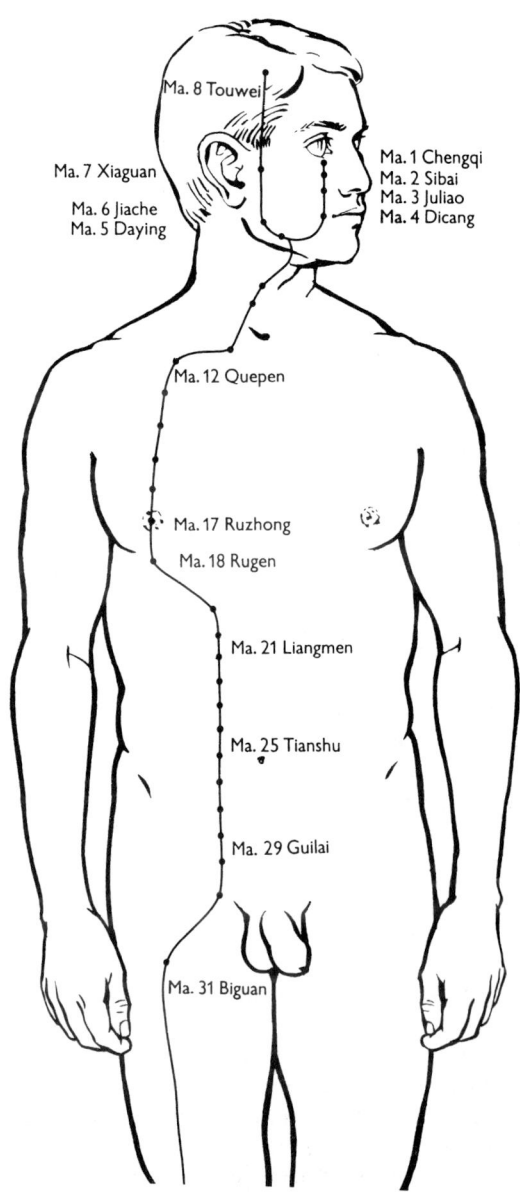

Ma. 8 Touwei

Ma. 7 Xiaguan

Ma. 1 Chengqi
Ma. 2 Sibai
Ma. 3 Juliao
Ma. 4 Dicang

Ma. 6 Jiache
Ma. 5 Daying

Ma. 12 Quepen

Ma. 17 Ruzhong

Ma. 18 Rugen

Ma. 21 Liangmen

Ma. 25 Tianshu

Ma. 29 Guilai

Ma. 31 Biguan

Ma. 17 Ruzhong Brustmitte

Dieser Punkt ist ein verbotener Punkt für Akupunktur und Moxibustion und wird lediglich zur Orientierung verwendet: Die anatomische Lage der Brustwarze entspricht dem 4. ICR, 4 Cun lateral der Mittellinie.

Ma. 21 Liangmen Balkentor

Lokalisation: 2 Cun lateral von der Mittellinie, 4 Cun oberhalb des Nabels. Ma. 21 liegt lateral von Ren 12 Zhongwan und wird häufig mit diesem Punkt kombiniert.
Indikationen: Akute und chronische Gastritis, Ulcus ventriculi et duodeni, Maldigestion, Erbrechen und Übelkeit.
Art der Nadelung: Senkrecht, 1–2 cm tief.
Dieser Punkt liegt in der Projektion über der Gallenblase rechts und dem Kolon links und gilt deshalb als gefährlicher Punkt.

Ma. 25 Tianshu Himmlischer Drehpunkt   **Mu-Dickdarm**

Lokalisation: 2 Cun lateral des Nabels.
Indikationen: Akute und chronische Gastroenteritis, irritables Kolon, Diarrhö, Obstipation, Erbrechen, Übelkeit, Ulcus ventriculi et duodeni. Als Alarmpunkt, Mu-Punkt, auch diagnostische Bedeutung bei Dickdarmerkrankungen.
Art der Nadelung: Senkrecht, 1–2 cm tief. Moxibustion wird häufig bei Schwächezuständen an den Punkten Ma. 21 Liangmen, Ma. 25 Tianshu und Ren 12 Zhongwan vorgenommen.

Ma. 29 Guilai Zurückkommen

Lokalisation: 4 Cun senkrecht unterhalb von Ma. 25.
Indikationen: Irritables Kolon, Obstipation, Diarrhö, Dysmenorrhö, urogenitale Erkrankungen, Impotenz bei Männern. Analgesie zur Geburtserleichterung.
Art der Nadelung: Senkrecht, 1–2 cm tief.

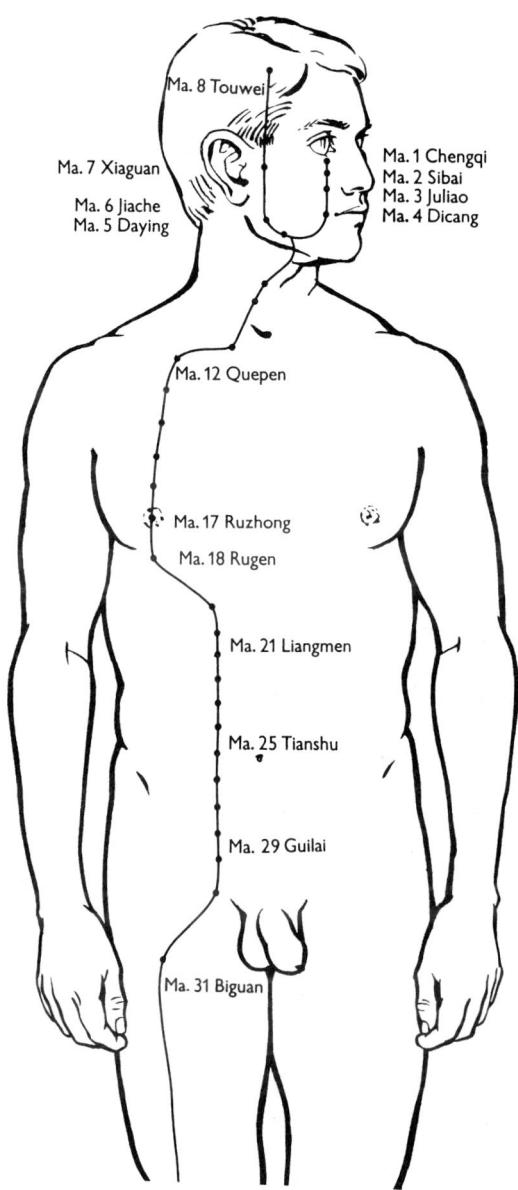

Ma. 8 Touwei

Ma. 7 Xiaguan

Ma. 6 Jiache
Ma. 5 Daying

Ma. 1 Chengqi
Ma. 2 Sibai
Ma. 3 Juliao
Ma. 4 Dicang

Ma. 12 Quepen

Ma. 17 Ruzhong

Ma. 18 Rugen

Ma. 21 Liangmen

Ma. 25 Tianshu

Ma. 29 Guilai

Ma. 31 Biguan

Ma.35 Dubi Kalbsnase Auch: Lateraler **Xiyan**

Lokalisation: An der Vertiefung lateral des Patellaunterrandes bei leicht gebeugtem Knie. Der entsprechende Punkt auf der medialen Seite der Patellaspitze heißt *Ex. 32 Xiyan*. Beide zusammen werden Knieaugen oder Kalbsnüstern genannt und zusammen mit dem über der Mitte des Patellaoberrandes gelegenen *Ex. 31 Heding* als Nahpunkte zur Behandlung von Kniegelenkerkrankungen verwendet.

Indikationen: Kniegelenkerkrankungen.

Art der Nadelung: Schräg nach medial, 1–2 cm.

Ma. 36 Zusanli Drei Meilen am Fuß **He-Punkt**

Lokalisation: Eine Fingerbreite lateral des Unterrandes der Tuberositas tibiae, 3 Cun unterhalb vom Kniegelenkspalt.

Indikationen:

– Ma. 36 Zusanli ist einer der effektivsten Akupunkturpunkte mit einem breiten Wirkungsspektrum: spasmolytische und analgetische Wirkung auf den Gastrointestinaltrakt, allgemeiner Tonisierungspunkt, homöostatische Wirkungen bei endokrinen und Stoffwechselerkrankungen.

– Fernpunkt für abdominelle Erkrankungen: Gastritis, Ulcus ventriculi et duodeni, Erbrechen, Übelkeit, Diarrhö, Obstipation.

– Allgemeiner Tonisierungspunkt bei Schwäche, Abgeschlagenheit, Schwindel und Hypotonie.

– Homöostatische Wirkung bei Diabetes mellitus und hormonellen Erkrankungen.

– Auch bei Schwächestörungen oder Parese der Beine, Neuropathie, psychogenen Erkrankungen. Ma. 36 Zusanli ist einer der wichtigsten Akupunkturpunkte.

– *Nach traditioneller Vorstellung* eliminiert Ma. 36 Zusanli pathogene Faktoren, haromonisiert und tonisiert Qi und Blut sowie die Funktion von Magen und Milz-Pankreas.

Art der Nadelung: Senkrecht, 2–3 cm tief.

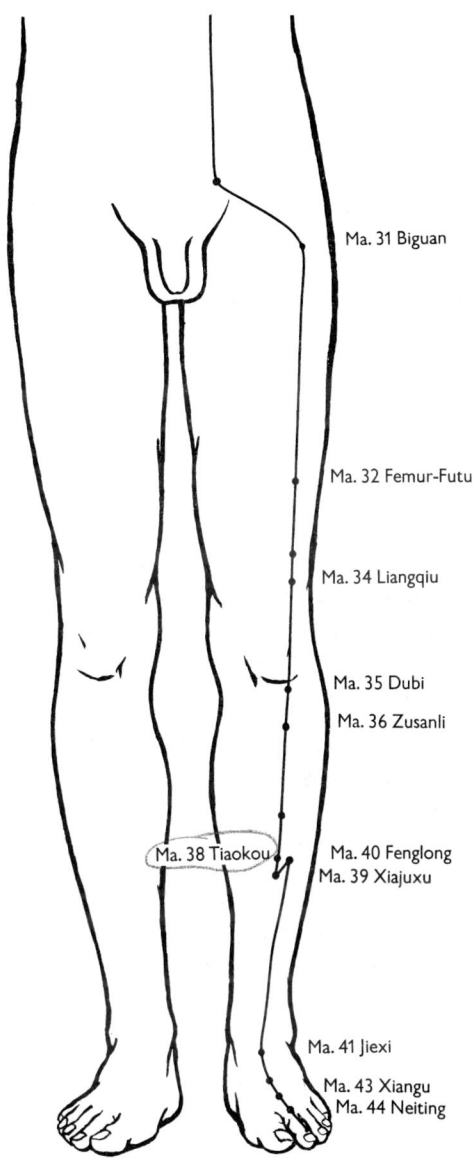

Ma. 31 Biguan

Ma. 32 Femur-Futu

Ma. 34 Liangqiu

Ma. 35 Dubi

Ma. 36 Zusanli

Ma. 38 Tiaokou

Ma. 40 Fenglong
Ma. 39 Xiajuxu

Ma. 41 Jiexi

Ma. 43 Xiangu
Ma. 44 Neiting

Ma. 38 Tiaokou Lange Öffnung

P unterhalb Gelenkspalt v. Knie [handwritten]

Lokalisation: 5 Cun unterhalb von Ma. 36 Zusanli, eine Fingerbreite lateral der vorderen Tibiakante.

Indikationen: Periarthritis humeroscapularis, Schulter-Arm-Syndrom, Arthritis des Kniegelenks, Rheumatoide Arthritis.

Art der Nadelung: Senkrecht, 2–3 cm tief, Stimulation zur Provokation eines deutlichen De Qi-Gefühls. Dieser Punkt wird manuell stimuliert, wobei der Patient aufgefordert wird, den Arm im Schultergelenk zu bewegen, um die Wirkung zu kontrollieren, die oft innerhalb von Sekunden eintritt.

Ma. 40 Fenglong Aufblühend   **Luo → MP. 3**

Lokalisation: Eine Fingerbreite lateral von Ma. 38 Tiaokou, 2 Fingerbreiten lateral der Tibiakante, 5 Cun unterhalb von Ma. 36 Zusanli.

Indikationen: Übermäßige Schleimproduktion bei chronischer Bronchitis, Asthma bronchiale. Konzentrationsstörungen, Kopfschmerzen, Migräne, Schwindel, Epilepsie, Magen-Darm-Erkrankungen. Als Luo-Punkt zieht von hier eine Verbindung zum Milz-Pankreas-Meridian. Hauptindikation dieses Punktes ist nach traditioneller Vorstellung die Auflösung von Feuchtigkeit und besonders Schleim (Tan).

Art der Nadelung: Senkrecht, 2–3 cm tief.

Ma. 43 Xiangu Ins Tal fallen

Lokalisation: In der Vertiefung distal der Basis des 2. und 3. Metatarsalknochens.

Indikationen: Kopfschmerzen, abdominelle Schmerzen. Einer der wirksamsten analgetischen Punkte.

Art der Nadelung: Senkrecht, 1 cm tief, starke Stimulation.

Ma. 44 Neiting Innere Halle   **Ying-Punkt**

Lokalisation: 0,5 Cun proximal des Schwimmhautrandes zwischen dem 2. und 3. Metatarsalknochen.

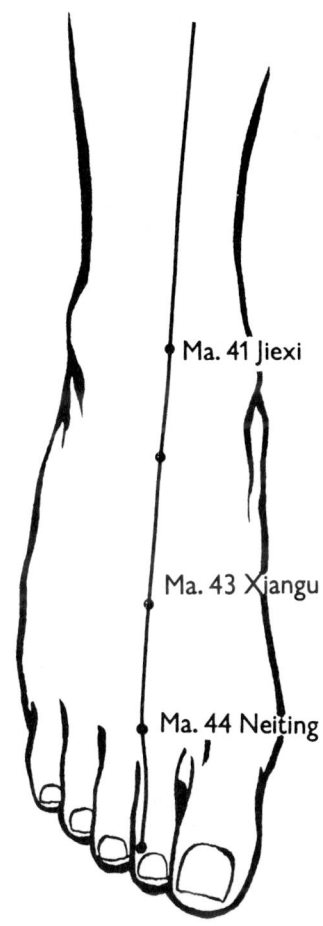

Ma. 41 Jiexi

Ma. 43 Xiangu

Ma. 44 Neiting

Indikationen: Wichtiger Fernpunkt bei Migräne, Kopfschmerzen, Trigeminusneuralgie, Zahnschmerzen, abdominelle Schmerzen, Diarrhö. Analgesie zur Geburtserleichterung. Zusammen mit Ma. 43 allgemeiner analgetischer Punkt.

Nach traditioneller Vorstellung hat dieser Punkt eine kühlende Wirkung auf den Magen und den Kopf. Er eliminiert Hitze und Wind.

Art der Nadelung: Senkrecht, 1 cm tief oder schräg. Elektrostimulation bei starken Schmerzen und in der Anästhesie.

4.4.4 Milz-Pankreas-Meridian   MP.

Wandlungsphase: Erde
Gewebe: Bindegewebe, „Fleisch"
Sinnesorgan: Mund, Geschmackssinn
Gekoppeltes Organ: Magen

Maximalzeit: 9–11 Uhr
Ventraler Alarmpunkt, Mu-Punkt: Le. 13 Zhangmen (11. Rippe)
Dorsaler Segmentpunkt, Shu-Punkt: Bl. 20 Pishu (lateral von Th 11)

Der Milz-Pankreas-Meridian als Yin-Meridian bildet mit dem Lungenmeridian die **Tai-Yin-Meridianachse** (Tai Yin = Großer Yin).

Verlauf: Der Milz-Pankreas-Meridian beginnt am medialen Nagelwinkel der Großzehe, zieht an der medialen Seite des Fußes zur Innenseite des Unter- und Oberschenkels, dann weiter zur Lateralseite des Abdomens. Der weitere Verlauf geht vom Abdomen zur Lateralseite des Thorax und biegt dann nach unten und dorsal ab und endet in der medialen Axillarlinie im 6. ICR.

Wichtigste Punkte	Punktekategorien, Bedeutung
MP. 3 Taibai	Yuan-Punkt (von Ma. 40)
MP. 4 Gongsun	– Luo-Punkt → Ma. 42
	– Schlüsselpunkt für Chong Mai
MP. 6 Sanyinjiao	– Kreuzung der 3 Yin-Meridiane MP., Ni., Le.
	– Fernpunkt für urogenitale Erkrankungen
MP. 9 Yinlingquan	He-Punkt, Ödembehandlung
MP. 10 Xuehai	Immunstimulierende Wirkung (Meer des Blutes)
MP. 15 Daheng	Abdominelle Erkrankungen

Klinische Bedeutung: Der Funktionskreis des Milz-Pankreas umfaßt die Funktionen der Verdauung der Nahrung, speziell die des Pankreas, also des humoralen Anteils der Verdauungsfunktion (Yin-Anteil), sowie die Abwehrfunktion. Nach der traditionellen Vorstellung ist das Milz-Pankreas-System zusammen mit dem Magen verantwortlich für die Aufnahme, Umwandlung und den Transport der „Nahrungsessenz", reguliert die Wasseraufnahme und Verteilung, übt einen Einfluß auf das Bindegewebe aus und „ernährt" die Muskulatur. Punkte des Milz-Pankreas-Meridians sind bei Erkrankungen der Verdauungs-

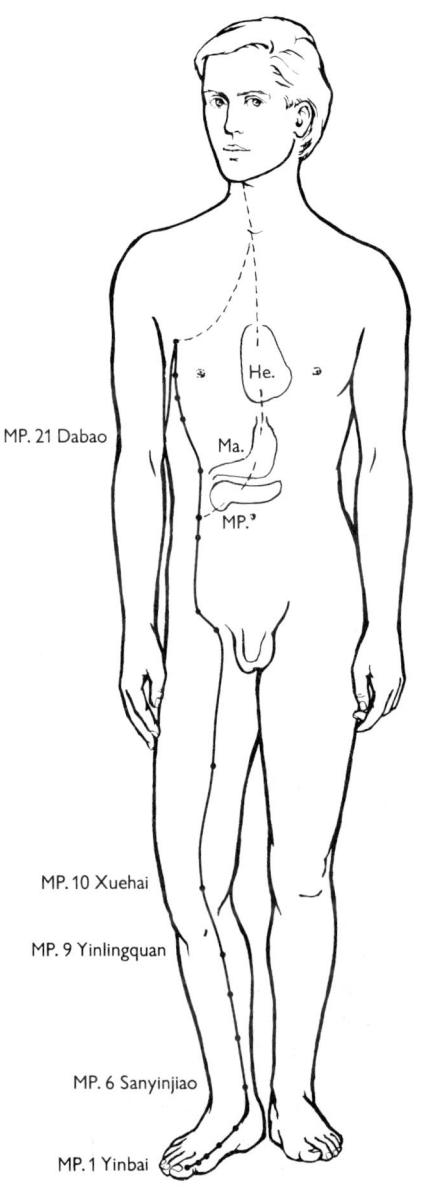

MP. 21 Dabao

He.

Ma.

MP.⁹

MP. 10 Xuehai

MP. 9 Yinlingquan

MP. 6 Sanyinjiao

MP. 1 Yinbai

organe, bei urogenitalen Erkrankungen, Allergien, Hauterkrankungen, Ödemen und Aszites indiziert und fördern die Abwehrfunktion des Körpers.

MP.3 Taibai Sehr Weiß Yuan (von Ma.40)

Lokalisation: An der medialen Seite des Fußes, proximal vom Köpfchen des ersten Metatarsalknochens.
Indikationen: Oberbauchschmerzen, Maldigestion, Malabsorption, Blähbeschwerden, Diarrhö, Übelkeit, Erbrechen, Obstipation.
Art der Nadelung: Senkrecht, 0,5–1 cm tief.

MP.4 Gongsun Enkel des Landesfürsten Luo → Ma.42

Lokalisation: An der medialen Seite des Fußes, in einer Vertiefung distal von der Basis des ersten Metatarsalknochens, am Übergang der Haut der Fußsohle zum Fußrücken.
Indikationen: Von diesem Punkt zieht ein Luo-Gefäß zum Magenmeridian; entsprechend werden auch Magenerkrankungen, wie Gastritis und Dyspepsie, aber auch Maldigestion, Malabsorption, Diarrhö und Obstipation mit diesem Punkt behandelt.
Art der Nadelung: Senkrecht, 1–2 cm tief.

MP.6 Sanyinjiao Kreuzung der drei Yin
(San = 3, Yin = Yin-Meridiane, Jiao = Kreuzung)

Lokalisation: An der medialen Seite des Unterschenkels, 3 Cun oberhalb der Spitze des medialen Malleolus, dorsal der Tibiahinterkante.
Indikationen:
– Wichtigster Punkt bei urogenitalen Erkrankungen und Störungen wie Dysurie, vermehrter Harndrang, Impotenz, Dysmenorrhö, Amenorrhö.
– Gastrointestinale Störungen wie Maldigestion, Diarrhö, Völlegefühl, Blähbeschwerden.
– Als wichtiger allgemeiner Tonisierungspunkt bei chronischer Müdigkeit, Depression, in der Rekonvaleszenz und bei Hypotonie. Moxibustion wird häufig angewendet.

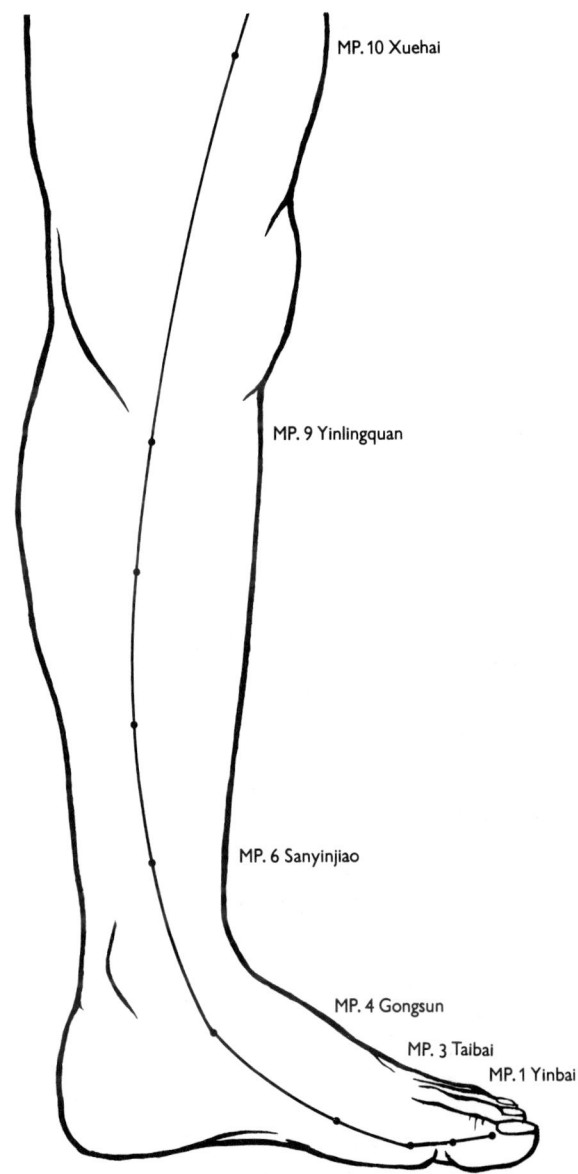

MP. 10 Xuehai

MP. 9 Yinlingquan

MP. 6 Sanyinjiao

MP. 4 Gongsun

MP. 3 Taibai

MP. 1 Yinbai

- Allergische und immunologische Erkrankungen; endokrine Erkrankungen wie Diabetes mellitus; Hauterkrankungen.
- Als Kreuzungspunkt der 3 Yin-Meridiane des Beines (MP., Ni., Le.), sehr wirkungsvoll auch bei Erkrankungen der Organe Niere und Leber.
- Analgesie zur Geburtserleichterung.
- Geburtsvorbereitung gemeinsam mit den Punkten Ma. 36, Gb. 34, Bl. 67.
- *Nach traditioneller Vorstellung* stärkt dieser Punkt Milz-Pankreas und Magen, löst Feuchtigkeit und fördert das Fließen von Qi und Blut.

Art der Nadelung: Senkrecht, 1–3 cm tief.

MP. 9 Yinlingquan Quelle am Yin-Grabhügel **He-Punkt**

Lokalisation: An der medialen Seite des Beines, in der Vertiefung am Unterrand des medialen Kondylus.

Indikationen: Ödeme, Aszites und Schwellungen der unteren Extremität. Lokaler Punkt bei Gonarthrose und sonstigen Schmerzen des Kniegelenks.

Nach traditioneller Vorstellung löst dieser Punkt Feuchtigkeit sehr wirksam auf, daneben auch Hitze.

Art der Nadelung: Senkrecht, 2–3 cm tief.

MP. 10 Xuehai Meer des Blutes

Lokalisation: Der höchste Punkt auf dem M. vastus medialis, 2 Cun proximal von der Oberkante der Patella.

Indikationen: Hauterkrankungen, Allergien, urogenitale Störungen, Bluterkrankungen. Wichtiger immunstimulierender Punkt bei Infektionserkrankungen.

Art der Nadelung: Senkrecht, 2–3 cm tief.

MP. 15 Daheng Große Horizontale

Lokalisation: 4 Cun lateral des Nabels, 2 Cun neben Ma. 25 Tianshu.

Indikationen: Gastrointestinale Erkrankungen wie Maldigestion, Obstipation, Meteorismus, Diarrhö.

Art der Nadelung: Senkrecht, 1–3 cm tief.

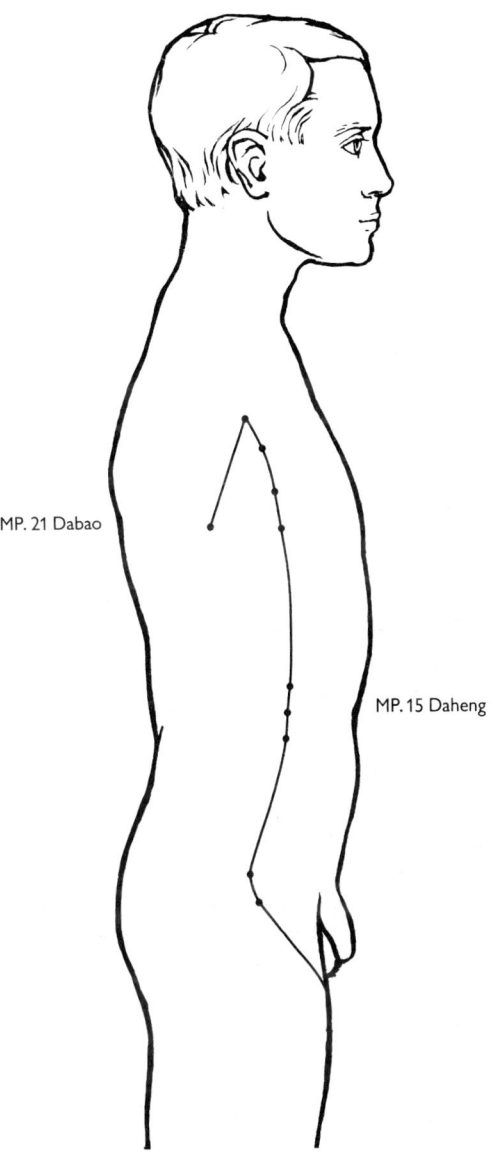

MP. 21 Dabao

MP. 15 Daheng

4.4.5 Herzmeridian   He.

Wandlungsphasen: Feuer
Gewebe: Blut und Blutgefäße
Sinnesorgan: Zunge
Gekoppeltes Organ: Dünndarm

Maximalzeit: 11–13 Uhr
Ventraler Alarmpunkt, Mu: Ren 14 Juque
Dorsaler Segmentpunkt, Shu: Bl. 15 Xinshu (Th 5)

Der Herzmeridian als Yin-Meridian bildet mit dem Nierenmeridian die **Shao-Yin-Meridianachse.**

Verlauf: Der Meridian zieht von der Axilla an der inneren und ulnaren Seite des Armes zur ulnaren Handinnenseite und endet am radialen Nagelwinkel des Kleinfingers.

Wichtigste Punkte	Punktkategorien, Bedeutung
He. 5 Tongli	Luo → Dü. 4
He. 7 Shenmen	Yuan-Punkt, Sedierungspunkt
He. 9 Shaochong	Jing-Punkt, Tonisierungspunkt

Klinische Bedeutung: Der Funktionskreis des Herzens schließt neben der Herzfunktion auch die Funktionen des Kreislaufsystems ein. Dem Herzen werden weiterhin nach traditioneller Vorstellung die Funktionen des Bewußtseins, der Gedankenaktivität, des Denkens und der Gefühle zugeordnet. Das Herz beherbergt den Geist, das *Shen,* und ist mit dem Kaiser vergleichbar in seiner Funktion. Dies ist eine der wichtigsten Aussagen der chinesischen Medizin zum Herzen. So haben die Punkte des Herzmeridians eine ausgeprägte psychische Wirkung. Die Punkte des Herzmeridians werden bei Herzerkrankungen, psychischen Störungen, Suchterkrankungen, bei psychiatrischen Erkrankungen sowie bei schmerzhaften Erkrankungen im Verlauf des Meridians z. B. Epikondylitis, Tendovaginitis angewendet. *He. 7 Shenmen* ist einer der wichtigsten psychisch sedierenden, angstlösenden und ausgleichenden Akupunkturpunkte.

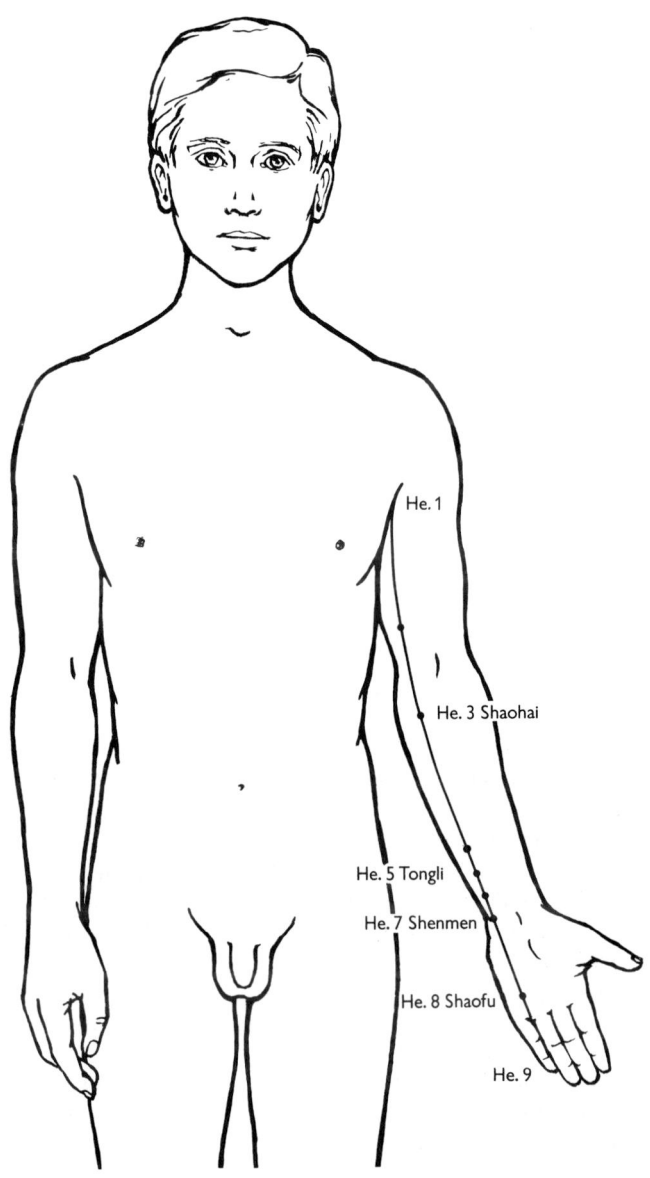

He. 1

He. 3 Shaohai

He. 5 Tongli

He. 7 Shenmen

He. 8 Shaofu

He. 9

He. 5 Tongli   Verbindung nach innen   **Luo → Dü. 4**

Lokalisation: 1 Cun proximal von He. 7 Shenmen, radial von der Sehne des M. flexor carpi ulnaris.
Indikationen: Sprachstörungen, Aphasie, rauhe Stimme, Schmerzen des Handgelenks, psychische Störungen, Sehstörungen.
Art der Nadelung: Senkrecht, 0,5–1 cm tief.

He. 6 Yinxi   Yin-Spalte   **Xi-Punkt, Akutpunkt**

Lokalisation: 0,5 Cun proximal von He. 7 Shenmen.
Indikationen: Angina pectoris, Schwitzen während der Nacht, akute kardiale Erkrankungen.
Art der Nadelung: Senkrecht, 0,5–1 cm tief.

He. 7 Shenmen   Tor des Geistes   **Yuan und Sedierungspunkt**

Lokalisation: Auf der Beugefalte des Handgelenks, radial der Sehne des M. flexor carpi ulnaris.
Indikationen:
- Psychische Störungen wie Angstzustände, Schlafstörungen, innere Unruhe, Nervosität.
- Angina pectoris, Tachykardien, Herzneurosen.
- Entzugssymptome sowie psychische Stabilisierung bei Suchterkrankungen.
- Geburtserleichterung, Epilepsie.
- He. 7 Shenmen zählt zu den 10 wichtigsten Akupunkturpunkten.
Art der Nadelung: Senkrecht, 0,5 cm tief.

He. 9 Shaochong   Wenig Energieimpuls   **Jing-Punkt, Tonisierungspunkt**

Lokalisation: Am radialen Nagelwinkel des Kleinfingers.
Indikationen: Als Jing-Punkt bei akuten Notfällen von Herz und Kreislauf, auch bei Apoplex und Koma.
Art der Nadelung: Senkrecht, 1–2 mm tief.

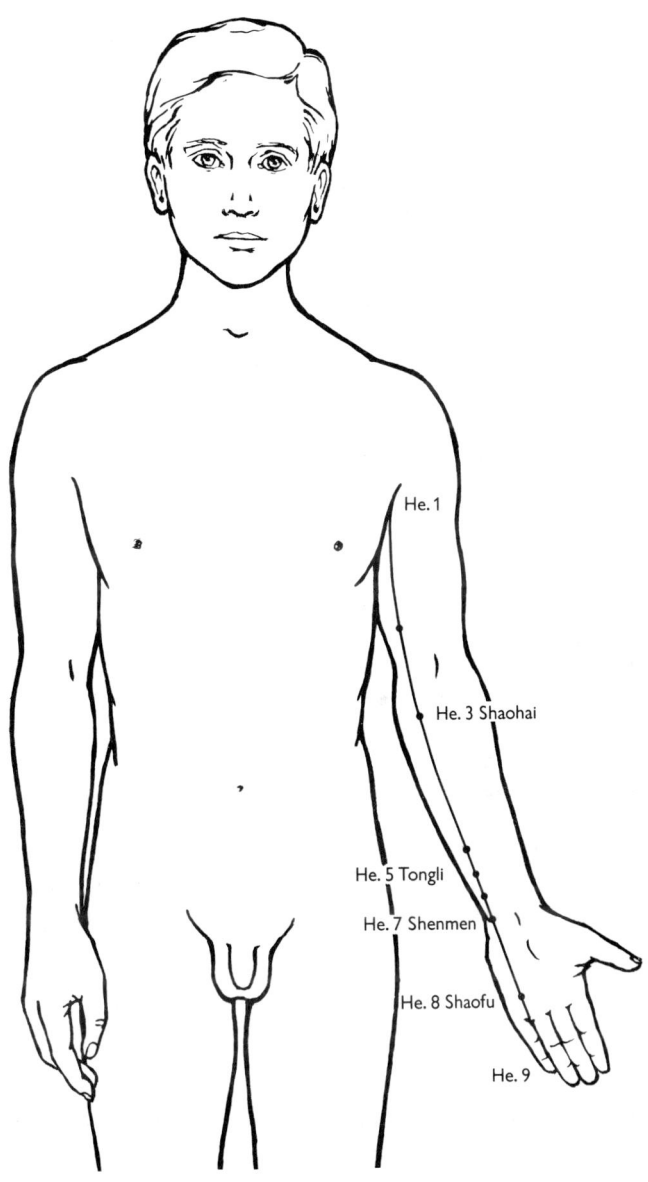

He. 1

He. 3 Shaohai

He. 5 Tongli

He. 7 Shenmen

He. 8 Shaofu

He. 9

4.4.6 Dünndarmmeridian Dü.

Wandlungsphase: Feuer
Gewebe: Blut und Blutgefäße
Sinnesorgan: Zunge
Gekoppeltes Organ: Herz

Maximalzeit: 13–15 Uhr
Ventraler Alarmpunkt, Mu-Punkt: Ren 4 Guanyuan
Dorsaler Segmentpunkt, Shu-Punkt: Bl. 27 Xiaochangshu.

Der Dünndarmmeridian als Yang-Meridian bildet mit dem Blasenmeridian die **Tai-Yang-Meridianachse.**

Verlauf: Der Dünndarmmeridian beginnt am ulnaren Nagelwinkel
des Kleinfingers, zieht an der ulnaren Dorsalseite des Armes zur
Dorsalseite der Schulter. Auf der Schulter verläuft der Meridian in
einer Zickzacklinie, dann weiter an der Lateralseite des Hales zur
Wange und endet am Ohr.

Wichtigste Punkte	Punktekategorien, Bedeutung
Dü. 3 Houxi	Tonisierungspunkt, Schlüsselpunkt Du Mai
Dü. 6 Yanglao	Xi-Punkt, Akutpunkt
Dü. 17 Tianrong	Halserkrankungen
Dü. 18 Quanliao	Trigeminusneuralgie, Zahnschmerzen
Dü. 19 Tinggong	Ohrerkrankungen wie Tinnitus, Schwerhörig-keit oder M. Ménière

Klinische Bedeutung: Behandlung von schmerzhaften Erkrankungen im Verlauf des Meridians, z. B. Epikondylitis, Schulter-Arm-Syndrom, Tortikollis, HWS-Syndrom, Zahnschmerzen, Trigeminusneuralgie, Fazialisparesen und Ohrerkrankungen.

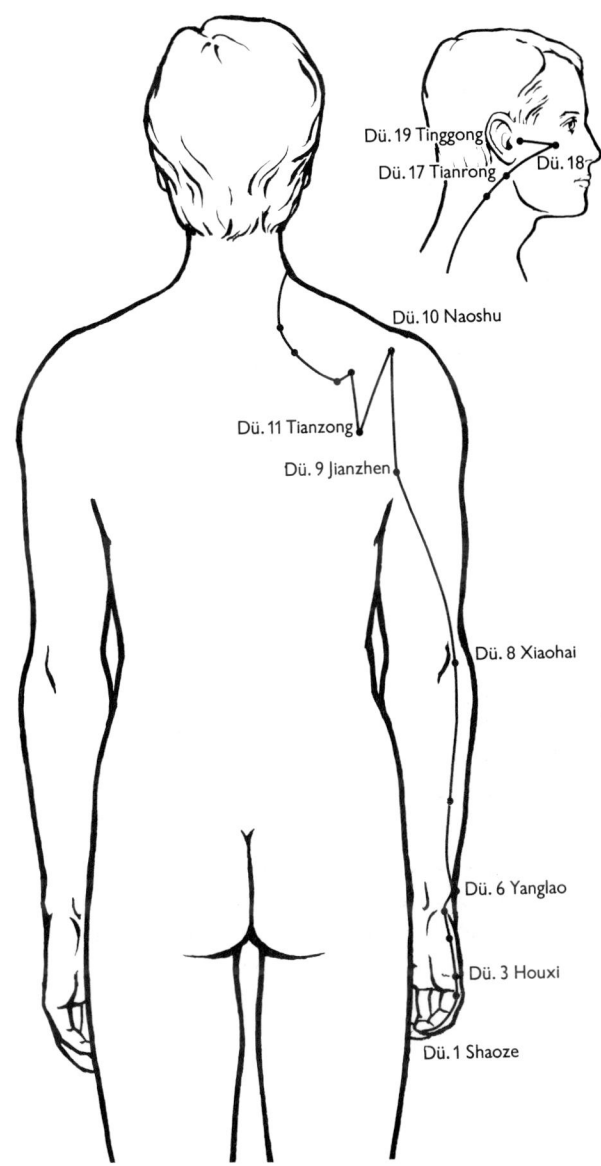

Dü. 19 Tinggong
Dü. 17 Tianrong
Dü. 18
Dü. 10 Naoshu
Dü. 11 Tianzong
Dü. 9 Jianzhen
Dü. 8 Xiaohai
Dü. 6 Yanglao
Dü. 3 Houxi
Dü. 1 Shaoze

Dü.3 Houxi Hinterer Bach   **Tonisierungspunkt**
Schlüsselpunkt Du Mai

Lokalisation: Am ulnaren Rand der Hand bei Faustschluß am ulnaren Ende der Handquerfalte. Der Punkt liegt proximal vom Köpfchen des Os metacarpale.

Indikationen: Schmerzen, Verspannung und Bewegungseinschränkung des Nackens und der Schulterregion, z.B. Tortikollis, HWS-Syndrom, Spondylosis; in Fällen von schmerzhaften Bewegungseinschränkungen des Nackens führt die kräftige manuelle Stimulation dieses Punktes zu einer dramatischen Besserung.
Tinnitus, Schwerhörigkeit, Kopfschmerzen, Fieber.

Nach traditioneller Vorstellung eliminiert dieser Punkt pathogene Faktoren, kühlt innere und äußere Hitze, öffnet als Schlüsselpunkt den Du Mai und klärt den Geist.

Art der Nadelung: Senkrecht, 1–2 cm tief, kräftige Stimulation; der Punkt kann sehr schmerzhaft sein.

Dü.6 Yanglao Das Alter pflegen   **Xi- oder Alarmpunkt**

Lokalisation: In der Vertiefung, radial vom Processus styloideus der Ulna.

Indikationen: Als Xi-Punkt Anwendung bei akuten schmerzhaften Erkrankungen entlang des Meridianverlaufs, z.B. bei schmerzhafter Bewegungseinschränkung des Nackens und der Schulter. Dieser Punkt wird häufig gemeinsam mit Dü.3 Houxi genadelt.

Art der Nadelung: Schräge Nadelführung, 1–2 cm.

Dü.9 Jianzhen Standhafte Schulter

Lokalisation: Bei Adduktion des Armes, 1 Cun oberhalb der dorsalen Falte der Axilla.

Indikationen: Nahpunkt bei Schulter-Arm-Syndrom, Periarthritis humeroscapularis, Lähmungen des Armes.

Art der Nadelung: Senkrecht, 2–3 cm tief.

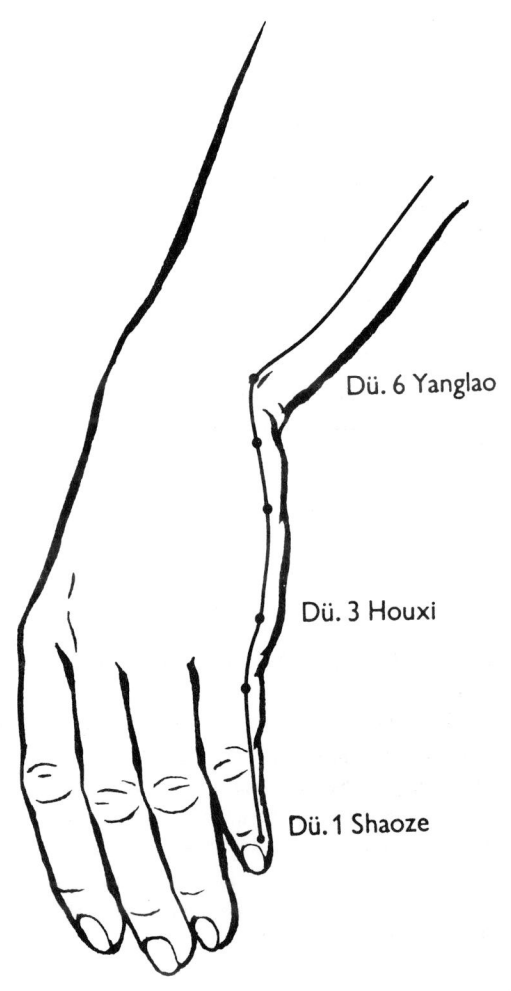

Dü. 6 Yanglao

Dü. 3 Houxi

Dü. 1 Shaoze

Dü. 10 Naoshu Oberarmmuskel **Transportpunkt (Shu)**

Lokalisation: Bei adduziertem Arm liegt der Punkt unter der Spina scapulae, senkrecht oberhalb des Punktes Dü. 9 Jianzhen.
Die Punkte Dü. 10–13 liegen auf dem Schulterblatt und werden als Nahpunkte bei Erkrankungen und Störungen im Bereich der Schulter gebraucht.
Indikationen: Schulter-Arm-Syndrom, Periarthritis humeroscapularis.
Art der Nadelung: Senkrecht, 1–2 cm tief.

Dü. 11 Tianzong Besuch beim Dünndarm im Himmel

Punktenamen: Zong bedeutet Besuch im Sommer. Der Sommer entspricht dem Dünndarm. Tian-Himmel, im Körper oben.
Lokalisation: Auf der Verbindungslinie zwischen Spina scapulae und der unteren Scapulaspitze, an der Grenze zwischen dem oberen und mittleren Drittel dieser Strecke, in der Fossa infrascapularis.
Indikationen: Lokaler Punkt bei Schmerzen des Schultergürtels.
Art der Nadelung: Senkrecht, 1–2 cm tief.

Dü. 17 Tianrong Gesicht im Himmel

Lokalisation: Dorsal von dem Kieferwinkel, am Vorderrand des M. sternocleidomastoideus.
Indikationen: Tonsillitis, Pharyngitis, Heiserkeit, Dysarthrie des Kiefergelenks.
Art der Nadelung: Senkrecht, 1 cm tief. Gefährlicher Punkt!

Dü. 18 Quanliao Jochbeinknochenspalt

Lokalisation: Kaudal vom Arcus zygomaticus, senkrecht unter dem lateralen Augenwinkel.
Indikationen: Trigeminusneuralgie, Sinusitis maxillaris, Fazialisparese, Zahnschmerzen der Oberkieferzähne.
Art der Nadelung: Senkrecht, 0,5–1 cm tief.

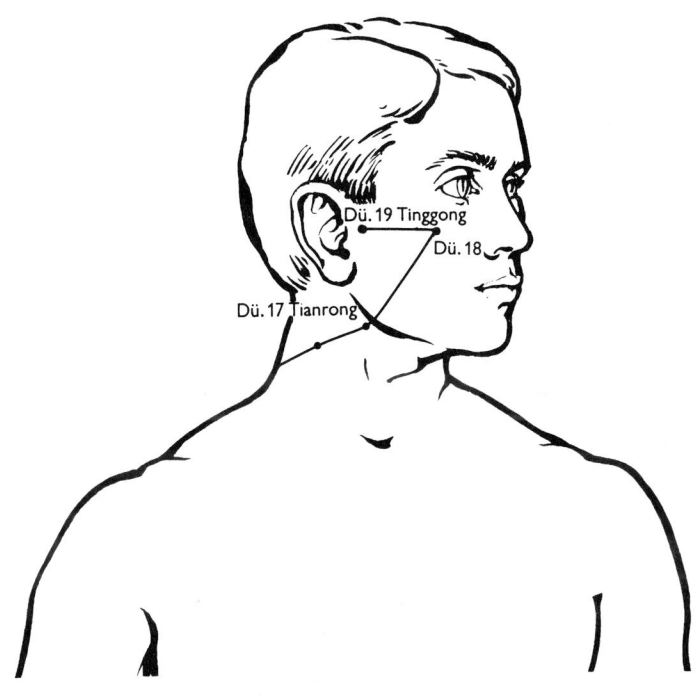

Dü. 19 Tinggong   Das Haus hören

Lokalisation: Bei leicht geöffnetem Mund in der Vertiefung vor dem Tragus.

Indikationen: Ohrerkrankungen, z. B. Schwerhörigkeit, Tinnitus, M. Ménière; Zahnschmerzen, Trigeminusneuralgie.

Art der Nadelung: Senkrecht, 0,5 cm tief.

4.4.7 Blasenmeridian Bl.

Wandlungsphase: Wasser
Gewebe: Knochen
Sinnesorgan: Ohr
Gekoppeltes Organ: Niere

Maximalzeit: 15–17 Uhr
Ventraler Alarmpunkt, Mu-Punkt: Ren 3 Zhongji
Dorsaler Segmentpunkt, Shu-Punkt: Bl. 28 Pangguangshu

Der Blasenmeridian als Yang-Meridian bildet mit dem Dünndarmmeridian die **Tai-Yang-Meridianachse.**

Verlauf: Der Blasenmeridian beginnt am medialen Augenwinkel und
läuft lateral der Mittellinie über dem Kopf zum Nacken. Im Nacken
verzweigt sich der Meridian in 2 Äste; der wichtigere mediale Ast
zieht 1,5 Cun lateral der Mittellinie bis zur Höhe der 4. Sakralöffnung, von hier wieder nach oben zur 1. Sakralöffnung und dann
kaudal über die Dorsalseite des Oberschenkels zur Kniekehle, wo er
sich mit dem lateral gelegenen Ast verbindet. Der laterale Ast liegt
3 Cun lateral der Mittellinie. Von der Kniekehle verläuft der Meridian an der Dorsalseite des Unterschenkels hinter und unter dem Malleolus lateralis zur Außenseite des Fußes und endet am lateralen Nagelwinkel der Kleinzehe mit dem Punkt Bl. 67.

Klinische Bedeutung:
Bei Erkrankungen im Bereich des Meridianverlaufs:
- die Punkte im Gesicht bei Augenerkrankungen und bei Kopfschmerzen;
- die Punkte im Nacken bei okzipitalen Kopfschmerzen und HWS-
  Syndrom.
- Die Punkte im BWS- und LWS-Bereich bei schmerzhaften Erkrankungen der Wirbelsäule, z. B. BWS-, LWS-Syndrom, Ischialgie.
- Die Punkte im Bereich der Beine als Fernpunkte bei Erkrankungen des Kopfes, der Wirbelsäule und bei Urogenitalerkrankungen.

Auf dem medialen Blasenmeridianast liegen in segmentaler Anordnung die dorsalen Segmentpunkte, *Shu-* oder Transportpunkte. Diese paravertebral gelegenen Segmentpunkte haben eine direkte Wir-

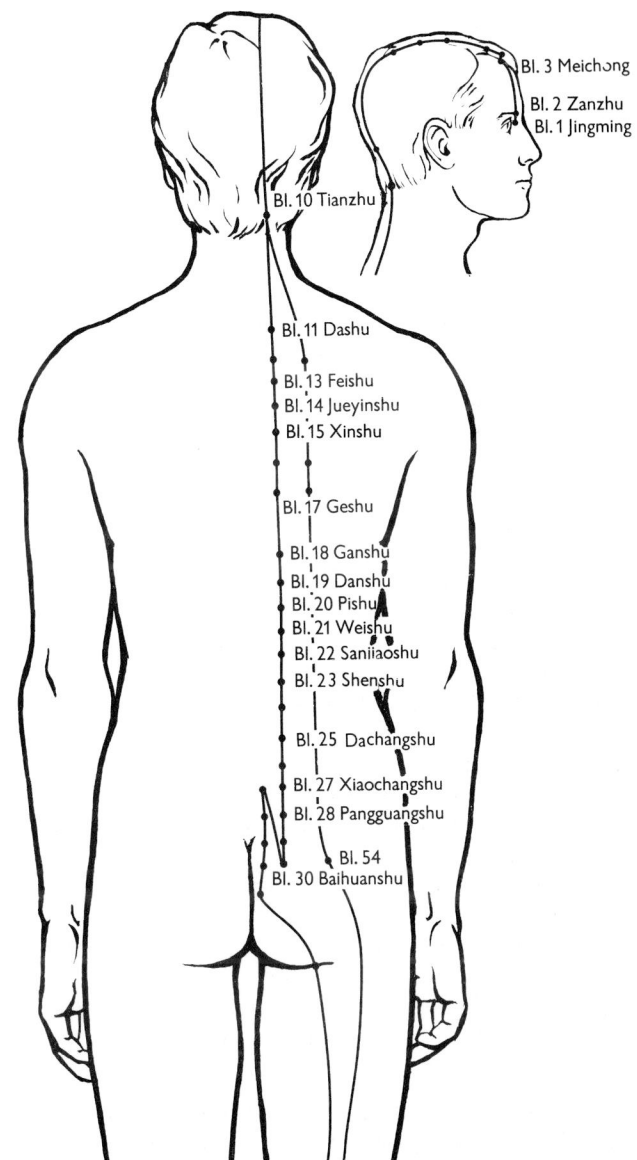

Bl. 3 Meichong
Bl. 2 Zanzhu
Bl. 1 Jingming

Bl. 10 Tianzhu

Bl. 11 Dashu

Bl. 13 Feishu
Bl. 14 Jueyinshu
Bl. 15 Xinshu

Bl. 17 Geshu

Bl. 18 Ganshu
Bl. 19 Danshu
Bl. 20 Pishu
Bl. 21 Weishu
Bl. 22 Sanjiaoshu
Bl. 23 Shenshu

Bl. 25 Dachangshu

Bl. 27 Xiaochangshu
Bl. 28 Pangguangshu

Bl. 54
Bl. 30 Baihuanshu

kung auf zugeordnete Organe. Bei Erkrankungen der entsprechenden Organe werden die zugehörigen Shu-Punkte druckempfindlich oder druckdolent. Die Shu-Punkte haben also sowohl eine diagnostische als auch therapeutische Bedeutung in der Behandlung innerer Erkrankungen. Die Punkte im Lumbal- und Sakralbereich dienen der Behandlung von Nieren- und Urogenitalerkrankungen.

Wichtigste Punkte	Punktekategorien, Bedeutung
Bl. 2 Zanzhu	Augenerkrankungen, Kopfschmerzen, Migräne
Bl. 10 Tianzhu	HWS-Syndrom, okzipitale Kopfschmerzen
Bl. 11 Dashu	Meisterpunkt Knochen (lateral von Th 1)
Bl. 13 Feishu	Shu-Punkt der Lunge (lateral von Th 3)
Bl. 14 Jueyinshu	Shu-Punkt des Perikards (lateral von Th 4)
Bl. 15 Xinshu	Shu-Punkt des Herzens (lateral von Th 5)
Bl. 17 Geshu	Shu-Punkt des Diaphragmas (lateral von Th 7) Meisterpunkt für Blut
Bl. 18 Ganshu	Shu-Punkt der Leber (lateral von Th 9)
Bl. 19 Danshu	Shu-Punkt der Gallenblase (lateral von Th 10)
Bl. 20 Pishu	Shu-Punkt des Milz-Pankreas (lateral von Th 11)
Bl. 21 Weishu	Shu-Punkt des Magens (lateral von Th 12)
Bl. 22 Sanjiaoshu	Shu-Punkt des Sanjiao (lateral von L 1)
Bl. 23 Shenshu	Shu-Punkt der Niere (lateral von L 2)
Bl. 25 Dachangshu	Shu-Punkt des Dickdarms (lateral von L 4)
Bl. 27 Xiachangshu	Shu-Punkt des Dünndarms (lateral von S 1)
Bl. 28 Pangguangshu	Shu-Punkt der Blase (lateral von S 2)
Bl. 40 Weizhong	He-Punkt, Fernpunkt für die Lumbalregion
Bl. 58 Feiyang	Luo → Ni. 3
Bl. 60 Kunlun	Jing-Punkt, Fernpunkt für den Nacken und die Lumbalregion
Bl. 62 Shenmai	Psychisch wirksamer Punkt
Bl. 67 Zhiyin	Jing-Punkt, Tonisierungspunkt

Bl. 2 Zanzhu Mit Bambus bedeckt

Lokalisation: Am medialen Ende der Augenbraue, oberhalb des inneren Augenwinkels.
Indikationen: Augenerkrankungen, Sinusitis frontalis, frontale Kopfschmerzen, Migräne.
Art der Nadelung: Senkrecht, 0,5–0,8 cm tief.

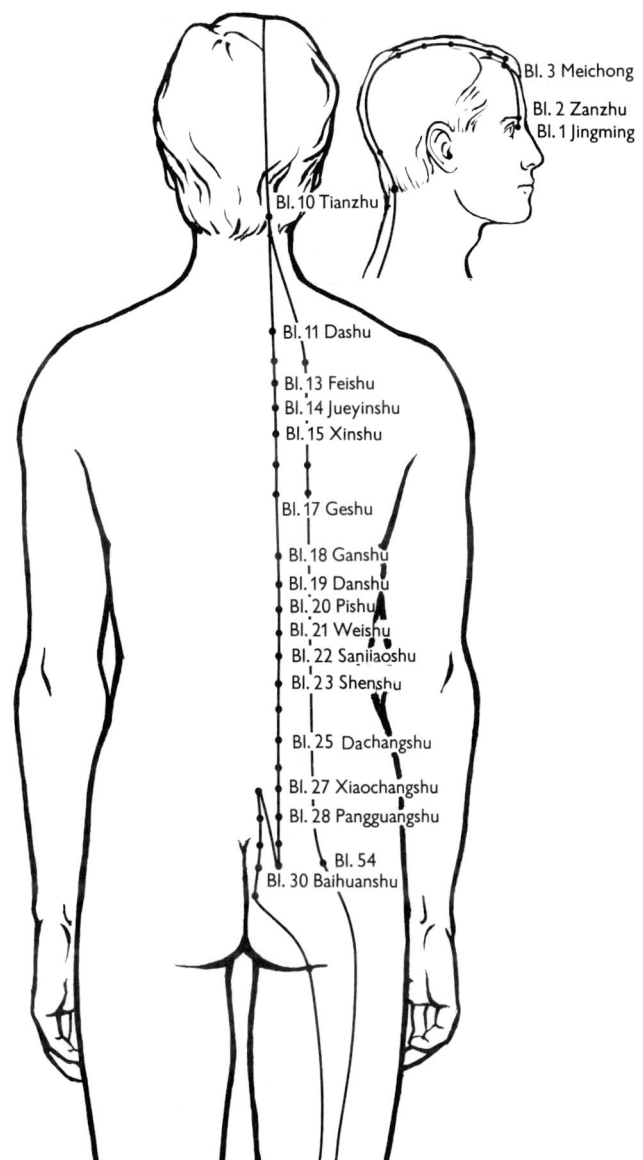

Bl. 3 Meichong
Bl. 2 Zanzhu
Bl. 1 Jingming

Bl. 10 Tianzhu

Bl. 11 Dashu

Bl. 13 Feishu
Bl. 14 Jueyinshu
Bl. 15 Xinshu

Bl. 17 Geshu

Bl. 18 Ganshu
Bl. 19 Danshu
Bl. 20 Pishu
Bl. 21 Weishu
Bl. 22 Sanjiaoshu
Bl. 23 Shenshu

Bl. 25 Dachangshu

Bl. 27 Xiaochangshu
Bl. 28 Pangguangshu

Bl. 54
Bl. 30 Baihuanshu

Bl. 10 Tianzhu Himmelsäule

Lokalisation: Auf dem Muskelwulst, der vom Trapezius gebildet wird, 1,3 Cun lateral von Du 15 Yamen (C 1/2), 0,5 Cun oberhalb des Haaransatzes.
Indikationen: Okzipitale Kopfschmerzen, Migräne, Schwindel, Sehstörungen, HWS-Syndrom, Erkältungskrankheiten.
Nach traditioneller Vorstellung eliminiert dieser Punkt pathogene Faktoren und löst Blockaden des Qi. – Er ist ein „Himmelsfenster".
Art der Nadelung: Senkrecht oder schräg, 0,5–1 cm tief.

Bl. 11 Dashu Großes Webschiffchen   **Meisterpunkt für Knochen**

Lokalisation: 1,5 Cun lateral vom unteren Rand des Dornfortsatzes von Th 1; 1,5 Cun lateral von Du 13 Taodao.
Indikationen: Knochenerkrankungen, rheumatoide Arthritis, okzipitale Kopfschmerzen, HWS-Syndrom, Asthma bronchiale, Husten, Fieber.
Art der Nadelung: Senkrecht, 1–2 cm tief.

Bl. 13 Feishu Transportpunkt zur Lunge   **Shu-Punkt der Lunge**

Lokalisation: 1,5 Cun lateral vom Unterrand des Dornfortsatzes des 3. Brustwirbels
Indikationen: Lungenerkrankungen wie Asthma bronchiale, chronische Bronchitis. Die Shu-Punkte des entsprechenden Organs werden häufig in Verbindung mit den entsprechenden Mu- oder Alarmpunkten benutzt. Moxibustion an diesem Shu-Punkt wird besonders bei chronischen Lungenerkrankungen infolge von Lungen-Qi-Schwäche appliziert.
Art der Nadelung: Senkrecht, 1–2 cm tief.

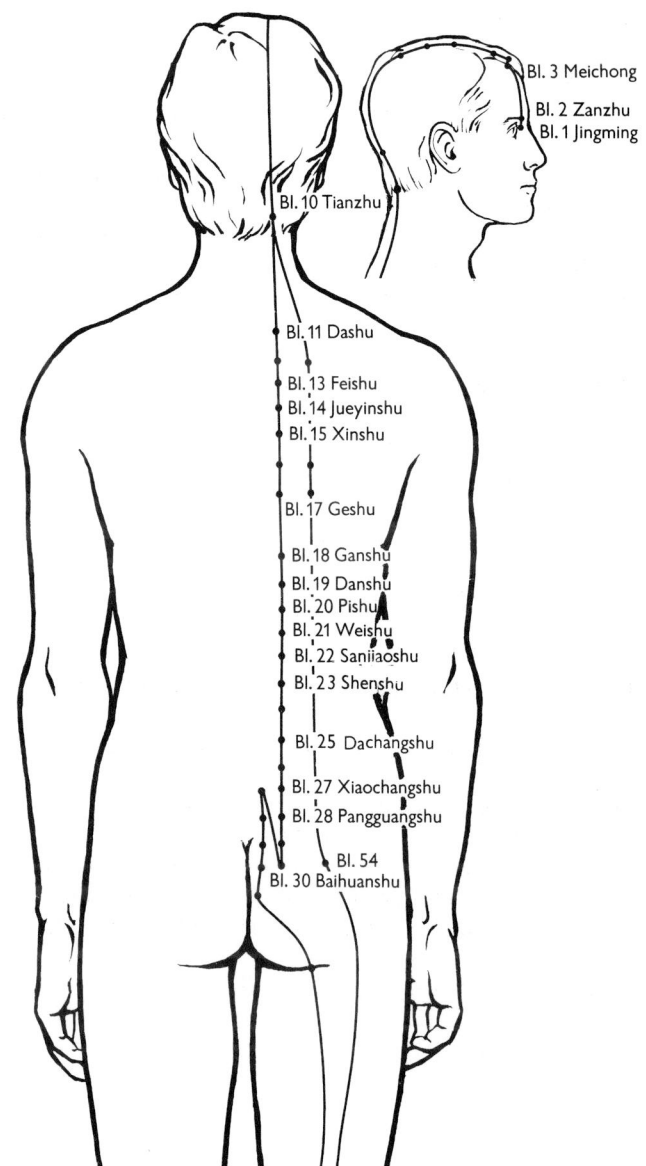

Bl. 3 Meichong
Bl. 2 Zanzhu
Bl. 1 Jingming

Bl. 10 Tianzhu

Bl. 11 Dashu

Bl. 13 Feishu
Bl. 14 Jueyinshu
Bl. 15 Xinshu

Bl. 17 Geshu

Bl. 18 Ganshu
Bl. 19 Danshu
Bl. 20 Pishu
Bl. 21 Weishu
Bl. 22 Sanjiaoshu
Bl. 23 Shenshu

Bl. 25 Dachangshu

Bl. 27 Xiaochangshu
Bl. 28 Pangguangshu

Bl. 54
Bl. 30 Baihuanshu

Bl. 15 Xinshu Transportpunkt zum Herzen **Shu des Herzens**

Lokalisation: 1,5 Cun lateral vom Unterrand des Dornfortsatzes des 5. Brustwirbels
Indikationen: Herzerkrankungen, wie Angina pectoris, Herzneurosen; psychische Störungen.
Art der Nadelung: Senkrecht, 1–2 cm tief.
Moxibustion der Punkte Bl. 13–15 wird häufig bei chronischen Erkrankungen der Brustorgane angewendet.

Bl. 17 Geshu Transportpunkt zum Zwerchfell **Shu des Diaphragmas**
Meisterpunkt für Blut

Lokalisation: 1,5 Cun lateral vom Dornfortsatz des 7. Brustwirbels.
Indikationen: Schluckauf, Übelkeit, Asthma bronchiale, Dyspnoe, Bluterkrankungen.
Art der Nadelung: Senkrecht, 1–2 cm tief.

Bl. 18 Ganshu Transportpunkt zur Leber **Shu der Leber**

Lokalisation: 1,5 Cun lateral vom Unterrand des Dornfortsatzes des 9. Brustwirbels.
Indikationen: Erkrankungen von Leber und Gallenblase, Augenerkrankungen. Nahpunkt bei BWS-Syndrom und Interkostalneuralgie.
Art der Nadelung: Senkrecht, 1–2 cm tief.

Bl. 19 Danshu Transportpunkt zur Gallenblase **Shu der Gallenblase**

Lokalisation: 1,5 Cun lateral vom Unterrand des Dornfortsatzes des 10. Brustwirbels. Nahpunkt bei BWS-Syndrom.
Indikationen: Gallenwegserkrankungen.
Art der Nadelung: Senkrecht, 1–2 cm tief.

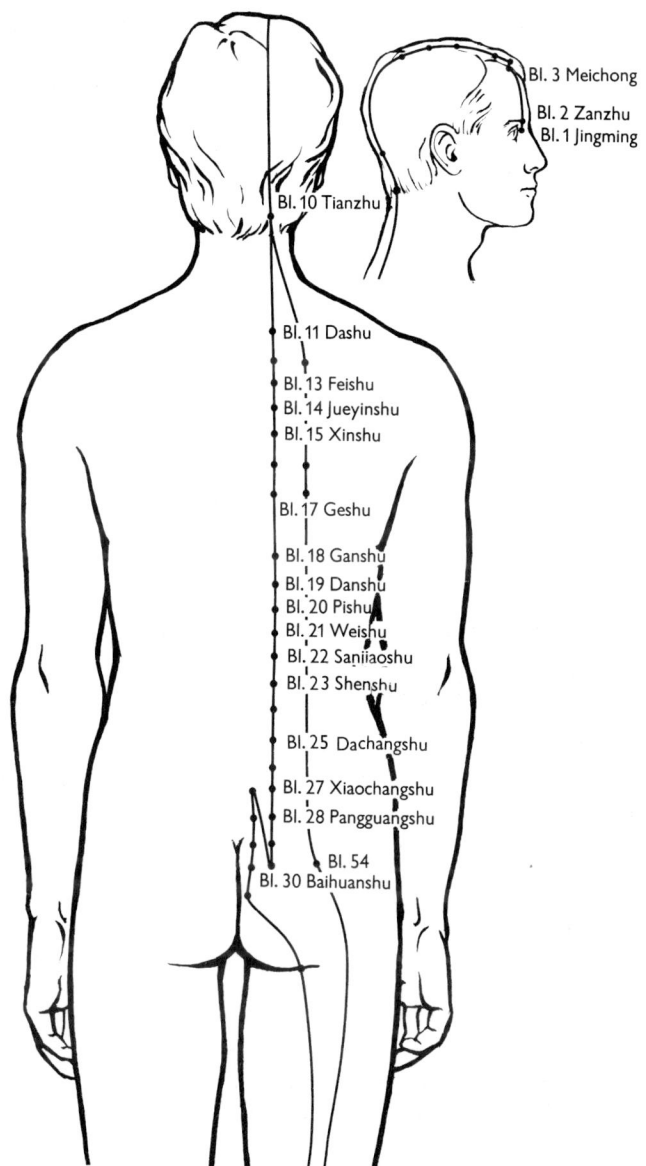

Bl. 3 Meichong

Bl. 2 Zanzhu
Bl. 1 Jingming

Bl. 10 Tianzhu

Bl. 11 Dashu

Bl. 13 Feishu
Bl. 14 Jueyinshu
Bl. 15 Xinshu

Bl. 17 Geshu

Bl. 18 Ganshu
Bl. 19 Danshu
Bl. 20 Pishu
Bl. 21 Weishu
Bl. 22 Sanjiaoshu
Bl. 23 Shenshu

Bl. 25 Dachangshu

Bl. 27 Xiaochangshu
Bl. 28 Pangguangshu
Bl. 54
Bl. 30 Baihuanshu

Bl. 20 Pishu Transportpunkt zur Milz   **Shu der Milz**

Lokalisation: 1,5 Cun lateral vom Unterrand des Dornfortsatzes des
11. Brustwirbels.
Indikationen: Maldigestion, Malabsorption, Oberbauchschmerzen,
Diarrhö, Pankreaserkrankungen.
Art der Nadelung: Senkrecht, 1–2 cm tief.

Bl. 21 Weishu Transportpunkt zum Magen   **Shu des Magens**

Lokalisation: 1,5 Cun lateral vom Unterrand des Dornfortsatzes des
12. Brustwirbels.
Indikationen: Magenerkrankungen wie Ulcus ventriculi et duodeni,
chronische Gastritis.
Art der Nadelung: Senkrecht, 1–2 cm tief.

Bl. 22 Sanjiaoshu Transportpunkt zum dreiteiligen Erwärmer

Lokalisation: 1,5 Cun lateral vom Dornfortsatz des 1. Lumbalwirbels.
Indikationen: Abdominelle Erkrankungen, Lumbalgien.
Art der Nadelung: Senkrecht, 1–2 cm tief.

Bl. 23 Shenshu Transportpunkt zur Niere   **Shu der Niere**

Lokalisation: 1,5 Cun lateral vom Unterrand des Dornfortsatzes des
2. Lumbalwirbels.
Indikationen: Nierenerkrankungen, Urogenitalerkrankungen, Men-
struationsstörungen, LWS-Syndrom, Ischialgie, Ohrerkrankungen;
Depression, Schlafstörung infolge von Nierenschwäche.
Art der Nadelung: Senkrecht, 1–2 cm tief.

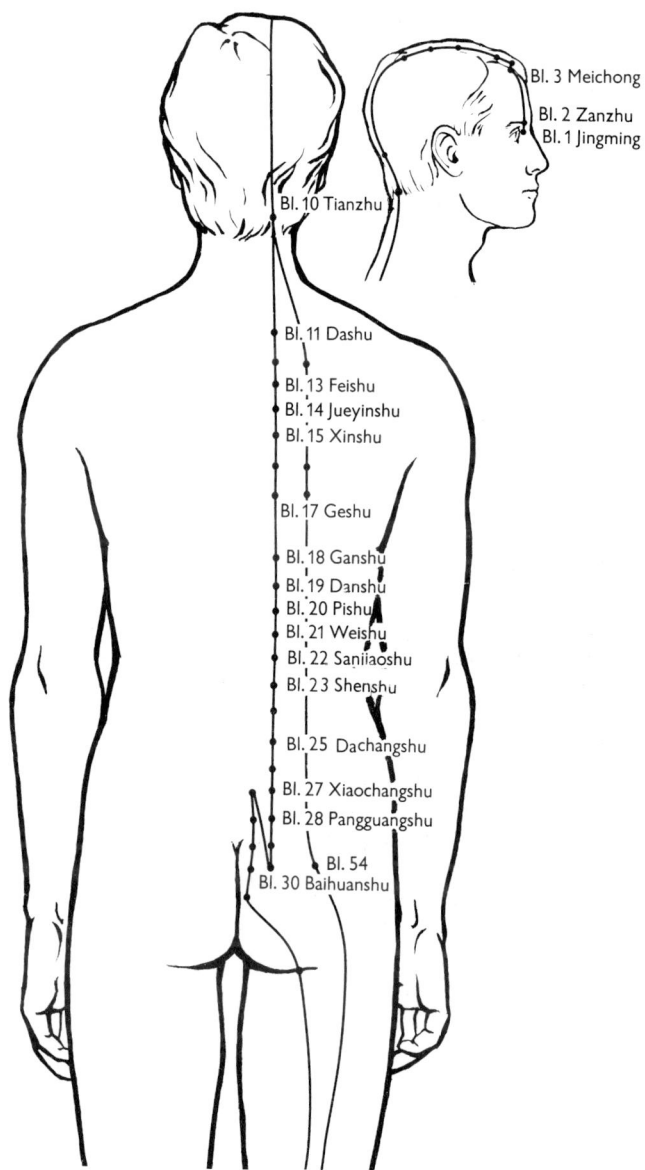

Bl. 3 Meichong
Bl. 2 Zanzhu
Bl. 1 Jingming

Bl. 10 Tianzhu

Bl. 11 Dashu

Bl. 13 Feishu
Bl. 14 Jueyinshu
Bl. 15 Xinshu

Bl. 17 Geshu

Bl. 18 Ganshu
Bl. 19 Danshu
Bl. 20 Pishu
Bl. 21 Weishu
Bl. 22 Sanjiaoshu
Bl. 23 Shenshu

Bl. 25 Dachangshu

Bl. 27 Xiaochangshu
Bl. 28 Pangguangshu

Bl. 54
Bl. 30 Baihuanshu

109

Bl. 25 Dachangshu Transportpunkt zum Dickdarm **Shu des Dickdarms**

Lokalisation: 1,5 Cun lateral vom Unterrand des Dornfortsatzes des 4. Lumbalwirbels.
Indikationen: Diarrhö, Obstipation, Blähbeschwerden, irritables Kolon, Dickdarmerkrankungen, Lumbalgie, Ischialgie.
Art der Nadelung: Senkrecht, 1–2 cm tief.

Bl. 27 Xiaochangshu Transportpunkt zum Dünndarm **Shu des Dünndarms**

Lokalisation: 1,5 Cun lateral der Mittellinie, auf der Höhe der 1. Sakralöffnung.
Indikationen: Darmerkrankungen, Urogenitalerkrankungen, Lumbalgien, Ischialgien. Bei Lumbalgien und Ischialgien werden die Punkte Bl. 27–30 (S 1–S 4) gemeinsam genadelt. Auch bei Moxibustion im Sakralbereich werden diese Punkte behandelt.
Art der Nadelung: Senkrecht, 1 cm tief.

Bl. 28 Pangguangshu Transportpunkt zur Blase **Shu der Blase**

Lokalisation: 1,5 Cun lateral der Mittellinie, auf der Höhe der 2. Sakralöffnung.
Indikationen: Urogenitalerkrankungen, Menstruationsstörungen, Lumbalgie, Ischialgie.
Art der Nadelung: Senkrecht, 1 cm tief.

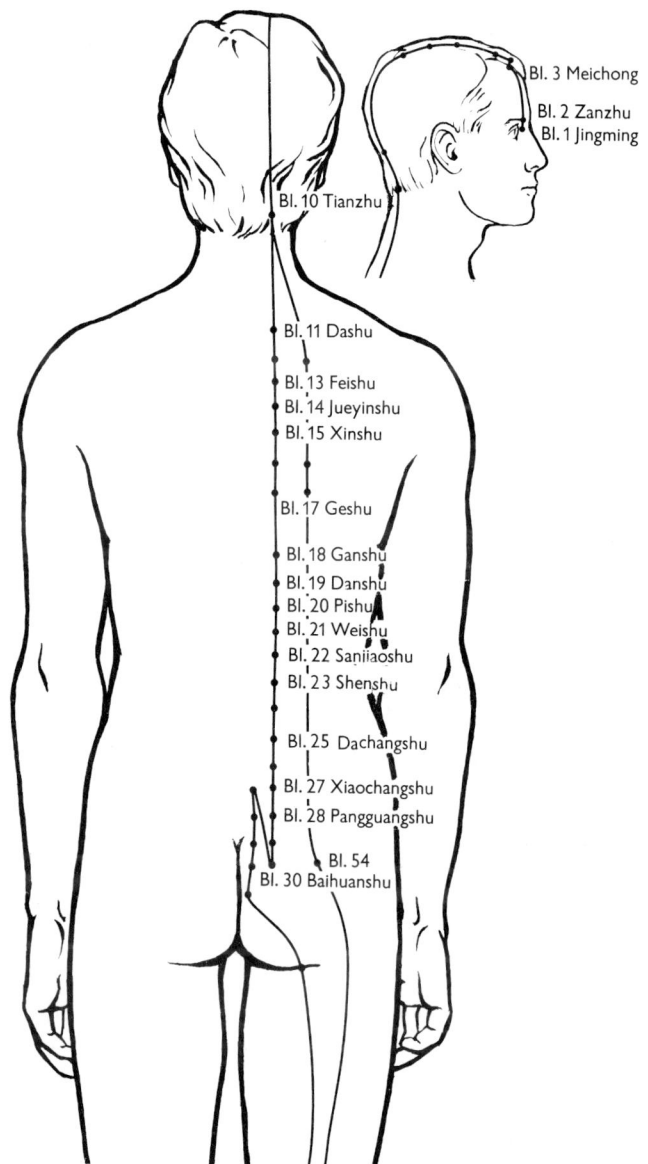

Bl. 3 Meichong

Bl. 2 Zanzhu
Bl. 1 Jingming

Bl. 10 Tianzhu

Bl. 11 Dashu

Bl. 13 Feishu
Bl. 14 Jueyinshu
Bl. 15 Xinshu

Bl. 17 Geshu

Bl. 18 Ganshu
Bl. 19 Danshu
Bl. 20 Pishu
Bl. 21 Weishu
Bl. 22 Sanjiaoshu
Bl. 23 Shenshu

Bl. 25 Dachangshu

Bl. 27 Xiaochangshu
Bl. 28 Pangguangshu

Bl. 54
Bl. 30 Baihuanshu

Tabelle 4.2. Shu-Punkte mit Funktionen

Punkte	Lage	Name	Funktion	Übersetzung
Bl. 13	Th 3	Feishu	Shu der Lunge	Transportpunkt zur Lunge
Bl. 14	Th 4	Jueyinshu	Shu des Perikards	Transportpunkt zum Yin
Bl. 15	Th 5	Xinshu	Shu des Herzens	Transportpunkt zum Herz
Bl. 17	Th 7	Geshu	Shu des Diaphragmas Meisterpunkt für Blut	Transportpunkt zum Zwerchfell
Bl. 18	Th 9	Ganshu	Shu der Leber	Transportpunkt zur Leber
Bl. 19	Th 10	Danshu	Shu der Gallenblase	Transportpunkt zur Gallenblase
Bl. 20	Th 11	Pishu	Shu des Milz-Pankreas	Transportpunkt zur Milz
Bl. 21	Th 12	Weishu	Shu des Magens	Transportpunkt zum Magen
Bl. 22	L 1	Sanjiao-shu	Shu des Sanjiao	Transportpunkt zum dreiteiligen Erwärmer
Bl. 23	L 2	Shenshu	Shu der Niere	Transportpunkt zur Niere
Bl. 25	L 4	Dachang-shu	Shu des Dickdarms	Transportpunkt zum Dickdarm
Bl. 27	S 1	Xiao-changshu	Shu des Dünndarms	Transportpunkt zum Dünndarm
Bl. 28	S 2	Pang-guangshu	Shu der Blase	Transportpunkt zur Harnblase

Bl. 40 Weizhong   Mitten in der Biegung   **He-Punkt**

Lokalisation: Auf der Mitte der Beugefalte des Kniegelenks.
Indikationen: Wichtiger Fernpunkt bei Lumbalgie, Ischialgie, Erkrankungen im Bereich des Beckens, Impotenz, Enuresis. Bl. 40 beeinflußt besonders den kaudalen Bereich des Rückens. Lokaler Punkt für Gonarthrose.
Nach traditioneller Vorstellung löst dieser Punkt innere Hitze und eliminiert Wind und Feuchtigkeit.
Art der Nadelung: Senkrecht, 1–2 cm tief.

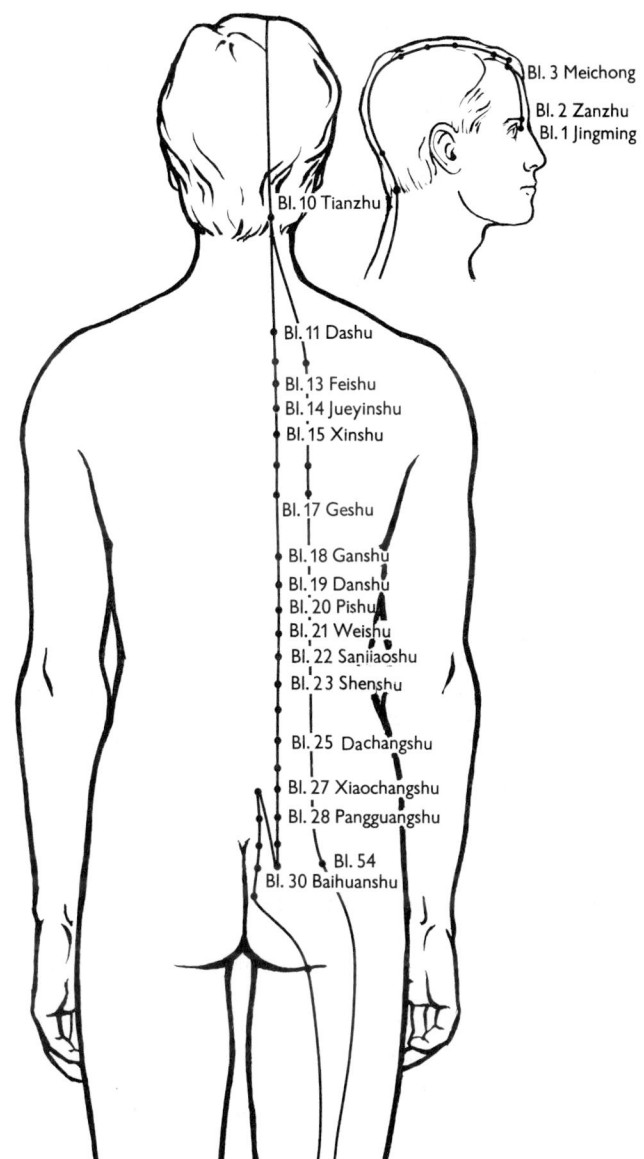

Bl. 3 Meichong
Bl. 2 Zanzhu
Bl. 1 Jingming
Bl. 10 Tianzhu
Bl. 11 Dashu
Bl. 13 Feishu
Bl. 14 Jueyinshu
Bl. 15 Xinshu
Bl. 17 Geshu
Bl. 18 Ganshu
Bl. 19 Danshu
Bl. 20 Pishu
Bl. 21 Weishu
Bl. 22 Sanjiaoshu
Bl. 23 Shenshu
Bl. 25 Dachangshu
Bl. 27 Xiaochangshu
Bl. 28 Pangguangshu
Bl. 54
Bl. 30 Baihuanshu

Bl. 60 Kunlun Kunlun-Gebirge Jing-Punkt

Lokalisation: Auf der Mitte der Verbindung zwischen dem Malleolus lateralis und der Achillessehne.

Indikationen: Wichtiger Fernpunkt bei HWS-Syndrom, okzipitale Kopfschmerzen, Ischialgie, Lumbalgie. Nahpunkt bei Distorsionen und Schmerzzustände des Sprunggelenks. Tendinitis der Achillessehne, Lähmungen der unteren Extremität.

Nach traditioneller Vorstellung eliminiert dieser Punkt Feuchtigkeit und Wind.

Art der Nadelung: Senkrecht, 1–2 cm tief.

Bl. 62 Shenmai Puls anzeigen Schlüsselpunkt für Yangqiao

Lokalisation: 0,5 Cun unterhalb des Malleolus lateralis.

Indikationen: Psychische Störungen, Krämpfe, Epilepsie, Apoplex, Suchterkrankungen, Schlafstörungen.

Nach traditioneller Vorstellung beruhigt dieser Punkt den Geist.

Art der Nadelung: Senkrecht, 0,5–0,8 cm tief.

Bl. 67 Zhiyin Yin erreichen Jing-Punkt, Tonisierungspunkt

Lokalisation: Am lateralen Nagelwinkel der kleinen Zehe.

Indikationen: Kopfschmerzen. Als Jing-Punkt bei akuten Notfällen. Zur Drehung einer Steißlage in der 30.–35. Schwangerschaftswoche wird intensive Moxibustion dieses Punktes täglich für 15–20 min, 4–6 Tage lang, angewendet. Ist durch die Moxibustion keine Drehung auszulösen, wird der Punkt genadelt, jedoch vorsichtig und zunächst mit geringer Stimulation, da Wehentätigkeit ausgelöst werden kann. Eine weitere Indikation ist die Geburtsvorbereitung in der 38. und 39. SSW sowie die Wehenschwäche während der Entbindung.

Art der Nadelung: Senkrecht, 1–2 mm tief.

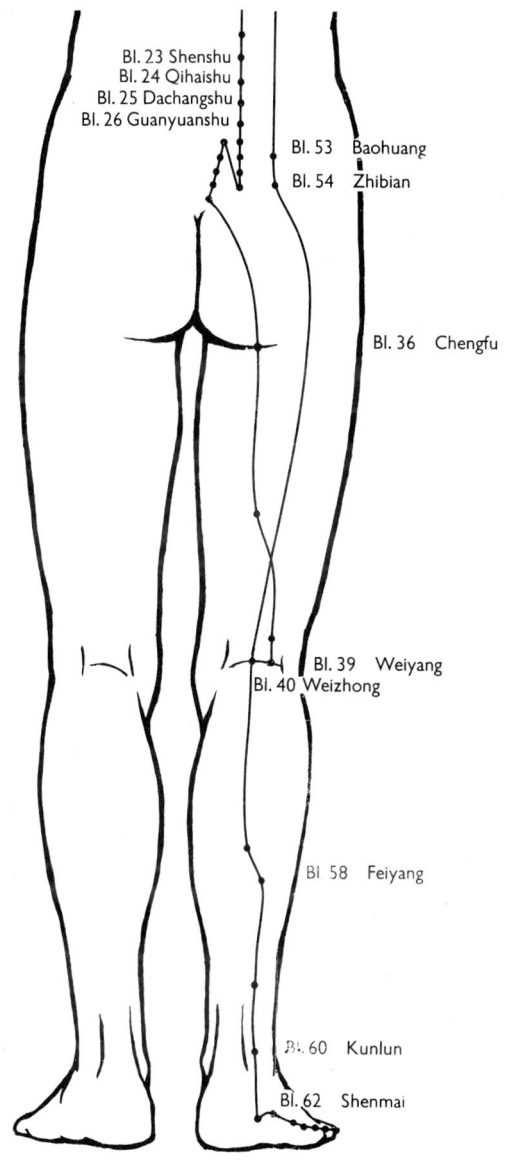

Bl. 23 Shenshu
Bl. 24 Qihaishu
Bl. 25 Dachangshu
Bl. 26 Guanyuanshu

Bl. 53   Baohuang
Bl. 54   Zhibian

Bl. 36   Chengfu

Bl. 39   Weiyang
Bl. 40 Weizhong

Bl. 58   Feiyang

Bl. 60   Kunlun

Bl. 62   Shenmai

4.4.8 Nierenmeridian Ni.

Wandlungsphase: Wasser
Gewebe: Knochen und Gelenke
Sinnesorgan: Ohr
Gekoppeltes Organ: Blase

Maximalzeit: 17–19 Uhr
Ventraler Alarmpunkt, Mu-Punkt: Gb. 25 Jingmen
Dorsaler Segmentpunkt; Shu-Punkt: Bl. 23 Shenshu

Der Nierenmeridian als Yin-Meridian bildet mit dem Herzmeridian die **Shao-Yin-Meridianachse.**

Verlauf: Als einziger Meridian des Beines entspringt der Nierenmeridian nicht an dem Nagelwinkel einer Zehe, sondern auf der Fußsohle, verläuft dann an der Medialseite des Beines zum Abdomen, wo er 0,5 Cun lateral der Mittellinie liegt. Der Meridian endet unterhalb der Schlüsselbeingrube mit dem Punkt Ni. 27 Shufu.

Wichtigste Punkte	Punktekategorien, Bedeutung
Ni. 3 Taixi	Yuan von Bl. 58
Ni. 6 Zhaohai	Urogenitalerkrankungen
Ni. 7 Fuliu	Jing-Punkt, Tonisierungspunkt

Klinische Bedeutung: Die Nieren sind mit der Blase verbunden und bilden mit ihr eine funktionelle Einheit. Diese beinhaltet neben der Ausscheidungsfunktion des Harnwegssystems auch die Funktionen der Sexualität und der Reproduktion. Das Nierensystem im chinesischen Sinne beeinflußt im psychischen Bereich das Aktivitätsniveau und somit auch den Willen. Bei Schwäche der Nieren kommt es zu Willensschwäche und Depressionen. Die Hauptindikationen der Punkte des Nierenmeridians sind urogenitale Erkrankungen.

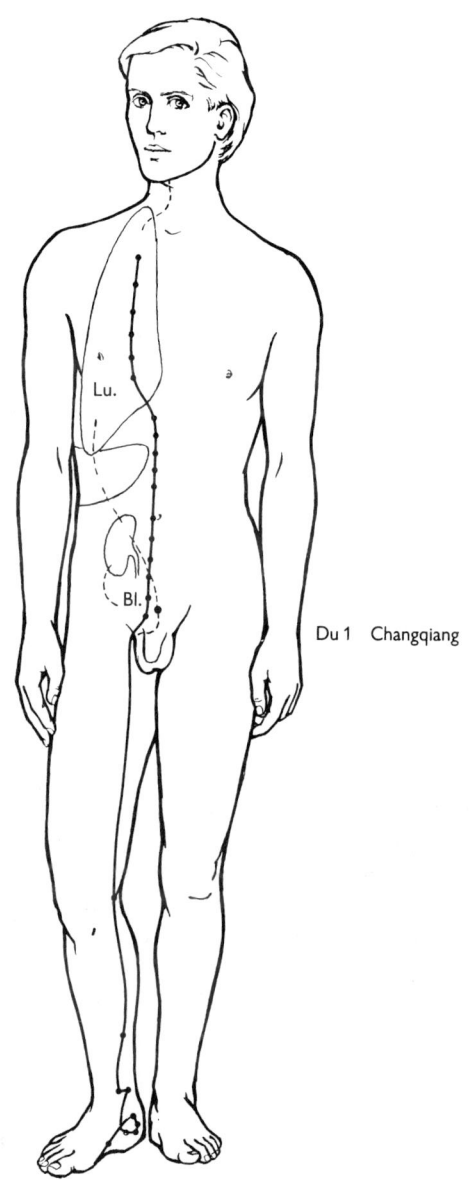

Lu.

Bl.

Du 1   Changqiang

Ni. 3 Taixi   Großer Bach   **Yuan-Punkt (von Bl. 58)**

Lokalisation: In der Mitte zwischen dem höchsten Punkt des Malleolus medialis und dem Hinterrand der Achillessehne.
Indikationen: Urogenitalerkrankungen wie Enuresis, Menstruationsstörungen, Impotenz, Zystitis; Schwerhörigkeit, Tinnitus, Schlafstörung, Depression, Asthma bronchiale, Lumbalgie. Lokaler Punkt bei Erkrankungen des Sprunggelenks.
Nach traditioneller Vorstellung stärkt dieser Punkt das Nieren-Yin und somit auch das Yang und kühlt Hitze.
Art der Nadelung: Senkrecht, 1–2 cm tief.

Ni. 6 Zhaohai   In Richtung zum Meer

Lokalisation: 1 Cun unterhalb vom höchsten Punkt des Malleolus medialis.
Indikationen: Menstruationsstörungen, klimakterisches Syndrom, Nahpunkt bei Erkrankungen des Sprunggelenks.
Art der Nadelung: Senkrecht, 0,5–1 cm tief.

Ni. 7 Fuliu   Wiederhergestelltes Fließen   **Jing-Punkt,**
                                                   Tonisierungspunkt

Lokalisation: Vorderrand der Achillessehne, 2 Cun oberhalb von Ni. 3 Taixi.
Indikationen: Zystitis, Nephritis, Nachtschweiß, Diarrhö, Lumbago, Depression, Schwerhörigkeit. Moxibustion wird häufig bei Urogenitalerkrankungen mit Schwächestörungen an den Punkten Ni. 3 Taixi, Ni. 7 Fuliu, Ni. 8 Jiaoxin und MP. 6 Sanyinjiao durchgeführt.
Art der Nadelung: Senkrecht, 1–2 cm tief.

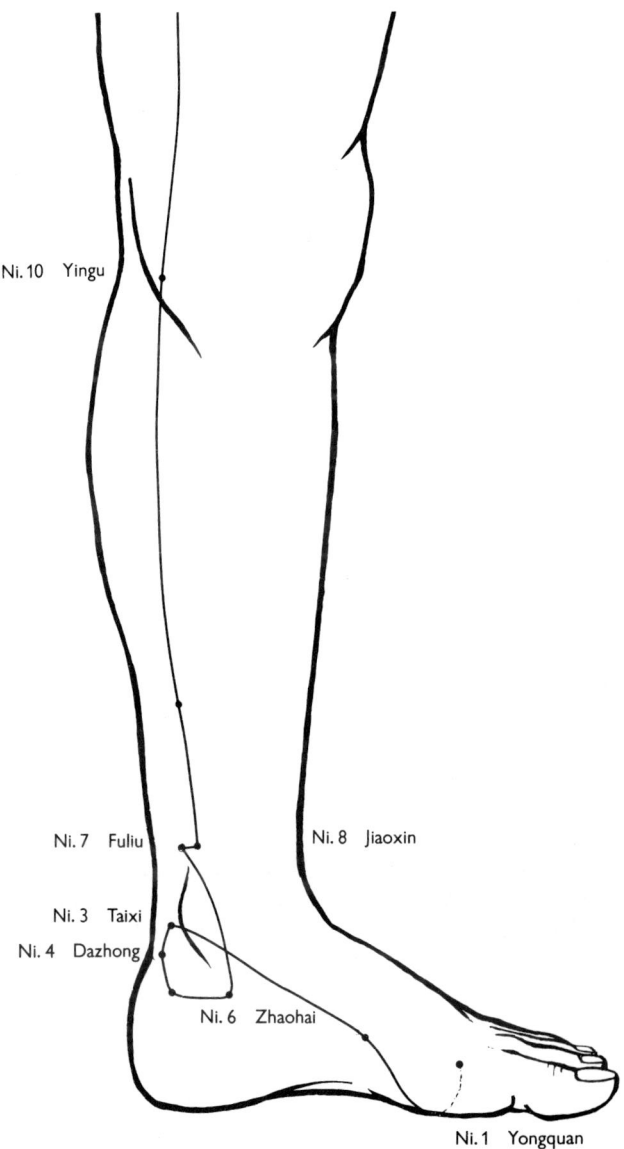

Ni. 10   Yingu

Ni. 7   Fuliu

Ni. 8   Jiaoxin

Ni. 3   Taixi

Ni. 4   Dazhong

Ni. 6   Zhaohai

Ni. 1   Yongquan

119

4.4.9 Perikardmeridian, Kreislaufmeridian Pe.

Wandlungsphase: Feuer
Gewebe: Blut und Blutgefäße
Sinnesorgan: Zunge
Gekoppeltes Organ: Sanjiao

Maximalzeit: 19–21 Uhr
Ventraler Alarmpunkt, Mu-Punkt: Ren 17 Shanzhong
Dorsaler Segmentpunkt, Shu-Punkt: Bl. 14 Jueyinshu

Der Perikardmeridian, chinesisch Xinbao (Hülle des Herzens) wird auch Kreislauf (KS.) oder Meister des Herzens (M. d. H.) genannt. Der Perikardmeridian, ein Yin-Meridian, bildet mit dem Lebermeridian die **Jue-Yin-Meridianachse.**

Verlauf: Der Perikardmeridian zieht vom Punkt Pe. 1 Tianchi seitlich der Mamille gelegen, zur Axille, dann nach distal an der Innenseite des Armes und endet schließlich am Mittelfinger.

Wichtigste Punkte	Punktekategorien, Bedeutung
Pe. 6 Neiguan	Luo → SJ. 4
	Fernpunkt für das Epigastrium
	Schlüsselpunkt Yinwei
Pe. 7 Daling	Yuan, Sedierungspunkt

Klinische Bedeutung: Herz und Perikard bildeten eine Einheit, beide gehören zur Wandlungsphase Feuer. Das Herzsystem entspricht den psychischen Funktionen. Punkte des Perikardmeridians hingegen wirken daneben auch auf die Kreislauffunktion und sind deshalb bei Herz- und Kreislaufkrankheiten indiziert. Auch bei psychischen und psychosomatischen Erkrankungen sowie bei gastroenterologischen Störungen werden Punkte des Perikardmeridians oft genadelt.

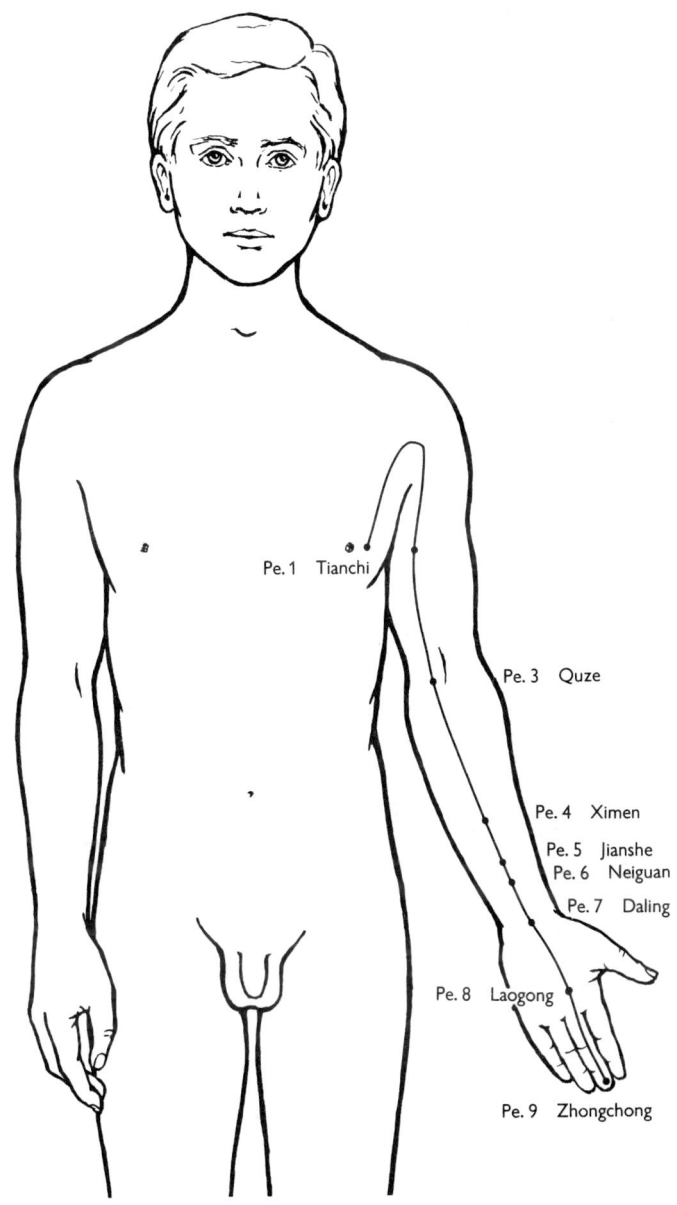

Pe. 1 Tianchi

Pe. 3 Quze

Pe. 4 Ximen
Pe. 5 Jianshe
Pe. 6 Neiguan
Pe. 7 Daling

Pe. 8 Laogong

Pe. 9 Zhongchong

Pe.6 Neiguan Innerer Paß **Luo → SJ.4**
Schlüsselpunkt Yinwei

Lokalisation: Zwischen den Sehnen der Mm. palmaris longus und flexor carpi radialis, 2 Cun proximal der Handgelenkbeugefalte.
Indikationen:
– Erkrankungen im Oberbauch: Übelkeit, Schluckauf, Brechreiz, Erbrechen, Sodbrennen, Seekrankheit, Ulcus ventriculi et duodeni, Gastritis.
– Psychische Störungen und psychiatrische Erkrankungen: Angstzustände, innere Unruhe, Nervosität, Schlafstörung, Erregungszustände, Epilepsie.
– Erkrankungen des Herzens: Angina pectoris, Herzneurosen, Thoraxschmerzen.
– P.6 Neiguan ist der wichtigste Fernpunkt für Erkrankungen im Epigastrium und der vorderen Thoraxwand.
Art der Nadelung: Senkrecht oder schräg, 0,5–1 cm tief.

Pe.7 Daling Große Gruft **Yuan-Punkt** (von SJ.5)
Sedierungspunkt

Lokalisation: Auf der Handgelenkbeugefalte, zwischen den Sehnen der Mm. palmaris longus und flexor carpi radialis.
Indikationen: Psychische Störungen und psychiatrische Erkrankungen, Schlaflosigkeit, Epilepsie. Lokale Wirkung bei Erkrankungen des Handgelenks, Tendovaginitis, Polyneuropathie, Lähmungen.
Art der Nadelung: Senkrecht oder schräg, 0,5–1 cm tief.

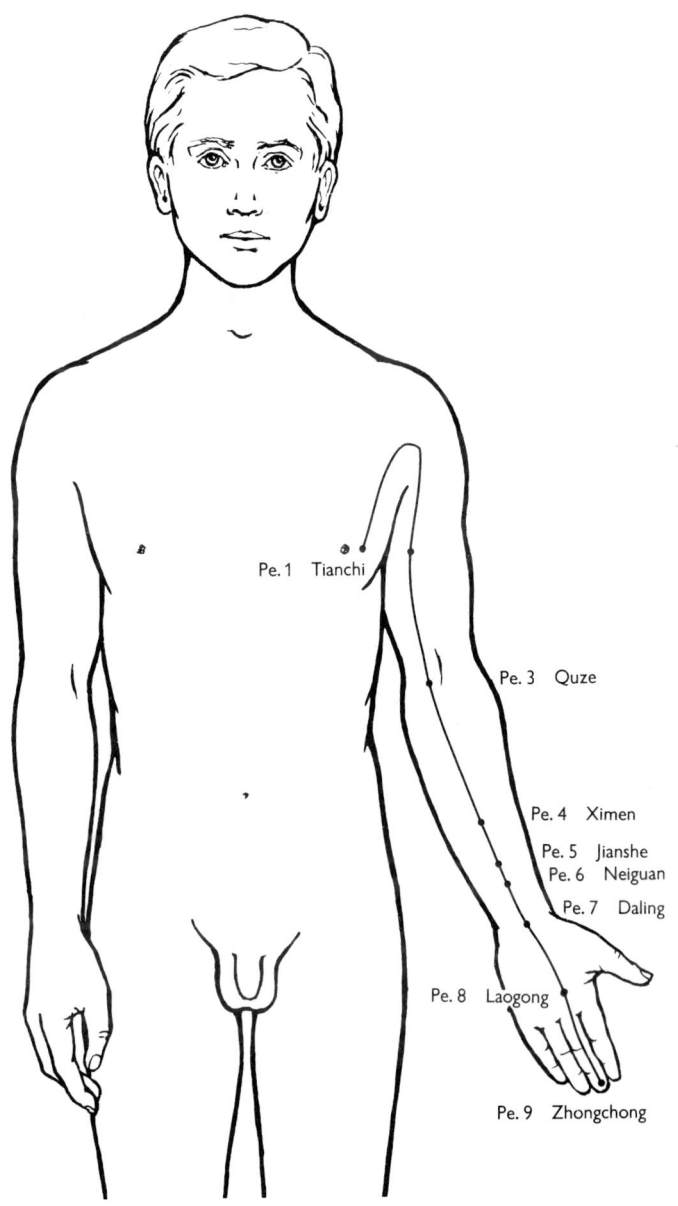

Pe. 1   Tianchi

Pe. 3   Quze

Pe. 4   Ximen

Pe. 5   Jianshe
Pe. 6   Neiguan

Pe. 7   Daling

Pe. 8   Laogong

Pe. 9   Zhongchong

4.4.10 Sanjiao-, Dreiteiliger Erwärmer-Meridian SJ.

Wandlungsphase: Feuer
Gewebe: Blut und Blutgefäße
Sinnesorgan: Zunge
Gekoppeltes Organ: Perikard

Maximalzeit: 21–23 Uhr
Ventraler Alarmpunkt, Mu-Punkt: Ren 5 Shimen
Dorsaler Segmentpunkt, Shu-Punkt: Bl. 22 Sanjiaoshu

Der Meridian wird in der Übersetzung als **dreiteiliger Erwärmer** (3 E.) oder dreifacher Erwärmer bzw. Erhitzer bezeichnet.
Der Sanjiao-Meridian als Yang-Meridian bildet mit dem Gallenblasenmeridian die **Shao-Yang-Meridianachse.**

Verlauf: Der Sanjiao-Meridian beginnt am ulnaren Nagelwinkel des Ringfingers, verläuft über die Dorsalseite der Hand und des Armes über die Schulter, umkreist die Ohrmuschel und zieht zur Lateralseite der Augenbraue.

Wichtigste Punkte	Punktekategorien, Bedeutung
SJ. 3 Zhongzhu	Shu-Punkt, Tonisierungspunkt, Fernpunkt für Ohrerkrankungen
SJ. 5 Waiguan	Luo → Pe. 7, Fernpunkt für die parietale Kopfregion
SJ. 6 Zhigou	Jing-Punkt, Obstipationsbehandlung
SJ. 8 Sanyangluo	Verbindung der 3 Yang-Meridiane, Fernpunkt für den Thorax
SJ. 14 Jianliao	Schultererkrankungen
SJ. 17 Yifeng	Ohrerkrankungen
SJ. 21 Ermen	Ohrerkrankungen

Klinische Bedeutung: Chinesische Quellen beschreiben den Sanjiao auch als „erhitzte drei Höhlen". Da keine genaueren anatomischen Beschreibungen vorliegen, nimmt man an, daß die 3 Körperhöhlen gemeint sind. Der obere „Erwärmer" entspricht dem Thorax und kontrolliert die Atmung und die Herztätigkeit, der mittlere „Erwärmer" entspricht der Bauchhöhle und kontrolliert die Verdauungsfunktionen, während der untere „Ewärmer" dem kleinen Becken zu-

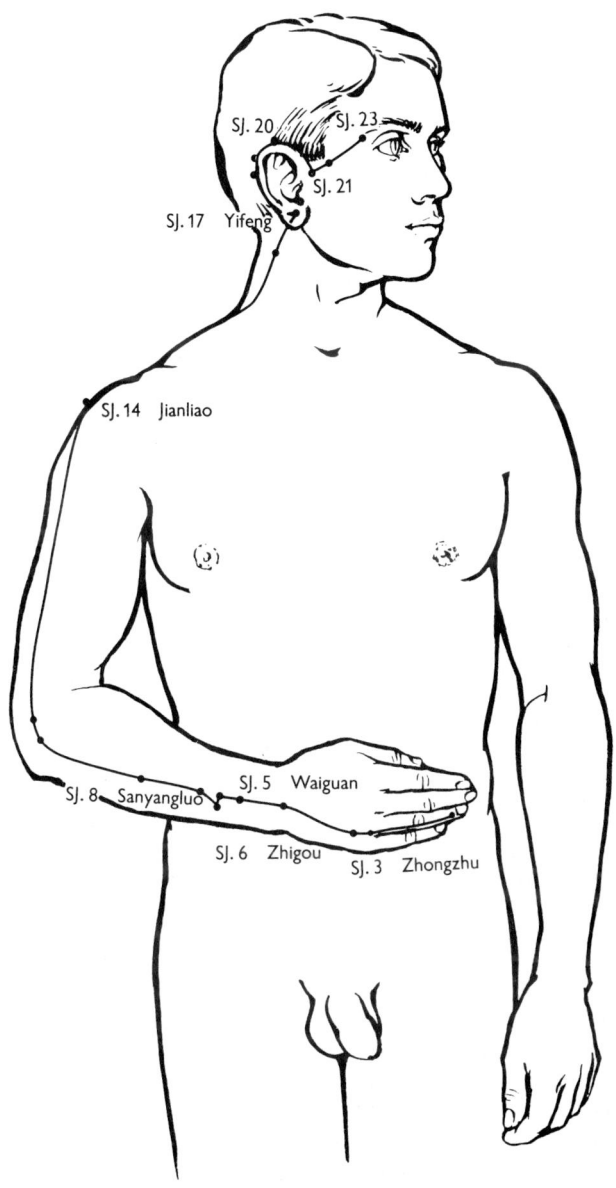

SJ. 20
SJ. 23
SJ. 21
SJ. 17 Yifeng
SJ. 14 Jianliao
SJ. 5 Waiguan
SJ. 8 Sanyangluo
SJ. 6 Zhigou
SJ. 3 Zhongzhu

geordnet wird und somit die Urogenitalfunktion beeinflußt. Das Sanjiao-System entspricht dem indischen System der Chakren: der obere Erwärmer dem Hals- und Herzchakra, der mittlere Jiao dem Solarplexuschakra, der untere Erwärmer dem Basis- und Polaritätschakra. Der Sanjiao-Meridian umkreist das Ohr und hat so eine besondere Bedeutung in der Behandlung von Erkrankungen des Ohres.

Punkte des Sanjiao-Meridians werden bei Schwerhörigkeit, Tinnitus, Schwindel, bei gastrointestinalen Störungen wie Obstipation, bei Thorax-, Schulter- und Kopfschmerzen sowie bei Augenerkrankungen ausgewählt.

SJ.3 Zhongzhu Mitten auf der kleinen Insel Shu-Punkt, Tonisierungspunkt

Lokalisation: Auf dem Handrücken zwischen dem 4. und 5. Os metacarpale, proximal vom Metakarpophalangealgelenk.
Indikationen: Schwerhörigkeit, Hörsturz, Tinnitus, M. Ménière, Schwindel und weitere, v. a. entzündliche Ohrerkrankungen, Schmerzen, Lähmungen und Polyneuropathien der Hände.
Art der Nadelung: Senkrecht, 1–2 cm tief.

SJ.5 Waiguan Äußerer Paß Luo → Pe.7

Lokalisation: Auf der Mitte zwischen Ulna und Radius, 2 Cun proximal der Dorsalfalte des Handgelenks vom Gelenkspalt.
Indikationen:
- Temporale und parietale Kopfschmerzen, Migräne.
- HWS-Syndrom, Tortikollis.
- Tinnitus, Schwerhörigkeit, M. Ménière.
- Erkältung, Fieber.
- Lähmungen, Schmerzen und Polyneuropathie der Arme.
- SJ.5 Waiguan ist einer der wichtigsten Fernpunkte für Erkrankungen im Kopfbereich.

Nach traditioneller Vorstellung eliminiert dieser Punkt äußere pathogene Faktoren, besonders Wind, Hitze oder Kälte, und öffnet die Oberfläche.
Art der Nadelung: Senkrecht, 1–2 cm tief.

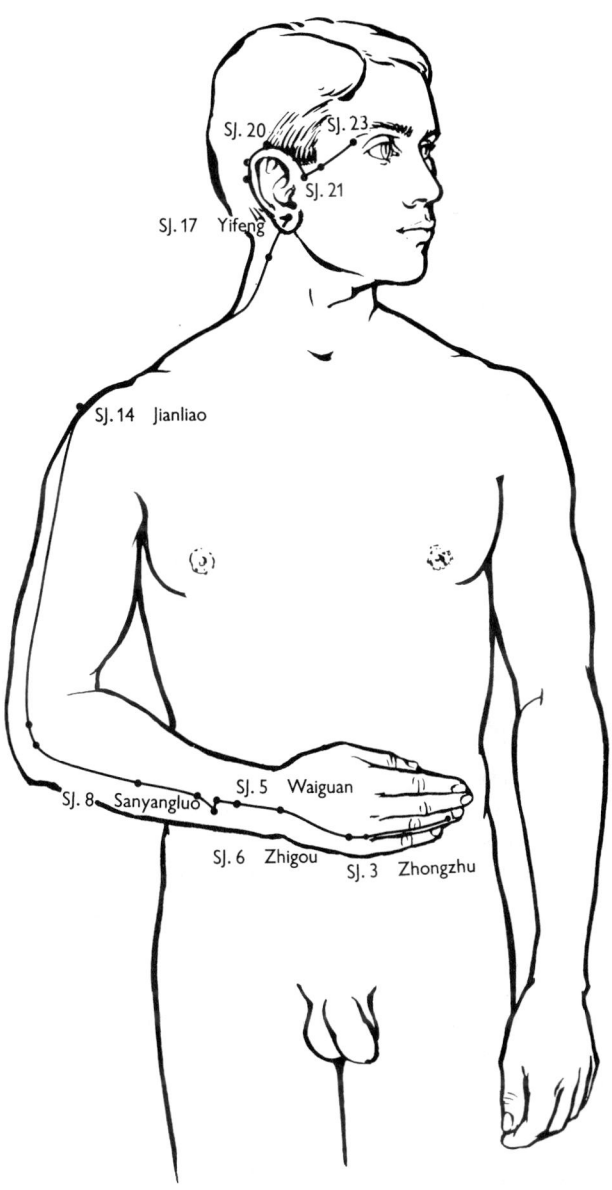

SJ.6 Zhigou Nebenrinne **Jing-Punkt**

Lokalisation: Auf der Mitte zwischen Ulna und Radius, 3 Cun proximal der Dorsalfalte des Handgelenks.
Indikationen: Obstipation, Meteorismus, abdominelle Schmerzen, irritables Kolon.
Art der Nadelung: Senkrecht, 1–2 cm tief.

SJ.8 Sanyangluo Verbindung der 3 Yang

Lokalisation: Zwischen Ulna und Radius, 4 Cun proximal der Dorsalfalte des Handgelenks.
Indikationen: Erkrankungen und Schmerzen im Bereich der Thoraxwand, u. a. Interkostalneuralgie, Herpes zoster. Die 3 Yang-Meridiane des Armes vereinigen sich in diesem Punkt (San = drei, Yang, Luo = Gefäß).
Art der Nadelung: Senkrecht, 1–2 cm tief.

SJ.14 Jianliao Schulterknochenspalt

Lokalisation: In der hinteren der beiden Gruben, die man bei Abduktion des Armes auf der Schulter tastet, dorsal der Bizepssehne.
Indikationen: Periarthritis humeroscapularis, Schulter-Arm-Syndrom, Lähmungen des Armes.
Art der Nadelung: Senkrecht, 1–2 cm tief.

SJ.15 Tianliao Knochenspalt im Himmel (oben)

Lokalisation: Auf der Mitte der Linie zwischen Akromion und Prominenz (Du 14 Dazhui), 1 Cun dorsal von Gb. 21 Jianjing, oberhalb des medialen Skapulawinkels.
Indikationen: HWS-Syndrom, Schulter-Arm-Syndrom, Tortikollis.
Art der Nadelung: Senkrecht, 1–2 cm tief. Gefährlicher Punkt!

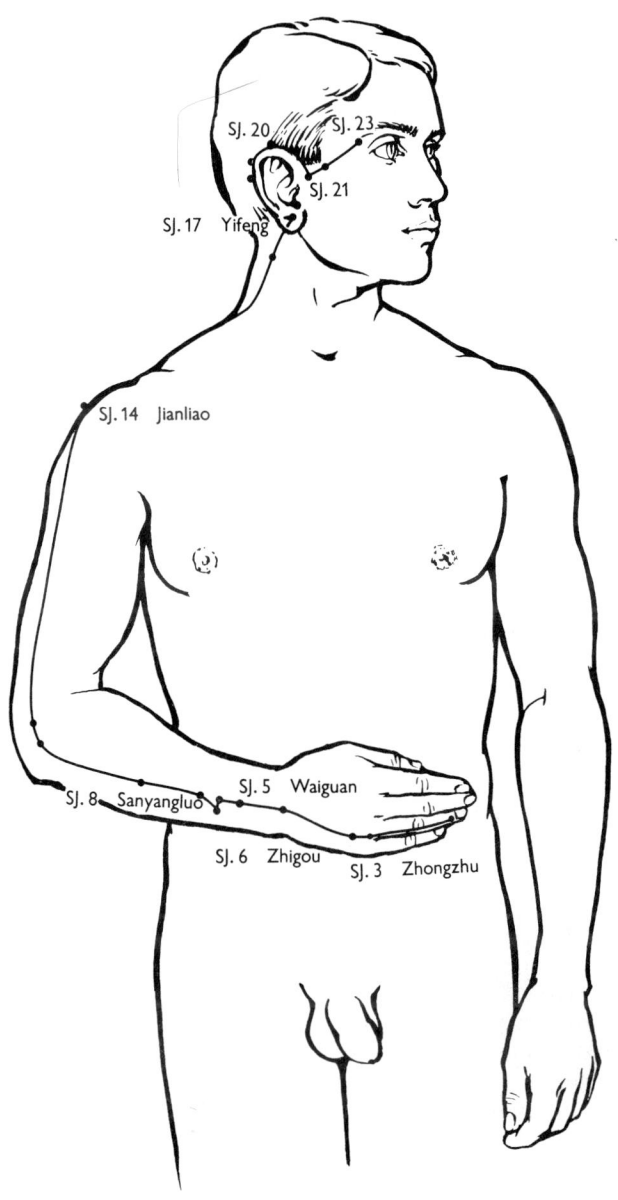

SJ. 20   SJ. 23

SJ. 21

SJ. 17   Yifeng

SJ. 14   Jianliao

SJ. 8   Sanyangluo   SJ. 5   Waiguan

SJ. 6   Zhigou   SJ. 3   Zhongzhu

SJ. 17 Yifeng   Vorhang im Wind

Lokalisation: Hinter dem Ohrläppchen, vor dem Processus mastoideus, in der Grube, die unter dem Meatus acusticus tastbar ist.
Indikationen: Schwerhörigkeit, Hörsturz, Tinnitus, M. Ménière, Erkältungskrankheiten, Otitis media, Parotitis, Fazialisparese.
Nach traditioneller Vorstellung eliminiert dieser Punkt Wind und Hitze. Er ist ein wirksamer „Windpunkt".
Art der Nadelung: Senkrecht, 1–2 cm tief.

SJ. 21 Ermen   Ohrtor

Lokalisation: Bei geöffnetem Mund, in der Vertiefung vor dem Tragus, oberhalb des Processus condyloideus der Mandibula.
Indikationen: Schwerhörigkeit, Hörsturz, Tinnitus, M. Ménière, Schwindel, Otitis media, Erkankungen des Kiefergelenks.
Art der Nadelung: Senkrecht, 1 cm tief, bei leicht geöffnetem Mund; auch Nadelrichtung nach unten, tangential zur Haut, dann Erfassung der Punkte Dü. 19 Tinggong und Gb. 2 Tinghui.

SJ. 23 Sizhukong   Frei von feinem Bambus

Lokalisation: Am lateralen Ende der Augenbraue.
Indikationen: Augenerkrankungen, frontale und temporale Kopfschmerzen, Migräne.
Art der Nadelung: Schräg nach dorsal, 1–2 cm tief.

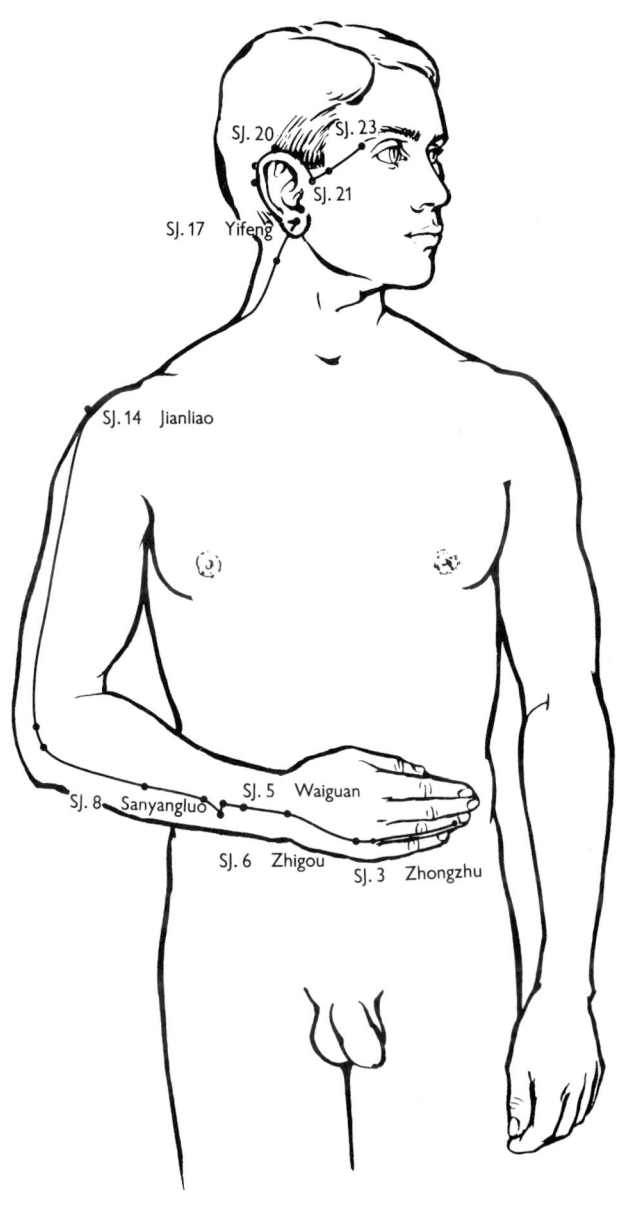

4.4.11 Gallenblasenmeridian Gb.

Wandlungsphase: Holz
Gewebe: Sehnen und Muskeln
Sinnesorgan: Auge
Gekoppeltes Organ: Leber

Maximalzeit: 23–1 Uhr
Ventraler Alarmpunkt, Mu-Punkt: Gb. 24 Riyue (7. ICR)
Dorsaler Segmentpunkt, Shu-Punkt: Bl. 19 Danshu (Th 10)

Der Gallenblasenmeridian als Yang-Meridian bildet mit dem Sanjiao-Meridian die **Shao-Yang-Meridianachse.**

Verlauf: Vom lateralen Augenwinkel zieht der Gallenblasenmeridian zum Ohr, umkreist es bis zum Hinterkopf, von hier läuft er zurück zur Stirn und dann parallel der Mittellinie zum Nacken, weiter über die Schulter zur lateralen Thoraxwand, über die laterale Seite des Abdomens zur lateralen Seite des Beines und Fußes und endet am lateralen Nagelwinkel der 4. Zehe.

Klinische Bedeutung: Der Gallenblasenmeridian steht in einer engen funktionellen Beziehung zur Leber, und zum Lebermeridian. Beide Meridiane beeinflussen Stoffwechselfunktionen und sind in der traditionellen Vorstellung für die Zirkulation der Lebensenergie verantwortlich. Punkte des Gallenblasenmeridians im Bereich des Stammes und die wichtigen Fernpunkte sind bei Leber- und Gallenblasenerkrankungen, Hüftschmerzen, Ischialgien, Lähmungen, Erkrankungen der Mamma indiziert. Punkte des Kopfes und im Nackenbereich dienen der Behandlung von Migräne, Kopfschmerzen, Augenerkrankungen, Ohrerkrankungen und HWS-Syndrom.

Gb. 1 Tongziliao   Pupillenknochenspalt

Lokalisation: 0,5 Cun lateral des äußeren Augenwinkels.
Indikationen: Augenerkrankungen, frontale und okzipitale Kopfschmerzen, Trigeminusneuralgie, Tics.
Art der Nadelung: Schräg, 1–2 cm nach lateral.
   Gefährlicher Punkt.

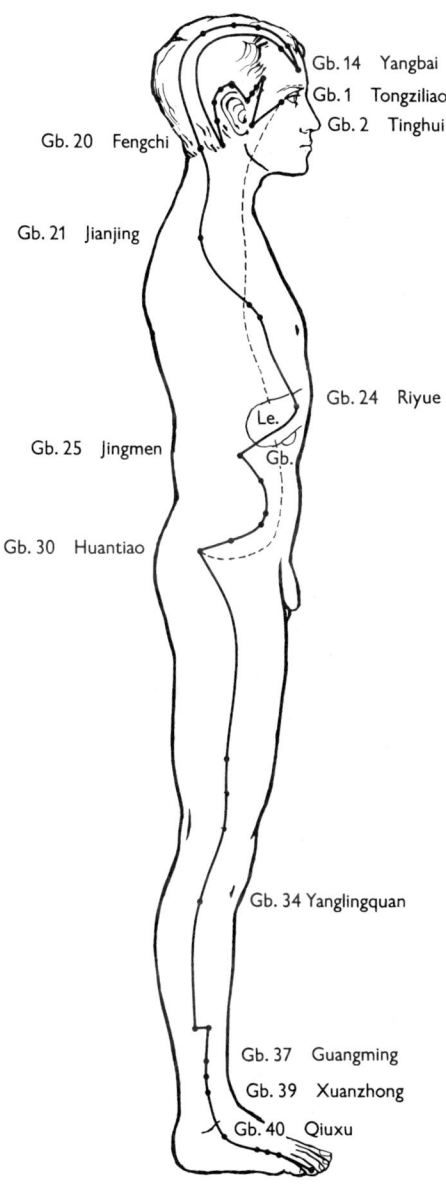

Gb. 14   Yangbai
Gb. 1   Tongziliao
Gb. 2   Tinghui

Gb. 20   Fengchi

Gb. 21   Jianjing

Gb. 24   Riyue

Gb. 25   Jingmen

Gb. 30   Huantiao

Gb. 34   Yanglingquan

Gb. 37   Guangming
Gb. 39   Xuanzhong
Gb. 40   Qiuxu

Le.
Gb.

Wichtigste Punkte	Punktekategorien, Bedeutung
Gb.2 Tinghui	Ohrerkrankungen
Gb.14 Yangbai	Frontale Kopfschmerzen, Migräne
Gb.20 Fengchi	HWS-Syndrom, okzipitale Kopfschmerzen
Gb.21 Jianjing	Zusätzlicher Alarmpunkt der Gallenblase
Gb.24 Riyue	Alarmpunkt, Mu-Gallenblase
Gb.25 Jingmen	Alarmpunkt, Mu-Niere
Gb.30 Huantiao	Ischialgie
Gb.34 Yanglingquan	He-Punkt, Meisterpunkt Muskel und Sehnen
Gb.37 Guangming	Luo → Le.3, Fernpunkt für das Auge
Gb.39 Xuanzhong	Meisterpunkt für das Knochenmark
Gb.40 Qiuxu	Yuan-Punkt (von Le.5)
Gb.41 Fuß-Linqi	Schlüsselpunkt Dai Mai, Fernpunkt für Ohrerkrankungen

Gb.2 Tinghui   Hören können

Lokalisation: Bei leicht geöffnetem Mund in einer Mulde, vor der Incisura intertragica, hinter dem Kondylus der Mandibula.
Indikationen: Schwerhörigkeit, Hörsturz, Tinnitus, Zahnschmerzen, Trigeminusneuralgie, Schmerzen bei Otitis media.
Art der Nadelung: Senkrecht, 1–2 cm tief.

Gb.8 Shuaigu   Dem Tal folgen

Lokalisation: 1 Cun oberhalb des höchsten Punktes der Ohrmuschel, 2 Cun oberhalb des oberen Ansatzes des Ohres.
Indikationen: Parietale und temporale Kopfschmerzen, Migräne, Schwindel.
Art der Nadelung: Schräg, 1–2 cm nach ventral oder dorsal.

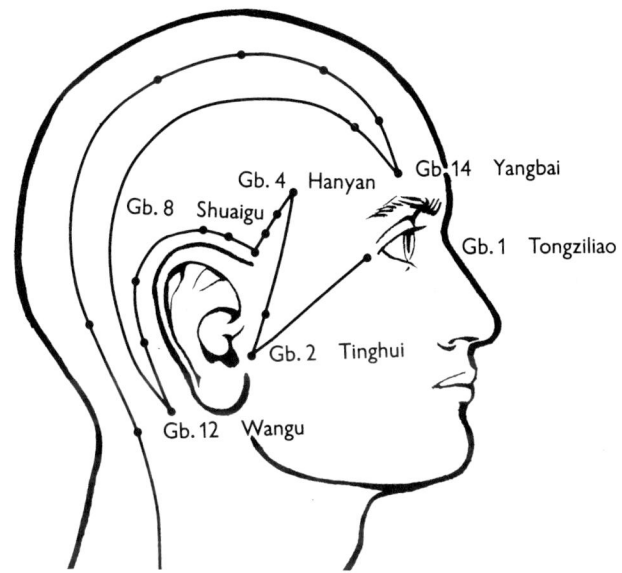

Gb.12 Wangu   Ende des Schädelknochens

Lokalisation: In der Vertiefung hinter und unterhalb des Processus mastoideus.
Indikationen: HWS-Syndrom, Tortikollis, Kopfschmerzen, Schlafstörung, Tinnitus.
Art der Nadelung: Senkrecht, 1 cm tief.

Gb.14 Yangbai   Weißer Yang

Lokalisation: Auf der Stirn 1 Cun oberhalb der Mitte der Augenbraue, auf der Linie, die durch die Mitte der Pupille nach oben gezogen wird.
Indikationen: Wichtiger Nahpunkt bei frontalen Kopfschmerzen, Migräne, Sinusitis frontalis, Trigeminusneuralgie, Augenerkrankungen, Visusschwäche, Nachtblindheit.
Art der Nadelung: Schräg, 0,5–1 cm.

Gb. 20 Fengchi Windteich

Lokalisation: In der Vertiefung, die zwischen den Ursprüngen der Mm. sternocleidomastoideus und trapezius tastbar ist.

Indikationen: HWS-Syndrom, Tortikollis, Migräne, okzipitale Kopfschmerzen, Erkältungskrankheiten, Schwindel, Tinnitus, Schlafstörung, Augenerkrankungen, Visusschwäche, Hypertonie.

Nach traditioneller Vorstellung eliminiert dieser Punkt inneren und äußeren Wind, Hitze, beruhigt bei Füllestörungen der Leber und klärt den Kopf.

Art der Nadelung: Senkrecht, 1 cm tief.

Gb. 21 Jianjing Schulterbrunnen **Alarmpunkt**

Lokalisation: Auf der höchsten Stelle der Schulter zwischen dem Prominenz (Du 14 Dazhui) und dem Akromion.

Indikationen: Gallenblasen- und Lebererkrankungen, Schulter-Arm-Syndrom, Myogelosen der Schultermuskulatur, Spannungen und Schmerzen im Thorax, Geburtserleichterung. Gb. 21 Jianjing ist ein zusätzlicher Alarmpunkt des Meridians und kann bei Schmerzhaftigkeit diagnostische Hinweise auf Leber- und Gallenblasenerkrankungen geben.

Art der Nadelung: Senkrecht in die Muskulatur, 1–2 cm tief.

Gefährlicher Punkt.

Gb. 24 Riyue Sonne und Mond **Mu-Gallenblase**

Lokalisation: Auf der Mamillarlinie im 7. ICR.

Indikationen: Lebererkrankungen, Hepatitis, Cholezystitis, Gastritis, Schluckauf, abdominelle Schmerzen, Interkostalneuralgie.

Art der Nadelung: Schräg, 1–2 cm.

Gefährlicher Punkt.

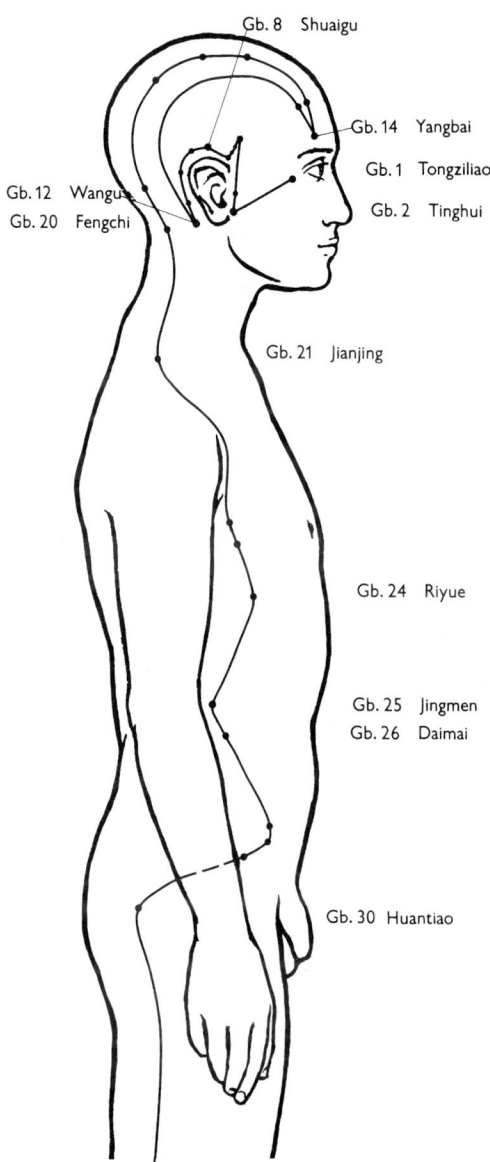

Gb. 8　Shuaigu

Gb. 14　Yangbai

Gb. 1　Tongziliao

Gb. 12　Wangu

Gb. 2　Tinghui

Gb. 20　Fengchi

Gb. 21　Jianjing

Gb. 24　Riyue

Gb. 25　Jingmen

Gb. 26　Daimai

Gb. 30　Huantiao

137

Gb. 25 Jingmen   Tor der Hauptstadt   **Mu-Niere**

Lokalisation: Am Unterrand des freien Endes der 12. Rippe.
Indikationen: Erkrankungen der Leber und Gallenblase, Interkostal-neuralgie, LWS-Syndrom. Bei Schwächestörungen der Niere wird Moxibustion sowohl hier als auch am Punkt Bl. 23 Shenshu angewendet – Mu- und Shu-Punkt der Niere.
Art der Nadelung: Senkrecht, 0,5–1 cm tief.

Gb. 26 Daimai   Gürtelgefäß

Lokalisation: Senkrecht unterhalb der Mitte zwischen den freien Enden der 11. und 12. Rippe, auf der Höhe des Nabels.
Indikationen: Erkrankungen der Leber und Gallenblase, LWS-Syndrom, Interkostalneuralgie, Menstruationsstörungen, Zystitis, Endometriose, irritables Kolon.
Art der Nadelung: Senkrecht, 2–3 cm tief.

Gb. 30 Huantiao   Im Kreis springen

Lokalisation: Auf der Linie vom Trochanter major zum unteren Ende des Os sacrum, an der Grenze zwischen äußerem und mittlerem Drittel dieser Strecke.
Indikationen: Ischialgien, Lumboischialgie, Koxarthrose, Lähmungen, Polyneuropathie der Beine.
Art der Nadelung: Senkrecht, 4–10 cm tief.

Gb. 34 Yanglingquan   Yang-Grab-Quelle   **He-Punkt**
Meisterpunkt – Sehnen, Muskeln

Lokalisation: Am Schnittpunkt der Linien gezogen von der unteren und von der vorderen Begrenzung des Fibulaköpfchens.
Indikationen: Erkrankungen von Muskeln und Sehnen, – Meisterpunkt, rheumatoide Arthritis, LWS-Syndrom, Tendovaginitis, Myopathien, Leber- und Gallenblasenerkrankungen, psychische Störungen, Hypertonie, Kniegelenkerkrankungen.
Nach traditioneller Vorstellung eliminiert dieser Punkt Feuchtigkeit, Hitze, Wind und harmonisiert die Leber.
Art der Nadelung: Senkrecht, 1–3 cm tief. Auch schräg nach unten.

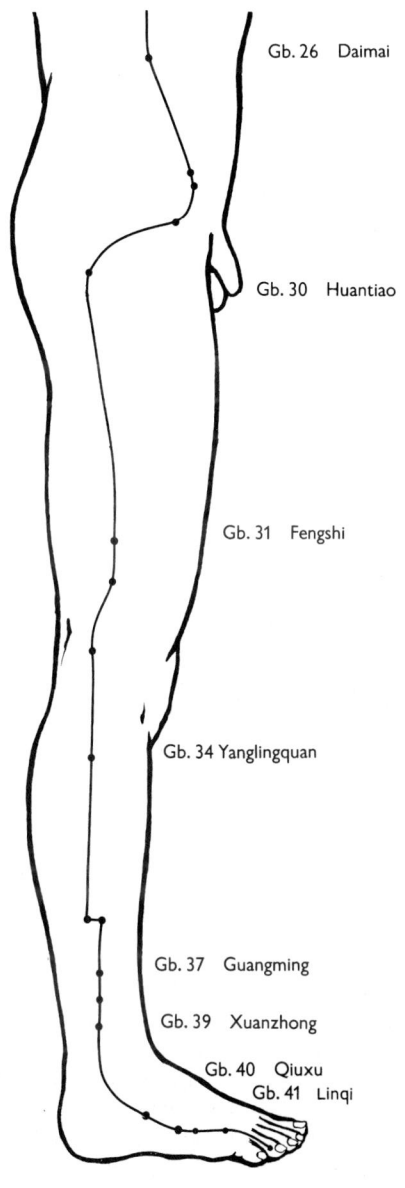

Gb. 26   Daimai

Gb. 30   Huantiao

Gb. 31   Fengshi

Gb. 34 Yanglingquan

Gb. 37   Guangming

Gb. 39   Xuanzhong

Gb. 40   Qiuxu

Gb. 41   Linqi

139

Gb. 37 Guangming Leuchten **Luo** → **Le. 3**

Lokalisation: Am Vorderrand der Fibula, 5 Cun proximal vom höchsten Punkt des Malleolus lateralis.

Indikationen: Augenerkrankungen, Visusschwäche, Lebererkrankungen, Schwindel, psychische Störungen, Kopfschmerzen, Migräne. Als Luo-Punkt bei Erkrankungen der beiden gekoppelten Organe Leber und Gallenblase.

Art der Nadelung: Senkrecht, 1–3 cm tief.

Gb. 39 Xuanzhong Aufhängung der Glocke **Meisterpunkt für Knochenmark**

Lokalisation: Zwischen dem Hinterrand der Fibula und der Sehne der Mm. peronaeus longus und brevis, 3 Cun proximal vom höchsten Punkt des Malleolus lateralis.

Indikationen: Wichtiger Fernpunkt für Tortikollis und HWS-Syndrom. Als Meisterpunkt bei Erkrankungen des Knochenmarks.

Art der Nadelung: Senkrecht, 1–2 cm tief.

Gb. 40 Qiuxu Großer Hügel **Yuan-Punkt (von Le. 5)**

Lokalisation: Vor und unterhalb des Malleolus lateralis; auf der Kreuzung der Linie vom unteren und vorderen Rand des Malleolus lateralis gezogen.

Indikationen: Thoraxschmerzen, Interkostalneuralgie, Mastitis, HWS-Syndrom, Arthritis bzw. Distorsionen des Sprunggelenks, Ulcus cruris.

Art der Nadelung: Senkrecht, 0,5–1 cm tief.

Gb. 41 Fuß-Linqi Am Fuß dem Weinen nahe **Schlüsselpunkt Dai Mai**

Lokalisation: Distal der Basis von Os metatarsale 4 und 5.

Indikationen: Wichtiger Fernpunkt für Ohrerkrankungen, Schwerhörigkeit, Tinnitus, M. Ménière, Hörsturz, Thoraxschmerzen, Mastitis, Störungen der Laktation und Dysmenorrhö.

Art der Nadelung: Senkrecht, 1–2 cm tief.

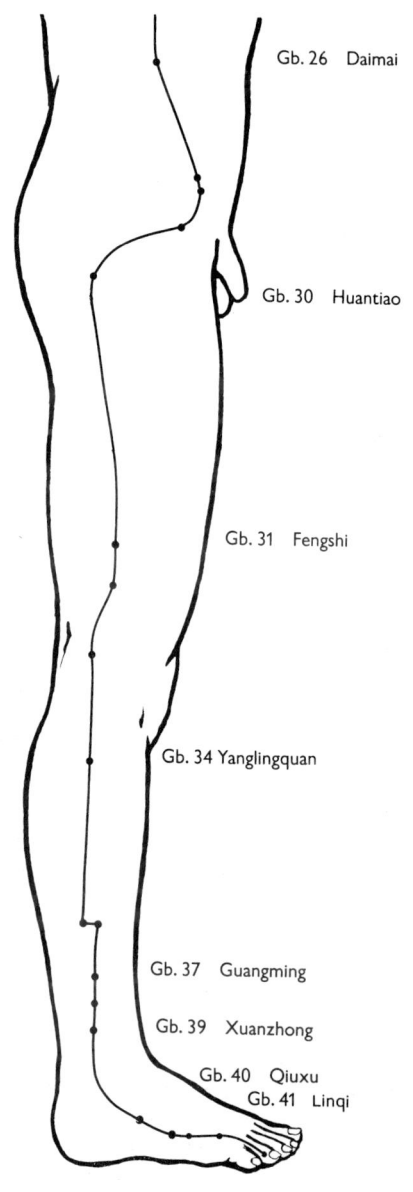

Gb. 26   Daimai

Gb. 30   Huantiao

Gb. 31   Fengshi

Gb. 34 Yanglingquan

Gb. 37   Guangming

Gb. 39   Xuanzhong

Gb. 40   Qiuxu

Gb. 41   Linqi

141

4.4.12 Lebermeridian Le.

Wandlungsphase: Holz
Gewebe: Sehnen und Muskeln
Sinnesorgan: Auge
Gekoppeltes Organ: Gallenblase

Maximalzeit: 1–3 Uhr
Ventraler Alarmpunkt, Mu-Punkt: Le. 14 Qimen
Dorsaler Segmentpunkt, Shu-Punkt: Bl. 18 Ganshu

Der Lebermeridian als Yin-Meridian bildet mit dem Perikardmeridian die **Jue-Yin-Meridianachse.**

Verlauf: Der Lebermeridian zieht von der großen Zehe, an der Innenseite des Unter- und Oberschenkels zum äußeren Genitale, dann zum Abdomen und endet an der lateralen Thoraxwand im 6. ICR unter der Mamille.

Wichtigste Punkte	Punktekategorien, Bedeutung
Le. 3 Taichong	Yuan (von Gb. 37)
Le. 8 Ququan	He-Punkt, Tonisierungspunkt
Le. 13 Zhangmen	Mu-Punkt Milz-Pankreas
	Meisterpunkt Zang-Organe
Le. 14 Qimen	Mu-Punkt Leber

Klinische Bedeutung: Die Leber ist in der chinesischen Medizin zuständig für das freie Fließen der Lebensenergie Qi. Bei Störungen der Leber kommt es zu Stagnation im Fließen von Qi. Der Lebermeridian hat eine enge Beziehung zum Genitale. Auch zum Auge bestehen funktionelle Beziehungen. Die distalen Punkte des Meridians werden zur Behandlung von Erkrankungen des Auges und bei Kopfschmerzen angewendet. Punkte am Bein dienen als Fernpunkte der Behandlung von Störungen der Urogenitalfunktionen sowie Leber- und Stoffwechselerkrankungen. Punkte des Rumpfes sind bei Leber-, Gallenblasen- und Stoffwechselerkrankungen indiziert.

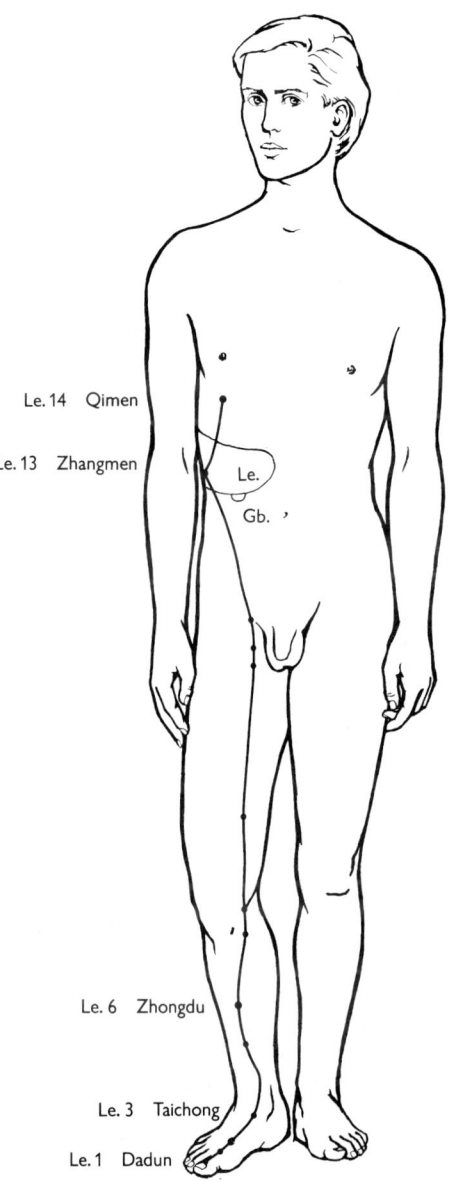

Le. 14   Qimen

Le. 13   Zhangmen

Le.

Gb.

Le. 6   Zhongdu

Le. 3   Taichong

Le. 1   Dadun

143

Le. 3 Taichong   Großer Impuls   **Yuan-Punkt** (von Gb. 37)

Lokalisation: Zwischen 1. und 2. Os metatarsale, 2 Cun proximal von der Interdigitalfalte.

Indikationen: Leber- und Gallenerkrankungen, Fernpunkt für Augenerkrankungen, Migräne, Kopf- und Thoraxschmerzen, Epilepsie, Commotio, Hypertonie. Urogenitale Störungen wie Dysmenorrhö, Enuresis, Uroneurosen, Miktionsstörungen. Endokrine Störungen und Stoffwechselerkrankungen wie Diabetes mellitus. Psychische Erregungszustände und Schlafstörungen (zusammen mit Di. 4 Hegu).
Nach traditioneller Vorstellung harmonisiert Le. 3 das Leber-Qi bei „Leber-Yang"-Störungen und fördert das Fließen der Lebensenergie Qi im ganzen Körper.
Art der Nadelung: Senkrecht, 1–2 cm tief.

Le. 8 Ququan   Gebogene Quelle   **He-Punkt, Tonisierungspunkt**

Lokalisation: Am medialen Ende der Beugefalte des Kniegelenks, am Vorderrand der Sehnen der Mm. semimembranosus und semitendinosus.
Indikationen: Harnwegsinfekt, Impotenz, Dysmenorrhö, schmerzhafte Erkrankungen im Bereich des Kniegelenks.
Art der Nadelung: Senkrecht, 2–3 cm tief.

Le. 13 Zhangmen   Abschnittstor   **Mu-Punkt Milz-Pankreas**
                                        Meisterpunkt Zang-Organe

Lokalisation: Am freien Ende der 11. Rippe.
Indikationen: Erkrankungen der Leber und Gallenblase, Stoffwechselerkrankungen, Meisterpunkt für Zang-Organe (Lunge, Herz, Milz-Pankreas, Niere, Leber). Störungen der Verdauungsfunktionen wie Maldigestion, Diarrhö.
Art der Nadelung: Senkrecht, 1–2 cm tief.

Le. 14 Qimen   Im Tor   **Mu-Punkt Leber**

Lokalisation: Auf der Mamillarlinie im 6. ICR.
Indikationen: Lebererkrankungen wie Hepatitis, Schmerzen im Oberbauch und Thorax, Herzerkrankungen, Asthma bronchiale, Interkostalneuralgie, Mastitis, Laktationsstörungen.
Art der Nadelung: Schräg, 1–2 cm.

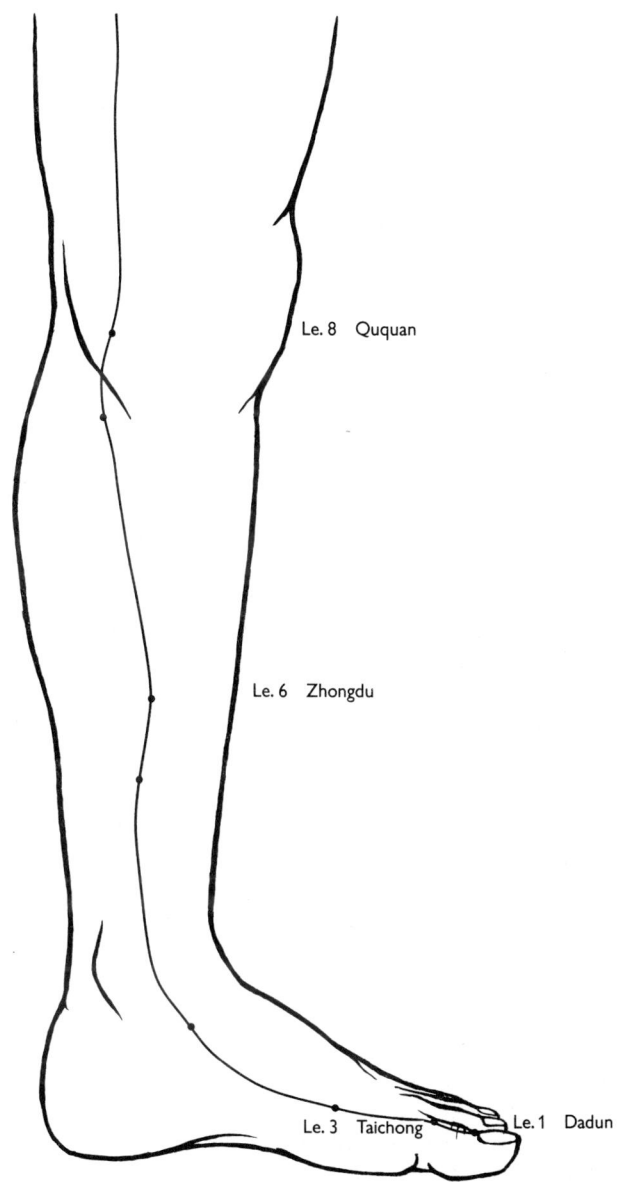

Le. 8   Ququan

Le. 6   Zhongdu

Le. 3   Taichong   Le. 1   Dadun

4.4.13 Lenkergefäß, Du Mai

Dem Du-Meridian ist kein Organ zugeordnet. Nach chinesischer Vorstellung wird er als „Lenker" aller 6 Yang-Meridiane und Yang-Organe betrachtet und hat eine wichtige übergeordnete Rolle. Der Du Mai hat einen ausgeprägten Einfluß auf die Funktionen des Zentralnervensystems, besonders auf psychische Funktionen.

Dieser Meridian wird Du Mai (Wade Giles: Tou Mo), Lenkergefäß oder Gouverneurgefäß (engl. governing vessel, GV.) genannt. Du bedeutet regieren oder lenken. Mit dem Ren-Meridian und den 12 Hauptmeridianen zählt er zu den „14 Meridianen". Zusammen mt dem Ren-Meridian wird der Du-Meridian zu den 8 „Außerordentlichen Meridianen" gerechnet.

Verlauf: Der Du Mai beginnt am Os coccygis und zieht in der dorsalen Mittellinie über die Dornfortsätze zum Nacken, dann über die Mittellinie des Schädels zur Stirn und Nase, und endet unter der Oberlippe im Mund.

Klinische Bedeutung: Den 6 Yang-Meridianen übergeordnet hat der Du Mai eine wichtige koordinierende und harmonisierende Wirkung auf alle Körperregionen und Organe. Punkte des Du Mai im Lumbal- und Sakralbereich sind bei anorektalen und urogenitalen Erkrankungen sowie bei Lumboischialgien indiziert. Punkte in der Thorax- und Nackenregion werden zur Behandlung von BWS- sowie HWS-Syndrom, Interkostalneuralgie, Abwehrschwäche, Fieber und Infektionserkrankungen herangezogen. Punkte des kranialen Verlaufs sind wichtig in der Behandlung von psychischen, psychosomatischen und neurologischen Erkrankungen sowie bei Kopfschmerzen und Migräne. Der Punkt Du 20 Baihui, auf dem Schädeldach gelegen, ist der bedeutendste übergeordnete Punkt und spielt deshalb eine eminent wichtige Rolle.

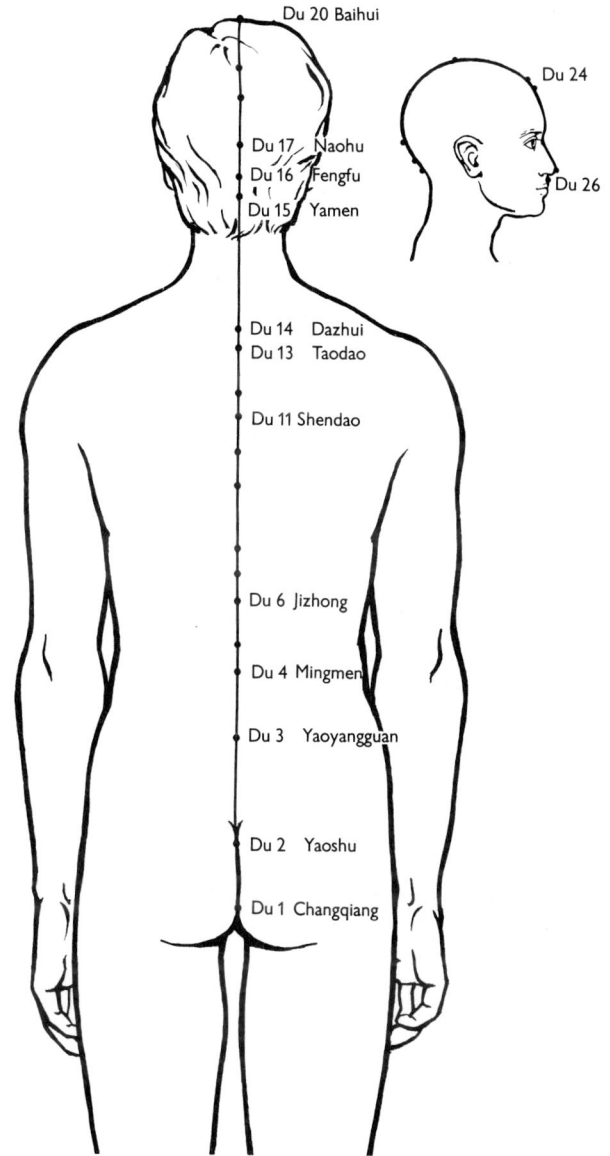

Du 20 Baihui

Du 24

Du 26

Du 17 Naohu
Du 16 Fengfu
Du 15 Yamen

Du 14 Dazhui
Du 13 Taodao

Du 11 Shendao

Du 6 Jizhong

Du 4 Mingmen

Du 3 Yaoyangguan

Du 2 Yaoshu

Du 1 Changqiang

Du 3 Yaoyangguan Yang-Paß der Lende **L 4/5**

Lokalisation: Auf der Mitte zwischen L 4 und L 5.
Indikationen: Lumboischialgie, Urogenitalerkrankungen.
Art der Nadelung: Senkrecht, 1 cm tief.

Du 4 Mingmen Tor des Lebens **L 2/3**

Lokalisation: Zwischen den Dornfortsätzen von L 2 und L 3.
Indikationen: LWS-Syndrom, Ischialgie, Urogenitalerkrankungen.
Moxibustion bei Schwächezuständen.
Nach traditioneller Vorstellung tonisiert dieser Punkt das Yuan-Qi
und das Yang der Niere. Das Yang der Niere wird auch Tor des
Lebens genannt.
Art der Nadelung: Senkrecht, 1 cm tief.

Du 6 Jizhong Mitte der Wirbelsäule **Th 11/12**

Lokalisation: Unterhalb des Dornfortsatzes von Th 11.
Indikationen: LWS-Syndrom, Ischialgie, Interkostalneuralgie,
Epilepsie. Bei spastischen Paresen Elektrostimulation mit Du 2 oder
Ex. 20. Analgesie zur Geburtserleichterung.
Art der Nadelung: Schräg, 1 cm.

Du 11 Shendao Weg des Geistes **Th 5/6**

Lokalisation: Unterhalb des Dornfortsatzes von Th 5.
Indikationen: Gedächtnisstörung, Angstzustände, Herzneurosen,
Angina pectoris, Schlafstörung.
Art der Nadelung: Schräg, 1 cm.

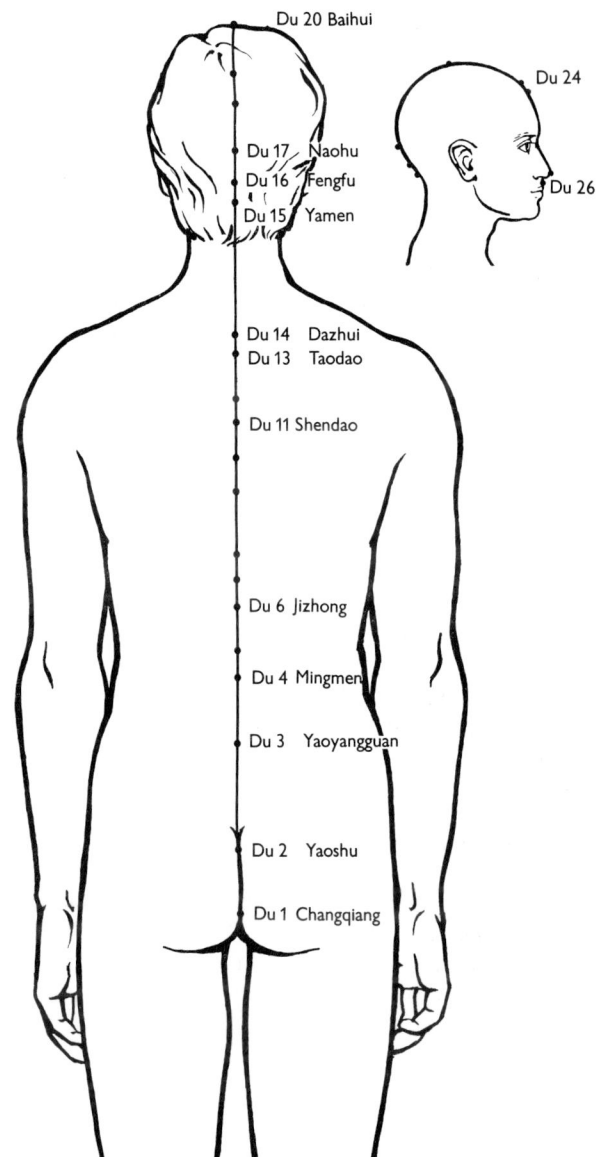

Du 20 Baihui

Du 24

Du 26

Du 17 Naohu
Du 16 Fengfu
Du 15 Yamen

Du 14 Dazhui
Du 13 Taodao

Du 11 Shendao

Du 6 Jizhong

Du 4 Mingmen

Du 3 Yaoyangguan

Du 2 Yaoshu

Du 1 Changqiang

Du 13 Taodao   Der zufriedene Weg   **Th 1/2**

Lokalisation: Unterhalb des Dornfortsatzes von Th 1.
Indikationen: HWS-Syndrom, Schulter-Arm-Syndrom, Fieber, Infektionskrankheiten.
Art der Nadelung: Schräg, 1–2 cm.

Du 14 Dazhui   Großer Wirbel   **C 7/Th 1**

Lokalisation: Unterhalb des Dornfortsatzes der Vertebra prominens.
Indikationen:
– Okzipitale Kopfschmerzen, HWS-Syndrom, Tortikollis.
– Fieber, Infektionskrankheiten, Immunstimulation.
– Asthma bronchiale, Ekzeme.
– Psychiatrische Erkrankungen wie Schizophrenie, Epilepsie.
Du 14 Dazhui ist der Treffpunkt vieler Verbindungen zwischen den Meridianen der Nacken- und oberen Thoraxregion. Deshalb ist er ein wichtiger übergeordneter und koordinierender Punkt der Thorax- und Nackenregion.
Nach traditioneller Vorstellung harmonisiert dieser Punkt das Yang-Qi im Körper und eliminiert Hitze.
Art der Nadelung: Senkrecht, 1–2 cm tief.

Du 15 Yamen   Stummes Tor   **C 1/2**

Lokalisation: Zwischen C 1 und C 2 (Subokzipitalpunktionsstelle).
Indikationen: Schwerhörigkeit, Aphasie, Sprachstörung. Okzipitale Kopfschmerzen, Migräne, HWS-Syndrom, Tortikollis. Psychiatrische Erkrankungen.
Art der Nadelung: Senkrecht, nicht tiefer als 1 cm, nicht manipulieren. Gefährlicher Punkt.

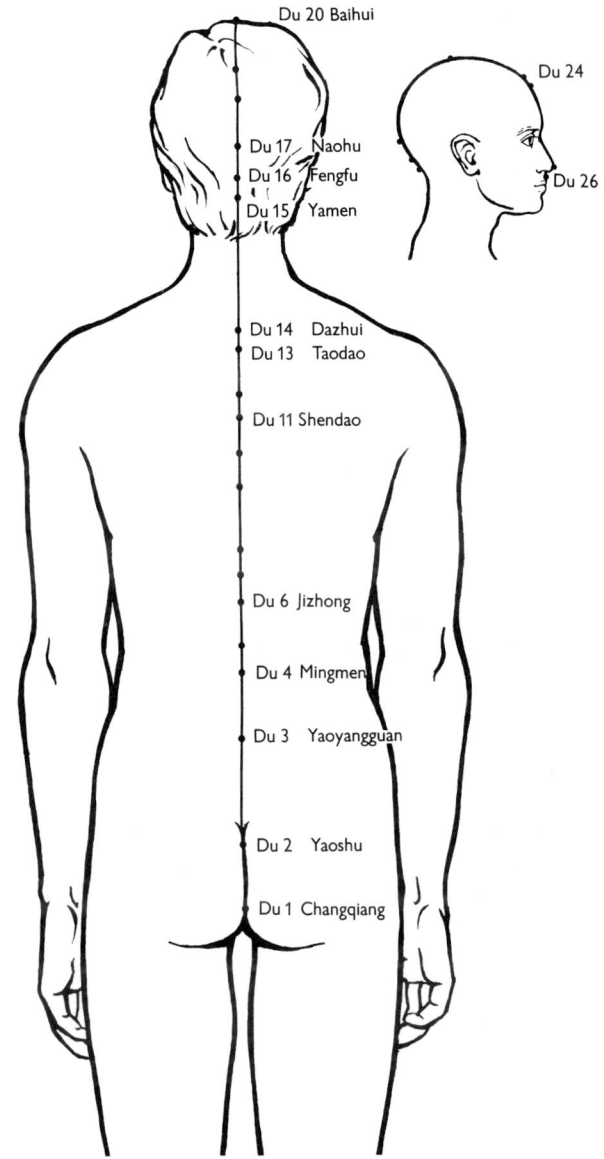

Du 20 Baihui

Du 24

Du 17 Naohu
Du 16 Fengfu
Du 15 Yamen

Du 26

Du 14 Dazhui
Du 13 Taodao

Du 11 Shendao

Du 6 Jizhong

Du 4 Mingmen

Du 3 Yaoyangguan

Du 2 Yaoshu

Du 1 Changqiang

Du 16 Fengfu   Amt im Wind

Lokalisation: Unterhalb der Protuberantia occipitalis.
Indikationen: Okzipitale Kopfschmerzen, Migräne, Erkältungskrankheiten, Apoplex, psychiatrische Erkrankungen.
Nach traditioneller Vorstellung eliminiert dieser Punkt Wind. Er ist einer der „Windpunkte".
Art der Nadelung: Senkrecht, 0,5–1 cm tief.

Du 20 Baihui   Hundert Zusammenkünfte

Lokalisation: In der Verlängerung der Verbindungslinie vom tiefsten zum höchsten Punkt der Ohrmuschel auf der Medianlinie des Kopfes; 7 Cun oberhalb der Nackenhaarlinie, 5 Cun dorsal der Stirnhaargrenze.
Indikationen:
- Psychisch stark wirksamer Punkt, allgemeine sedierende und ausgleichende Wirkung.
- Kopfschmerzen, Migräne, Gedächtnisstörung.
- Apoplex, Epilepsie, Schlafstörungen.
- Dieser Punkt kann bei jeder Akupunkturbehandlung wegen seiner allgemeinen psychischen und koordinierenden Wirkungen genadelt werden. Er wird häufig mit Ex. 6 Sishencong kombiniert.
Art der Nadelung: Schräg nach hinten, 0,5 cm. Nicht stimulieren.

Du 24 Shenting   Hof des Geistes

Lokalisation: 0,5 Cun oberhalb der Stirnhaargrenze.
Indikationen: Frontale Kopfschmerzen, Konzentrationsstörungen, Schwindel, Schlafstörung, Rhinitis, Erkältungskrankheiten, Sinusitis frontalis, psychische Störungen. Dieser Punkt wird oft mit Ex. 1 Yintang kombiniert.
Art der Nadelung: Schräg nach hinten, 0,5 cm.

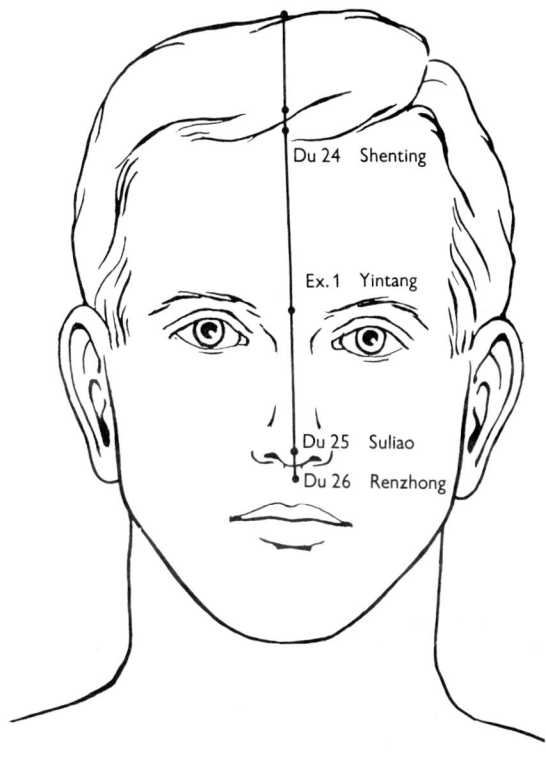

Du 24 Shenting

Ex. 1 Yintang

Du 25 Suliao
Du 26 Renzhong

Du 26 Renzhong Mitte der Oberlippe

Lokalisation: An der Grenze zwischen mittlerem und oberem Drittel der Entfernung zwischen Nase und Oberlippenrand.

Indikationen: Dies ist der wichtigste Jing-Punkt, besonders wirksam bei akuten Notfällen wie Kollapszuständen, Schock, epileptischen Anfällen. Auch bei Trigeminusneuralgie, Zahnschmerzen anzuwenden.

Art der Nadelung: Schräg nach oben, 0,5 cm tief. Kräftig stimulieren. Wenn bei akuten Notfällen keine Akupunkturnadel zur Hand ist, sollte der Nagel des Zeigefingers oder eine Einmalkanüle verwendet werden.

4.4.14 Konzeptionsgefäß, Kontrollgefäß, Ren Mai

„Ren" bedeutet kontrollieren, oder Kontrolle. Der Ren-Meridian (Wade-Giles: Jenn Mo) wird in der deutschsprachigen Literatur als „Konzeptionsgefäß" bezeichnet (engl.: conceptional vessel, CV.). Eine bessere deutsche Bezeichnung wäre *Kontrollgefäß*.

Der Ren-Meridian ist ebenso wie der Du Mai mit keinem inneren Organ direkt verbunden, hat jedoch eine Kontrollfunktion über die 6 Yin-Meridiane und Yin-Organe.

Verlauf: Der Ren-Meridian beginnt am Perineum und verläuft in der vorderen Mittellinie über Abdomen und Thorax und endet unter dem Mund.

Klinische Bedeutung: Als den 6 Yin-Organen übergeordneter Meridian haben die Punkte des Ren Mai eine koordinierende Wirkung auf Erkrankungen der Yin-Organe des Abdomens, nämlich Milz-Pankreas, Leber und Niere sowie des Thorax – Lunge und Herz. Deshalb werden die Punkte des Ren Mai bei urogenitalen, gastrointestinalen Erkrankungen und bei Herz- und Lungenerkrankungen häufig angewendet. Auf dem Ren Mai liegen viele Alarmpunkte. Auch Punkte mit stark tonisierender Wirkung sind auf dem Ren-Meridian zu finden, wie Ren 6 Qihai, Meer der Energie, und Ren 8 Shenjue, der Nabel (nur Moxibustion).

Ren 3 Zhongji In der Mitte zwischen den Polen   **Mu-Blase**

Lokalisation: In der Mittellinie 1 Cun oberhalb der Symphyse.
Indikationen: Urogenitale Erkrankungen, Enuresis, Menstruationsstörungen, Inkontinenz sowie Harnverhaltung, chronische Entzündungen der Blase sowie im Beckenraum, Impotenz.
Art der Nadelung: Senkrecht, 2–3 cm tief.

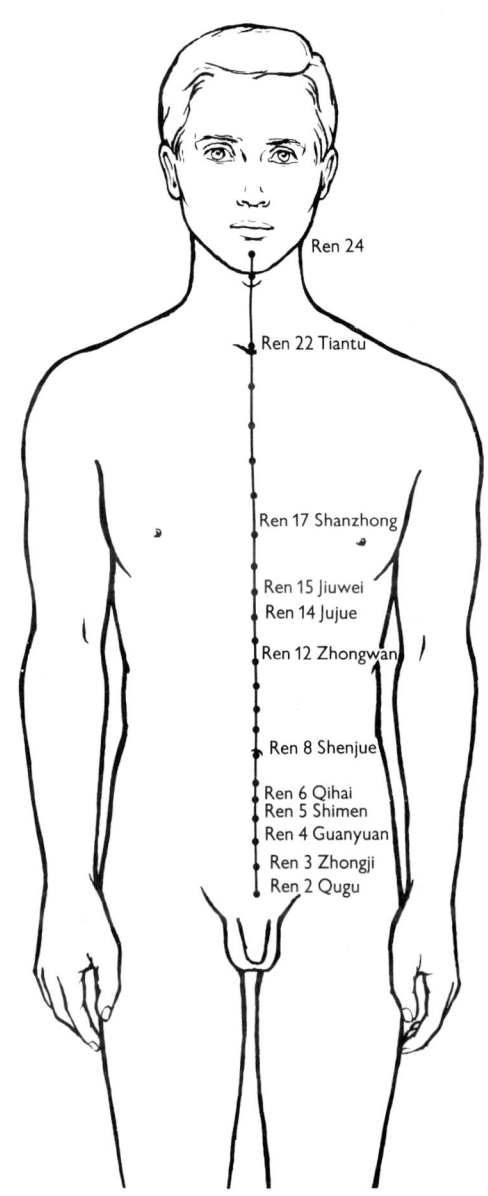

Ren 24

Ren 22 Tiantu

Ren 17 Shanzhong

Ren 15 Jiuwei
Ren 14 Jujue

Ren 12 Zhongwan

Ren 8 Shenjue

Ren 6 Qihai
Ren 5 Shimen
Ren 4 Guanyuan

Ren 3 Zhongji
Ren 2 Qugu

Ren 4 Guanyuan   Umschlossene Ursprungsenergie   **Mu-Dünndarm**

Lokalisation: In der Mittellinie 2 Cun oberhalb der Symphyse, 3 Cun unterhalb des Nabels.

Indikationen: Urogenitale Erkrankungen, Entzündungen im Beckenraum, Enuresis, Impotenz, Menstruationsstörungen, Diarrhö, Rekonvaleszenz nach schweren Erkrankungen.

Nach traditioneller Vorstellung tonisiert dieser Punkt das Yin im ganzen Körper, dadurch auch das Yang, besonders das Nieren-Yang.

Art der Nadelung: Senkrecht, 2–3 cm tief.

Ren 6 Qihai   Meer der Lebensenergie

Lokalisation: In der Mittellinie 1,5 Cun unterhalb des Nabels.

Indikationen: Schwäche- und Erschöpfungszustände. Als wirkungsvoller Tonisierungspunkt für das Qi wird er in Verbindung mit Ma. 36 Zusanli und MP. 6 Sanyinjiao zur Behandlung von Depression, chronischer Müdigkeit und Hypotonie verwendet – Moxibustion.

Art der Nadelung: Senkrecht, 2–3 cm tief.

Ren 8 Shenjue   Bewußtloser Geist

Lokalisation: Nabel.

Indikationen: Dieser Punkt *ist für die Nadelung verboten.* Indikationen nur zur Moxibustion bei Bauchschmerzen und Diarrhö. Der Nabel ist ein wichtiger allgemeiner tonisierender Punkt wie Ren 4 Guanyuan und Ren 6 Qihai.

Ren 12 Zhongwan   Mitten in der Magenhöhle   **Meisterpunkt**
Fu-Organe, Mu-Magen

Lokalisation: In der Mittellinie auf der Mitte zwischen Xyphoidspitze und Nabel, 4 Cun oberhalb des Nabels.

Indikationen: Magenerkrankungen wie Ulkus und Gastritis, Maldigestion, Übelkeit, Brechreiz, Hyperemesis gravidarum, Flatulenz, Lebererkrankungen.

Art der Nadelung: Senkrecht, 2–3 cm tief.

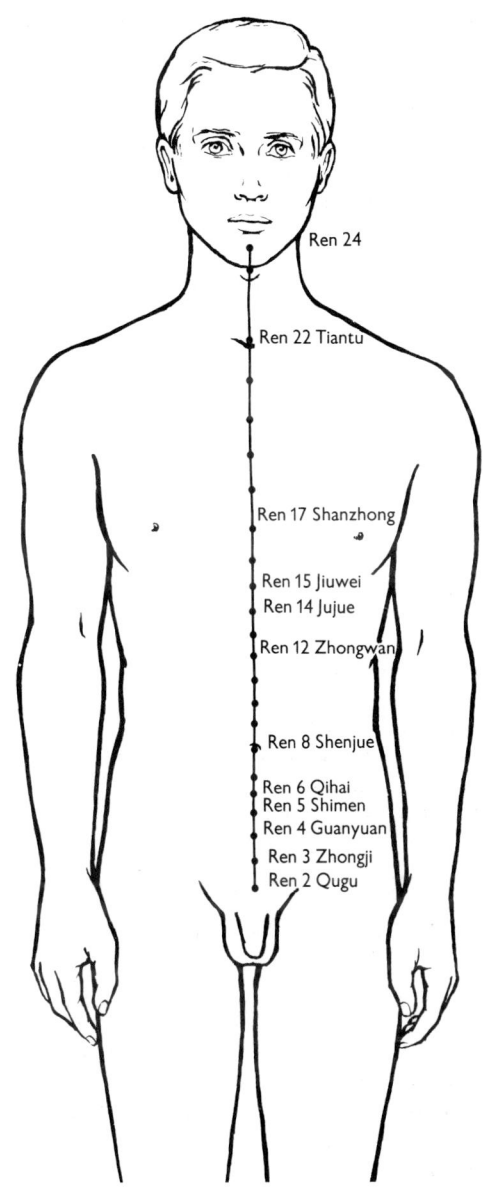

Ren 24

Ren 22 Tiantu

Ren 17 Shanzhong

Ren 15 Jiuwei
Ren 14 Jujue

Ren 12 Zhongwan

Ren 8 Shenjue

Ren 6 Qihai
Ren 5 Shimen
Ren 4 Guanyuan
Ren 3 Zhongji
Ren 2 Qugu

Ren 14 Juque Großer Palast **Mu-Herz**

Lokalisation: In der Mittellinie 6 Cun oberhalb des Nabels, 2 Cun unter dem Xyphoid.
Indikationen: Magenerkrankungen, Herzerkrankungen wie Angina pectoris, psychische Störungen wie Schlafstörungen und Erregungszustände.
Art der Nadelung: Senkrecht, 2–3 cm tief.

Ren 17 Shanzhong Brustkorbmitte **Mu-Perikard**
Meisterpunkt der Respirationsorgane

Lokalisation: In der Sternummitte zwischen den Brustwarzen, in Höhe des 4. ICR.
Indikationen: Herz- und Lungenerkrankungen, Asthma bronchiale, chronische Bronchitis, Husten, Erkrankungen der Thoraxwand.
Art der Nadelung: Schräg nach unten gerichtet, 2–3 cm tief.

Ren 22 Tiantu Aus dem Himmel herausragen

Lokalisation: In der Suprasternalgrube.
Indikationen: Akuter Asthmaanfall, Dysphagie, Pharyngitis.
Art der Nadelung: In diesem Punkt wird die Nadel bei sitzender Position des Patienten zunächst 0,5 Cun nach hinten eingestochen, dann wird der Patient aufgefordert, den Kopf ganz in den Nacken zu legen, und die Nadel wird parallel zur Sternumhinterseite 4–5 cm weiter nach kaudal geschoben. Dieser Punkt sollte nur bei sicherer Beherrschung der Technik angewendet werden. Falsche Nadelführung gefährdet die im Mediastinum gelegenen großen Gefäße und andere lebenswichtige Organe.

Ren 23 Lianquan Die bescheidene Quelle

Lokalisation: In der Mitte zwischen dem Oberrand des Krikoidknorpels und dem Unterrand der Mandibula.
Indikationen: Aphasie, Dysphagie, Sprachstörungen infolge eines Schlaganfalls, Stottern, Pharyngitis, Laryngitis, Heiserkeit.
Art der Nadelung: Schräg in Richtung zur Zungenwurzel 2–3 cm.

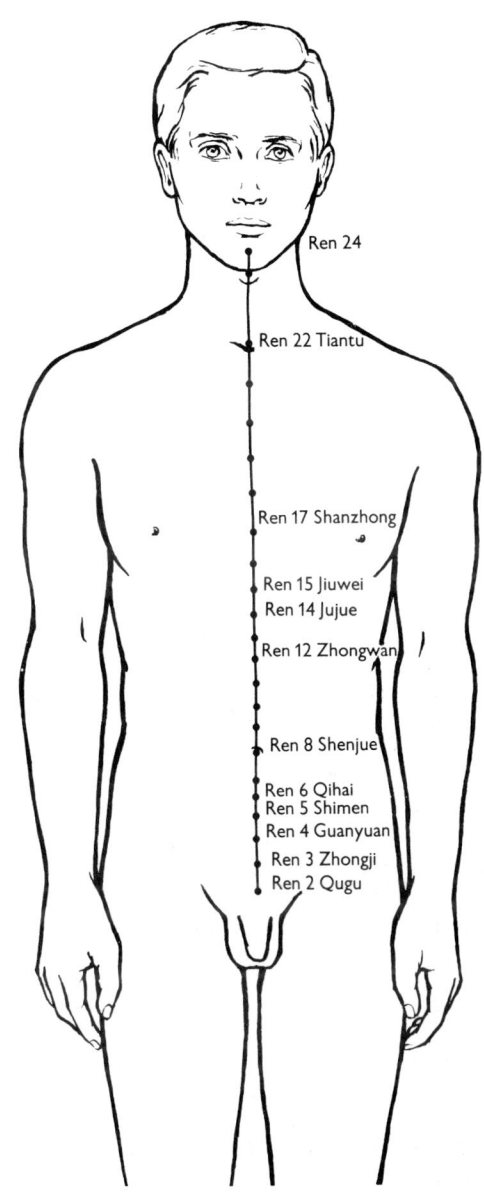

Ren 24

Ren 22 Tiantu

Ren 17 Shanzhong

Ren 15 Jiuwei
Ren 14 Jujue

Ren 12 Zhongwan

Ren 8 Shenjue

Ren 6 Qihai
Ren 5 Shimen
Ren 4 Guanyuan

Ren 3 Zhongji
Ren 2 Qugu

4.4.15 Extrapunkte Ex.

Neben den 361 klassischen Akupunkturpunkten, die auf den 14 Meridianen liegen, wurden nach Abschluß der Systematisierung der Punkte neue Punkte entdeckt. Diese Punkte werden auch Punkte außerhalb der Meridiane (P.a.M.) oder auch Neupunkte (NP.) genannt. Hier wird die Terminologie und Numerierung der Academy of Traditional Chinese Medicine Peking verwendet, die diese Punkte als Extrapunkte bezeichnet. Jeder Punkt hat einen chinesischen Namen, der meist Aufschluß über die Lokalisation oder die Funktion der Punkte gibt, z.B. Extra 2 Taiyang = Schläfe, Extra 8 Anmian = Ruhiger Schlaf. In den meisten Publikationen ist die Numerierung dieser Extrapunkte nicht einheitlich, deshalb ist der chinesische Name besonders wichtig zur Kennzeichnung dieser Punkte. Die Mehrzahl der Extrapunkte liegt außerhalb der Meridiane; es gibt jedoch einige im Verlauf der 14 Hauptmeridiane, z.B. Extra 35 Dannang distal von Gb.34 Yanglingquan oder Ex.1 Yintang auf dem Du Mai.

Im Rahmen der neuesten Standardisierung der Nomenklatur in Zusammenarbeit mit der WHO sind jetzt 48 Extrapunkte aufgelistet. Wegen der Vielzahl der Numerierungen in der Akupunkturliteratur hat die Standardisierungskommission auf eine fortlaufende Numerierung verzichtet und führt den chinesischen Namen auf, die Region, in der die Punkte liegen, sowie in der Fassung von 1991 eine neue regionale Numerierung, z.B. Ex-HN 1. In dieser Einführung sind die fortlaufenden Nummern weiterhin als Orientierung vorhanden, weil sie noch oft in Gebrauch sind.

Die Regionen, in der die Extrapunkte liegen, werden in der neuen WHO-Standardisierung wie folgt abgekürzt:

Extrapunkte des Kopfes und des Halses – Ex-HN (head and neck)
Extrapunkte der Brust und des Abdomens – Ex-CA (chest and abdomen)
Extrapunkte des Rückens – Ex-B (back of trunk)
Extrapunkte der oberen Extremität – Ex-UE (upper extremities)
Extrapunkte der unteren Extremität – Ex-LE (lower extremities)

Nur die wichtigsten Extrapunkte werden hier beschrieben.

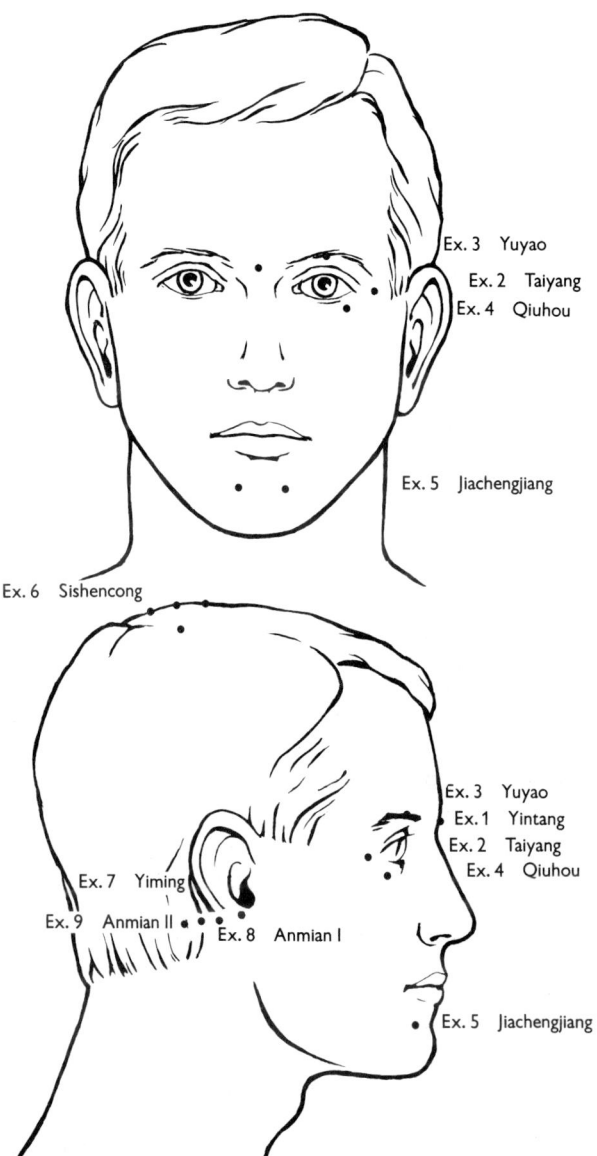

Ex. 3 Yuyao

Ex. 2 Taiyang

Ex. 4 Qiuhou

Ex. 5 Jiachengjiang

Ex. 6 Sishencong

Ex. 3 Yuyao
Ex. 1 Yintang
Ex. 2 Taiyang
Ex. 4 Qiuhou

Ex. 7 Yiming

Ex. 9 Anmian II

Ex. 8 Anmian I

Ex. 5 Jiachengjiang

161

Extrapunkte des Kopfes und des Nackens   Ex-HN

Ex. 1 Yintang   Stempelhalle   **Ex-HN 3**

Lokalisation: Zwischen den Augenbrauen in der Mittellinie an der Nasenwurzel.
Indikationen: Rhinitis, frontale Kopfschmerzen, Konzentrationsstörungen, Sinusitis frontalis, Augenerkrankung.
Art der Nadelung: Schräg nach kaudal gerichtet, 0,5 cm.

Ex. 2 Taiyang   Schläfe   **Ex-HN 5**

Lokalisation: In der Verlängerung der Augenbraue und des Unterlides nach lateral, am Schnittpunkt der 2 Linien, am lateralen Orbitarand.
Indikationen: Kopfschmerzen, Migräne, Augenerkrankungen, Fazialisparese, Trigeminusneuralgie, Zahnschmerzen.
Art der Nadelung: Senkrecht oder schräg, 1 cm tief.
   Gefährlicher Punkt.

Ex. 3 Yuyao   Fischrücken   **Ex-HN 4**

Lokalisation: In der Mitte der Augenbraue senkrecht oberhalb der Pupille.
Indikationen: Sinusitis frontalis, Augenerkrankungen, Migräne, Kopfschmerzen.
Art der Nadelung: Schräg nach medial bei Sinusitis frontalis, nach ventral bei Augenerkrankungen.

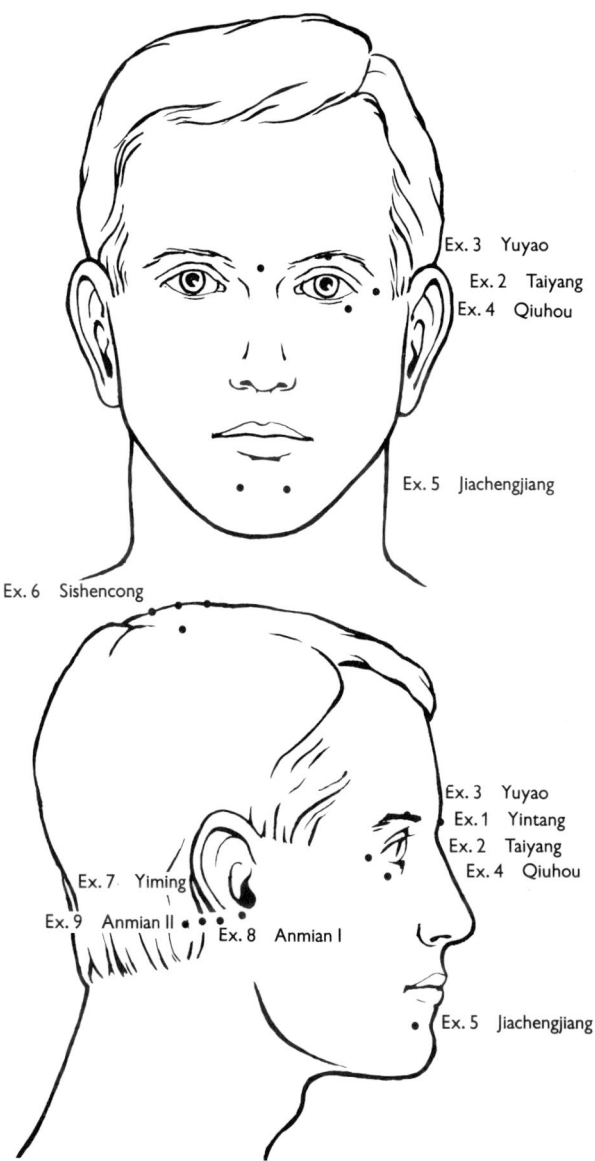

Ex. 3   Yuyao

Ex. 2   Taiyang

Ex. 4   Qiuhou

Ex. 5   Jiachengjiang

Ex. 6   Sishencong

Ex. 3   Yuyao

Ex. 1   Yintang

Ex. 2   Taiyang

Ex. 4   Qiuhou

Ex. 7   Yiming

Ex. 9   Anmian II

Ex. 8   Anmian I

Ex. 5   Jiachengjiang

163

Ex. 6 Sishencong   Die vier geistigen Weisen   **Ex-HN 1**

Lokalisation: Vier Punkte, die jeweils 1 Cun vor, hinter und lateral des Punktes Du 20 Baihui gelegen sind.
Indikationen: Kopfschmerzen, Verwirrtheitszustände, Schwindel, Konzentrationsstörungen, Angst, Apoplex, Epilepsie, Erregungszustände, Schlafstörungen.
Nach traditioneller Vorstellung hellen diese Punkte den Geist auf und beruhigen ihn.
Sie werden gemeinsam mit Du 20 Baihui gesetzt und zählen zu den wichtigsten Akupunkturpunkten.
Art der Nadelung: Schräg in Richtung auf Baihui, 0,5 cm.

Ex. 8 Anmian I   Ruhiger Schlaf

Lokalisation: Auf der Mitte zwischen SJ. 17 Yifeng und Ex. 7 Yiming, 0,5 Cun dorsal von SJ. 17. Ex. 7 Yiming liegt 1 Cun dorsal von SJ. 17 Yifeng und wird auch bei Schlafstörungen ausgewählt.
Indikation: Schlafstörung.
Art der Nadelung: Senkrecht, 1 cm tief.

Ex. 9 Anmian II   Ruhiger Schlaf

Lokalisation: Auf der Mitte zwischen Ex. 7 Yiming und Gb. 20 Fengchi.
Indikation: Schlafstörung.
Art der Nadelung: Senkrecht, 1 cm tief.

Die Lokalisation von Anmian I und II ist nach dem chinesischen Standardlehrbuch „An Outline of Chinese Acupuncture" angegeben. In der neueren Literatur ist nur *ein* Anmian-Punkt aufgeführt, der auf der Mitte zwischen SJ. 17 Yifeng und Gb. 20 Fengchi lokalisiert ist.

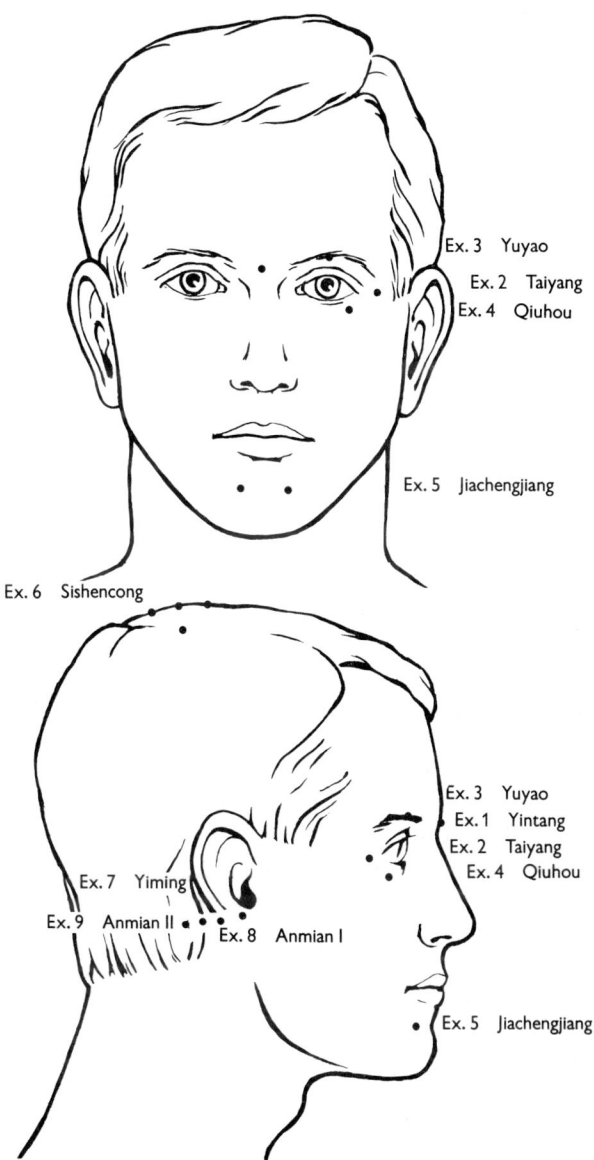

Ex. 3 Yuyao
Ex. 2 Taiyang
Ex. 4 Qiuhou

Ex. 5 Jiachengjiang

Ex. 6 Sishencong

Ex. 3 Yuyao
Ex. 1 Yintang
Ex. 2 Taiyang
Ex. 4 Qiuhou

Ex. 7 Yiming
Ex. 9 Anmian II
Ex. 8 Anmian I

Ex. 5 Jiachengjiang

Extrapunkte am Thorax und Abdomen   Ex-CA

Ex. 16 Zigong   Uterus   Ex-CA 1

Lokalisation: 3 Cun lateral von Ren 3 Zhongji, 1 Cun oberhalb der Symphyse.
Indikationen: Schmerzen im kleinen Becken, Dysmenorrhö.
Art der Nadelung: Senkrecht, 1–3 cm tief.

Extrapunkte des Rückens   Ex-B

Ex. 17 Dingchuan   Beruhigt die Atemnot   Ex-B 1

Lokalisation: 0,5 Cun lateral von Du 14 Dazhui.
Indikation: Wichtiger Punkt bei Asthma bronchiale und chronischer Bronchitis.
Art der Nadelung: Leicht nach medial gerichtet, 1 cm tief.

Ex. 21 Huatuojiaji   Huatuo-eingefaßte Wirbelsäule   Ex-B 2

Bezeichnung des Punktes nach dem chinesischen Chirurgen Hua Tuo; Huatuo bedeutet Prächtiger Sohn.

Lokalisation: Es handelt sich um eine Gruppe von 29 Punktpaaren, die 0,5 Cun lateral des Unterrandes des Processus spinosus zwischen dem 1. Zervikal- und dem 4. Sakralwirbel liegen. In der neueren chinesischen Literatur sind die Huatuo-Punkte auf 17 Punktpaare beschränkt, von dem 1. Thorakal- bis zum 5. Lendenwirbel.
Indikationen: Schmerzen entlang der Wirbelsäule bei HWS-, BWS- und LWS-Syndromen, segmentale Schmerzausstrahlungen bei Interkostalneuralgie, Erkrankungen der inneren Organe entsprechend der segmentalen Innervation.
Art der Nadelung: 1 cm in Zervikal- und Thoraxbereich. Die Nadeln werden leicht schräg nach medial gerichtet.

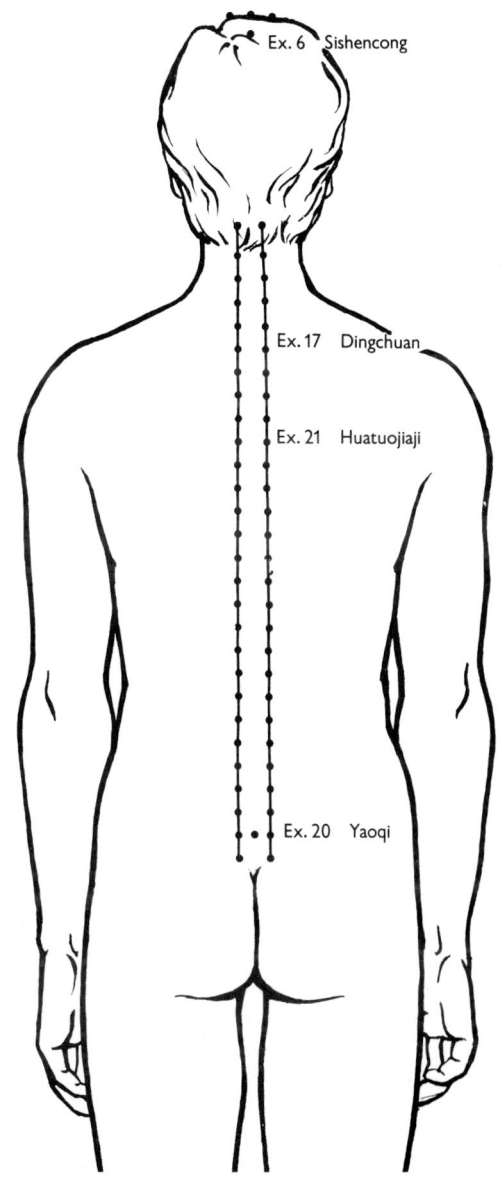

Ex. 6　Sishencong

Ex. 17　Dingchuan

Ex. 21　Huatuojiaji

Ex. 20　Yaoqi

Extrapunkte der oberen Extremität   Ex-UE

Ex. 28 Baxie   Die acht Schrägen   **Ex-UE 9**

Lokalisation: Auf dem Handrücken in der Mitte der Schwimmhäute (8 Punkte). Die Punkte werden am besten in Fauststellung der Hand genadelt.
Indikationen: Schmerzen im Fingerbereich, rheumatoide Arthritis, Durchblutungsstörungen.
Art der Nadelung: Schräg nach proximal gerichtet, 0,5–1 cm tief.

Extrapunkte der unteren Extremität   Ex-LE

Ex. 31 Heding   Kranichgipfel   **Ex-LE 2**

Lokalisation: In der Mitte des Oberrandes der Patella.
Indikation: Schmerzhafte Erkrankung des Kniegelenks.
Art der Nadelung: Senkrecht, 0,5–2 cm tief.

Ex. 32 Neixiyan   Inneres Knieauge   **Ex-LE 4**

Lokalisation: In Höhe des Unterrandes der Patella, medial vom Lig.-patellae.
Indikation: Schmerzhafte Erkrankung des Kniegelenks.
Art der Nadelung: Senkrecht oder schräg nach medial, 0,5–2 cm tief.
Der Punkt Ma. 35 Dubi an der lateralen Seite des Patellaunterrandes wird auch als lateraler Xiyan Ex-LE 5 bezeichnet. Diese beiden Punkte werden zusammen mit Ex. 21 in der Behandlung von Kniegelenkerkrankungen verwendet.

Ex. 36 Bafeng   Acht Winde   **Ex-LE 10**

Lokalisation: Auf dem Fußrücken in der Mitte der Schwimmhäute, 8 Punkte.
Indikationen: Arthritis der Zehen, Schmerzen und Mißempfindung von Fuß und Zehen, Durchblutungsstörungen.
Art der Nadelung: Schräg nach proximal gerichtet, 1 cm tief.

Neima   Innere Anästhesie

Lokalisation: In der Mitte zwischen Innenknöchel und Kniegelenkspalt, an der hinteren Tibiakante.
Indikationen: Zur Analgesie während der Entbindung. Dieser Punkt wird gemeinsam mit MP. 6 Sanyinjiao genadelt und dann elektrostimuliert.
Art der Nadelung: Senkrecht, 1–3 cm tief.

5 Methoden der chinesischen Medizin

5.1 Nadelungstechnik

Schon in prähistorischen Zeiten wurden wahrscheinlich zugespitzte Steine, chinesisch **„Bian"**, zur Massage von besonderen Hautstellen verwendet. In der Han-Dynastie (202 v. u. Z.–220 n. u. Z.) fanden Nadeln aus Gold und Eisen schon eine weite Verbreitung.

Heute verwendet man zur Akupunktur fast ausschließlich Nadeln aus Stahl. Gold- und Silbernadeln benutzt man nur noch für die Ohrakupunktur. Die am meisten verwendeten Nadeln für die klassische Akupunktur sind sog. „filiforme" Nadeln, bestehend aus einer Spitze, einem „Nadelstiel" und einem Nadelgriff. Die Längenangabe bezieht sich auf den Nadelstiel, also ohne den Nadelgriff. Bei den meisten chinesischen Nadeln besteht der Nadelgriff aus einem dünnen Silberdraht, der um die Nadel gedreht ist. Bei zahlreichen neueren Nadeltypen ist der Griff aus Kunststoff. Dies sind reine Einmalnadeln, die nicht sterilisierbar sind. Dauernadeln für die Ohr- und Körperakupunktur sind im Gebrauch, jedoch ist die Gefahr der lokalen Infektion bei diesen Nadeln hoch, weil die Nadeln für einige Tage im Körper verweilen.

Die Dicke der üblichen Akupunkturnadeln variiert von 0,2–0,5 mm, sie wird meist in **Gauge** (26–34) angegeben:

Gauge	34	32	30	28	26
mm	0,22	0,26	0,32	0,38	0,45

Meist verwendet man 0,25–0,35 mm dicke Nadeln. Die Länge der Nadeln liegt zwischen 1 und 10 cm und wird in der Regel in Zoll (inch) angegeben. Am häufigsten sind 1,0, 1,5 oder 2,0 Zoll (25–50 mm) lange Nadeln im Gebrauch.

Während der Akupunktur kann der Patient liegen oder sitzen. Vor der Akupunktur sollte man den Patienten in eine stabile Position lagern, damit er sich entspannen kann. Am zweckmäßigsten liegt der Patient auf dem Rücken. Oft muß man jedoch z.B. bei Lumbalgien den Patienten auf die Seite oder auf den Bauch lagern und sollte gerade dann auf eine entspannte Position achten. Bei liegender Position kommen Kollapszustände nach der Nadelung nicht vor, wie man sie im Sitzen bei 5–10% der Patienten beobachtet. Auch deshalb sollte die Behandlung im Sitzen vermieden werden.

Die **Akupunkturnadeln** hält man zwischen Daumen einerseits, Zeigefinger und Mittelfinger andererseits. Der Zeigefinger kann auch wie der Mittelfinger zur Führung der Nadel benutzt werden. Bei der am häufigsten verwendeten Methode steht die Nadel senkrecht zu den Mittel- und Zeigefingern. Die Nadel kann auch parallel zum Zeigefinger geführt werden. Die Nadelspitze wird 1 cm freigelassen, dies besonders bei langen Nadeln, da sich diese sonst leichter verbiegen können. Die Perforation der Nadel durch die Haut kann schnell oder langsam erfolgen. Bei der *schnellen Einstichtechnik* spürt der Patient meist nur einen geringen Schmerzreiz.

Die *langsame Einstichmethode,* bei der die Nadel häufig gleichzeitig mit den Einstich gedreht wird, ist schmerzhafter. Deshalb wird von vielen chinesischen Ärzten die schnelle Methode bevorzugt. Bei der langsamen Methode preßt man den Nagel häufig neben den Akupunkturpunkt in die Haut, um die Nadel besser zu führen, und um so den Schmerzreiz zu reduzieren. Wenn sich beim Einstich oder der dann folgenden manuellen Stimulation das Gewebe durch

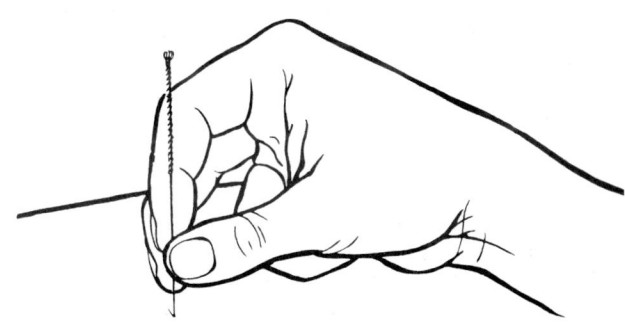

Schnelle Nadelungstechnik

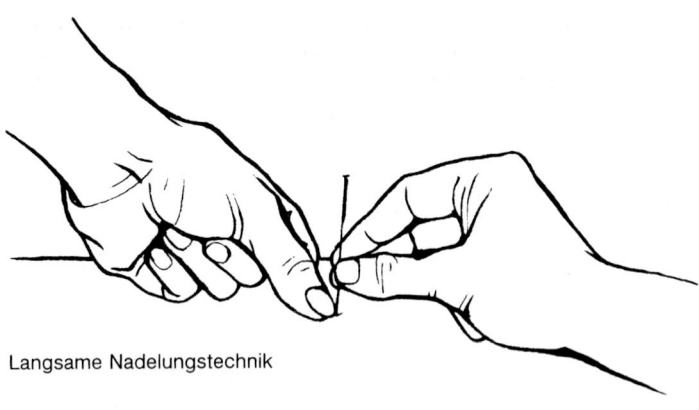

Langsame Nadelungstechnik

das Drehen um die Nadel „wickelt", kann die langsame Methode schmerzhaft sein. Dies ist jedoch am Widerstand beim Nadeldrehen leicht zu spüren.

Die **Einstichmethoden** können zunächst am besten an einem Korken geübt werden. Man kann auch einen kleinen Holzrahmen benutzen, auf dem einige Lagen Papier gespannt sind. Zur Übung der schnellen Einstichmethode empfiehlt es sich, dann die Anzahl der Papierlagen langsam zu steigern. Man sollte einige Punkte auf dem Papier oder dem Korken markieren, um die exakte Lokalisation der Einstichstellen mit der Nadel zu üben. Man kann auch eine Linie ziehen und dann entlang dieser Linie nadeln.

Beim Nadeleinstich ist die Aufmerksamkeit auf den zu stechenden Akupunkturpunkt und auf die Nadelspitze gerichtet. Der Einstich erfolgt senkrecht oder schräg (30°–60°). Selten wird auch „tangential" (10°) genadelt. Die Stichrichtung und Stichtiefe wird bei der Beschreibung der Punkte angegeben, jedoch sind die Angaben nur Richtwerte und hängen von der individuellen Konstitution und Lokalisation ab. So ist die Einführungstiefe bei leptosomen Patienten geringer als bei Patienten mit athletischer Konstitution.

Die **Einstichtiefe** variiert je nach Akupunkturpunkt zwischen einigen Millimetern und 5 und mehr Zentimetern. Bei analgetisch wirkenden Punkten kann man beim Einstechen zunächst oberflächlich die Haut schnell perforieren und dann langsam die Nadel in die tiefe Gewebeschicht vorschieben, also in 2 Phasen, oder in einem schnell in die Tiefe akupunktieren. Nach dem Nadeleinstich verweilen die Akupunkturnadeln 10–25 min im Körper und müssen schmerzfrei liegen. Der Patient sollte sich in dieser Zeit nicht bewegen, da dies Schmerzen auslösen kann.

5.1.1 De-Qi-Gefühl

Typische Empfindungen beim Liegen der Nadeln oder deren manueller Stimulation, wie Taubheitsgefühl, Druck, Schweregefühl, Kribbeln, Hitzegefühl oder Kältegefühl, werden als „De-Qi"-Sensation bezeichnet und sind charakteristisch für eine richtig durchgeführte Akupunktur. Auch ein Gefühl ähnlich einer Elektrisierung kann empfunden werden. Häufig verspürt der Patient ein Fließen oder ein ziehendes Gefühl entlang der Meridiane. Dieses Phänomen wurde in China intensiv untersucht und wird „propagated sensation along the channel" (PSC) genannt. Man spricht auch von „Leitbahnphänomenen".

Das De-Qi-Gefühl wird als eine der wesentlichsten Voraussetzungen für die Wirksamkeit der Akupunktur angesehen. Patienten mit ausgeprägtem De-Qi haben schneller therapeutische Wirkungen.

5.1.2 Tonisierende und sedierende Methoden der Nadelstimulation

Zu jeder Akupunktur gehört auch die manuelle Stimulation der Nadel, die das De-Qi verstärkt. Nach traditioneller Vorstellung gibt es 3 Möglichkeiten:
1) Das **Drehen** der Nadel um die Längsachse um 90°–180°, aber nicht weiter, da sich sonst Gewebe um die Nadel wickelt.
2) Das **Heben** und **Senken** der Nadel.
3) Kombination der Rotation mit Heben und Senken.
Von der adäquaten manuellen Stimulation der Nadeln mit deutlichem De-Qi-Gefühl hängt die Wirksamkeit der Akupunkturbehandlung in einem entscheidenden Maße ab. Treten jedoch während der manuellen Stimulation neben der De-Qi-Empfindung Schmerzen auf, muß die Manipulation der Nadeln unterbrochen werden.

Nach traditioneller Vorstellung können 3 Methoden der Nadelung angewendet werden:

1) **Tonisieren, Auffüllen,** chinesisch *Bu,* wird bei Erkrankungen vom Schwächetyp, *Xu-Erkrankungen,* angewendet. Das Tonisieren wird durch vorsichtige, wenig schmerzhafte Nadelung mit dünnen Nadeln, Stichrichtung der Nadeln im Meridianverlauf und lange Verweildauer, fehlende oder allenfalls milde Stimulation erreicht. Auch das langsame Entfernen der Nadeln ist von Bedeutung. **Moxibustion,** d. h. das Anwärmen der Akupunkturpunkten, ist auch eine wesentliche Methode des Tonisierens.

2) **Sedieren, Ableiten** oder Dispergieren, chinesisch *Xie,* wird bei Erkrankungen vom Fülle-Yang-Typ, *Shi-Erkrankungen,* angewendet. Die Sedierung ist gekennzeichnet durch *kräftige manuelle Stimulation,* Stichrichtung gegen den Meridianverlauf, schnelles Drehen der Nadeln und kurze Verweildauer. Zum Sedieren kann man auch nach traditioneller Vorstellung die Akupunkturpunkte bluten lassen.

   Die Differenzierung zwischen kräftiger Xie- und milder Bu-Stimulation ist klinisch von erheblicher Bedeutung.

3) Auch eine **ausgeglichene Nadelung** („even method") wird angewendet, v. a. wenn das Wesen der Erkrankung noch unklar ist. Diese Methode liegt in ihrer Anwendung zwischen Tonisieren und Sedieren.

Tabelle 5.1. Sedierende und tonisierende Nadelung

Sedieren, Ableiten, Dispergieren, Xie	Tonisieren, Auffüllen, Bu
Reducing method	Reinforcing method
Starke Nadelstimulation	Schwache Nadelstimulation
Dicke Nadeln (0,3–0,4 mm)	Dünne Nadeln (0,1–0,25 mm)
Kurze Verweildauer (5–15 min)	Lange Verweildauer (15–30 min)
Richtung gegen den Meridianverlauf	Meridianrichtung
Gegenuhrzeigersinn-Drehen	Uhrzeigersinn-Drehen
Langsamer Einstich der Nadeln	Schneller Einstich
Schnelles Ziehen	Langsames Ziehen
Nadelung mit kräftiger Nadelstimulation	Moxibustion

5.1.3 Sterilisation der Nadeln

Die Sterilisation der Nadeln erfolgt entweder durch Heißluftsterilisation bei 180 °C oder durch Sterilisation in Autoklaven. Bei sachgerechter Sterilisation der Nadeln können Viruserkrankungen wie Hepatitis oder Aids nicht übertragen werden. Eine Desinfektion der Nadeln durch Kochen oder Einlegen in Alkohollösungen ist unzureichend und als Kunstfehler zu werten. In den letzten Jahren setzt sich der Gebrauch von Einmalnadeln immer mehr durch. In China wird häufig vor dem Setzen der Nadeln die Haut mit Alkohol kurz abgetupft. Dies ist im Westen nicht üblich und wenig sinnvoll, da Untersuchungen gezeigt haben, daß das Abwischen der Haut mit Alkohol oder anderen Desinfektionslösungen die Keimzahl auf der Haut nicht signifikant reduziert.

5.1.4 Komplikationen der Akupunkturtherapie

Die Akupunktur ist eine sichere und therapeutisch effektive Methode. Nebenwirkungen treten extrem selten auf. Und doch gibt es auch hier Möglichkeiten für Komplikationen, meist bei unsachgemäßer Anwendung der Akupunktur:

1) **Kollaps und Ohnmacht** während der Akupunktursitzung werden v.a. bei psychisch labilen und kreislaufschwachen Patienten bei Anwendung der Akupunktur im Sitzen beobachtet. Sie treten in ca. 5% der Fälle *bei sitzenden Patienten* in den ersten Behandlungssitzungen auf. Zur Vermeidung dieser häufigsten Komplikation sollten die Patienten liegend behandelt werden.

2) **Lokale Infektionen** bei unsachgemäßer Sterilisation oder durch stumpfes Nadelmaterial und übermäßiger Traumatisierung der Haut. Jedoch sind solche Infektionen extrem selten, da offenbar die Abwehrkraft des Gewebes gegenüber einer glatten Nadel sehr hoch ist. Die eigene Beobachtung von über 100 000 Behandlungen zeigte keine lokale Infektion.

Der Ohrmuschelknorpel ist wegen seiner geringen Durchblutung und dem Fehlen von subkutanem Bindegewebe besonders infektionsgefährdet. Erst recht muß die Gefahr lokaler Infektion bei der Behandlung mit Ohrdauernadeln beachtet werden. In der Literatur wird immer wieder die Verbreitung von Hepatitis erwähnt, jedoch ist dies nur bei unzureichender Sterilisation der Nadeln möglich.

3) **Schmerzempfindung** während der Akupunktur ist zum großen Teil auf mangelhaftes Nadelmaterial (stumpf, verbogen) oder auf eine ungeschickte Nadelanwendung zurückzuführen. Schmerzen können auch durch Muskelbewegung des Patienten ausgelöst werden, deshalb sollte sich der Patient während der Behandlung nicht bewegen. In 1 zu 20–50 gesetzen Nadeln kommt es zur Bildung von Hämatomen nach dem Ziehen der Nadeln. Deutliche Rötungen nach dem Entfernen der Nadeln sind normale therapeutische Reaktionen.

4) **Verletzung von Organen** (Rückenmark, Gallenblase, Augen) sind in der Literatur beschrieben. Jedoch treten solche Verletzungen äußerst selten nur bei unzureichender anatomischer Kenntnis oder grobfahrlässiger Anwendung auf und stellen schwere Kunstfehler dar. Besondere Beachtung verdient die Gefahr der Verletzung der Lunge bei der Nadelung von Thoraxpunkten, das Ergebnis ist ein Pneumothorax.

5.2 Moxibustion

Wie die Nadelakupunktur hat die Moxibustion eine jahrtausendealte Tradition. Das Huang Di Nei Jing empfiehlt Moxibustion bei Erkrankungen durch Kälte und Feuchtigkeit, so vor allem bei Erkrankungen vom Schwächetyp.

Die Hauptanwendungsgebiete der Moxibustion sind Erkrankungen von chronischem Charakter, z. B. chronische Bronchitis, chronisches Asthma bronchiale, chronische Diarrhö, Depressionen, Schwächezustände nach chronischen Erkrankungen sowie Erschöpfungsreaktionen. Die Punktauswahl für die Moxibustion ist bei diesen Erkrankungen von der individuellen Symptomatik sehr stark abhängig. Gerade bei Schwächezuständen nach chronischen Erkrankungen, bei Depressionen oder bei Erschöpfungszuständen ist die Moxibustion der tonisierenden Akupunkturpunkte gestörter und geschwächter Organe empfehlenswert. Untersuchungen in Japan konnten eine immunitätssteigernde Wirkung der Moxibustion nachwei-

Tabelle 5.2. Hauptindikationen für die Moxibustion

Chronische Bronchitis	Hypotonie
Asthma bronchiale	Erschöpfungssyndrom
Chronische Diarrhö	Kältegefühl im Körper
Depressionen	Chronische Erkrankungen
Irritables Kolon	

sen. Eigene Erfahrungen zeigen die besondere Wirksamkeit der Moxibustion bei chronischen Erschöpfungszuständen und Depressionen.

Moxibustion darf nicht angewandt werden bei Fieber, bei akuten infektiösen Erkrankungen, akuten Entzündungen, Hypertonie, bei Blutungen, während der Menstruation, übermäßiger Nervosität oder bei innerer Unruhe und Schlaflosigkeit, also bei Yang-Störungen.

Moxibustion wird im Gesicht, am Schädel und in der Nähe von Schleimhäuten nicht angewendet. Der Nabel, der für die Akupunktur verboten ist, ist ein wichtiger Tonisierungspunkt bei der Moxibustion.

Bei der Moxibustion werden Akupunkturpunkte durch Abbrennen von getrockneten Blättern von Artemisia vulgaris (Beifuß) angewärmt. Artemisia vulgaris ist eine Heilpflanze, die sowohl in Asien als auch in Europa beheimatet ist. Die Blätter der Pflanze werden getrocknet, gereinigt und daraus watteartiges Pulver hergestellt. Es gibt verschiedene Formen der Moxibustionsanwendung:

5.2.1 Direkte Moxibustion

Bei der direkten Moxibustion wird ein Moxakegel direkt auf die Haut appliziert und an der Spitze angezündet. Das langsam glimmende Moxa erhitzt die Haut, so daß je nach dem Zeitpunkt der Entfernung Brandblasen entstehen. Diese Methode ist sehr schmerzhaft und hinterläßt meist Narben, so daß sie im Westen kaum mehr angewendet wird. Von der Anwendung der direkten Form der Moxibustion muß abgeraten werden.

5.2.2 Indirekte Moxibustion

Bei der indirekten Methode wird eine ca. 1–2 mm dicke Scheibe frischen Ingwers mit 1–2 cm Durchmesser als Isolator der Hitze zwischen Haut und Moxakegel gelegt. Zunächst schneidet man aus einer frischen Ingwerwurzel 1–2 mm dicke Scheiben und legt einen ca. 1 cm großen Moxakegel darauf. Der Moxakegel wird dann an der Spitze angezündet und auf die zu behandelnde Hautstelle gelegt. So kann langsam eine große Wärmemenge in die Tiefe des Gewebes dringen. Wenn der Patient ein deutliches Hitzegefühl am Akupunkturpunkt verspürt, wird die Ingwerscheibe mit dem Moxakegel zum nächsten Punkt geschoben. Man wechselt so, nach kurzer Behandlungszeit, von einem Punkt zum nächsten. Dabei sollte man jeden Punkt 6- bis 8 mal erhitzen. Bei richtiger Anwendung zeigt die Hautstelle eine 1–2 cm große Rötung als Ausdruck der lokalen Hitzereaktion. Diese Methode ist sehr wirkungsvoll, jedoch sollte man beim Verschieben der Ingwerscheibe mit dem Moxakegel sehr vorsichtig sein, damit die Haut nicht verbrennt.

Diese Methode kann auch vom Patienten oder dessen Helfer selbständig zu Hause angewendet werden. Der Arzt markiert vorher die ausgewählten Akupunkturpunkte mit einem wasserfesten Filzstift und zeigt dann dem Patienten die Methoden der indirekten Moxaanwendung. Dies kann auch anhand eines Videofilms erfolgen. Die Moxibustion wird in der Regel täglich angewendet, meist für 2–3 Monate.

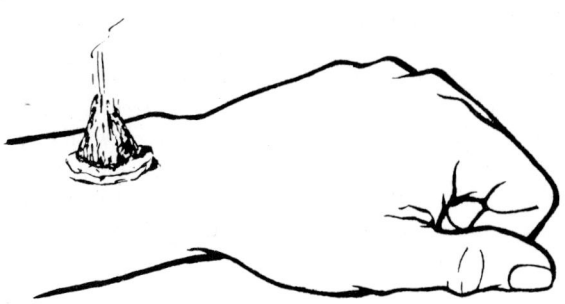

Moxibustion mit Moxakegel auf Ingwerscheibe

5.2.3 Moxibustion mit „Moxazigarren"

Bei dieser Methode werden in dünnem Papier gerollte Moxastangen, sog. Moxazigarren, verwendet. Man zündet die Moxazigarre an einem Ende an; sie glimmt ähnlich einer normalen Zigarre. Man nähert diese glimmende Moxazigarre den ausgewählten Akupunkturpunkten auf 0,5–1 cm, bis man ein deutliches Hitzegefühl verspürt; dann geht man etwas weiter weg (3–4 cm). Nach kurzer Zeit nähert man die Zigarre wieder der Haut, bis erneut ein Hitzegefühl zu spüren ist. Dies wiederholt man 6- bis 8 mal je Punkt. Jeder Punkt wird so für ca. 30–40 s kräftig angewärmt, bis die Haut eine deutliche Rötung zeigt. Man sollte jedoch sehr vorsichtig sein und die Haut keinesfalls verbrennen.

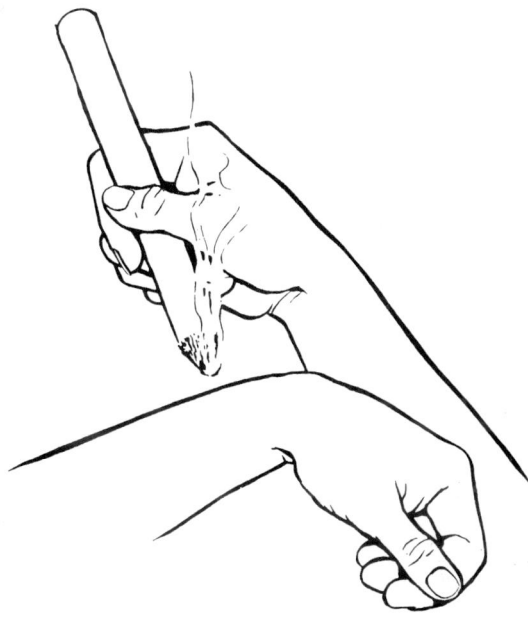

Moxibustion mit Moxazigarre

5.2.4 Infrarotmoxibustion

In den letzten Jahren wurden einige elektrische Geräte zur Wärme-
applikation an Akupunkturpunkten entwickelt. Die Bestrahlungszeit beträgt in der Regel 2–6 s je Akupunkturpunkt und wird, wie
bei der klassischen Moxibustion 6- bis 8 mal wiederholt. Die Bestrahlungszeit wird individuell am Anfang der Behandlung ermittelt, und zwar steigert man langsam die Zeit um jeweils 1 s, bis
die Schmerzschwelle erreicht ist. Man behandelt je nach Schwere
der Erkrankung 2- bis 4 mal je Woche. Die Intensität der Wärme-
bestrahlung der Akupunkturpunkte ist bei der klassischen Moxibustion in der Regel größer als bei der Infrarotmoxibustion. Vorteile ergeben sich jedoch durch die Geruchsneutralität der Infrarotmoxibustion, weil einige Patienten den Geruch der brennenden Artemisia vulgaris bei der klassischen Moxibustion unangenehm
empfinden.

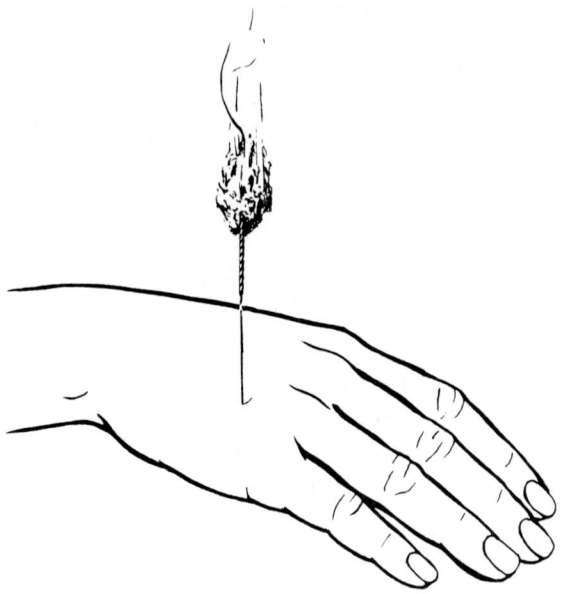

Moxibustion durch Anwärmen der Akupunkturnadel

5.3 Akupressur

Akupressur ist die gezielte Massage von Akupunkturpunkten. Bei leichten und mittelschweren Erkrankungen und Störungen wird so eine Heilwirkung erzielt. Seit der Antike wird die Akupressur zur Selbstbehandlung angewandt und nimmt heute in China einen wichtigen Platz in der medizinischen Selbstversorgung der Bevölkerung ein. Die japanische Form der Akupressur heißt Shiatsu.

Das Hauptanwendungsgebiet der Akupressur ist die Behandlung von Schmerzzuständen, wie Kopfschmerzen, Gesichts- und Zahnschmerzen, Nacken- und Schulterschmerzen, Ischialgien und Lumbalgien. Viele vegetative und psychosomatische Störungen lassen sich ebenfalls positiv beeinflussen, wie z. B. Schlafstörungen, Nervosität, innere Unruhe, Übelkeit, Brechreiz, Seekrankheit, Verstopfung und Menstruationsstörungen.

Die Massage erfolgt mit der Fingerkuppe des Zeigefingers oder des Daumens oder bei einigen Punkten mit dem Nagel. Man massiert mit kreisender Bewegung oder in Längsrichtung zum Meridian, also auf und ab. Die Betonung der Massagerichtung entlang der Flußrichtung des Meridians ist besonders bei der Behandlung von ausstrahlenden Schmerzen von Bedeutung. Der Massagedruck ist je nach Lage der Akupunkturpunkte unterschiedlich: Punkte im Bereich von Muskeln werden kräftig massiert, während Punkte im Gesicht und über Nervenaustrittsstellen vorsichtiger behandelt werden.

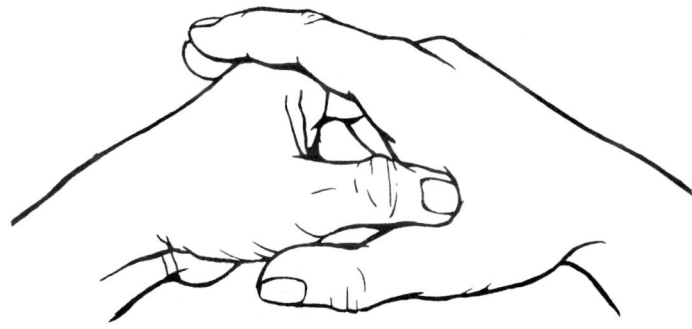

Akupressur von Di. 4 Hegu für Schmerzbehandlung

Bei geschwächten und sensiblen Patienten massiert man weniger intensiv als bei athletischen. Am Anfang der Behandlung ist der Massagedruck zunächst geringer und wird dann langsam gesteigert. Die Massage sollte jedoch nie schmerzhaft sein. Die Massagezeit beträgt bei den Nahpunkten im Bereich der Erkrankungen 30–60 s je Punkt, und bei den Fernpunkten an den Armen und Beinen 1–2 min.

Akupressur kann auch vom Patienten zusätzlich zu einer laufenden Akupunkturbehandlung angewendet werden. Wie bei jeder Form der Selbsthilfe ist eine vorausgehende Diagnostik unentbehrlich, um schwerwiegende oder bösartige Erkrankungen nicht zu verschleppen.

5.4 Elektrostimulation

Ende der 50er Jahre wurden in Zusammenhang mit der Entwicklung der Akupunkturanästhesie in China, die eine Reizanwendung an analgetisch wirksamen Punkten über längere Zeiträume notwendig machte, erste Versuche mit Stimulation durch schwache elektrische Ströme durchgeführt.

Inzwischen hat sich die Methode der Elektrostimulation für weitere Gebiete der Akupunktur als nützlich erwiesen, so daß sie in der täglichen Praxis routinemäßig angewendet wird bei:
- schlaffen und spastischen Paresen
  (auch Folgezuständen nach Traumen und Poliomyelitis),
- starken chronischen Schmerzzuständen,
  z. B. Karzinomschmerzen, rheumatischen Schmerzzuständen,
- anderen schmerzhaften Erkrankungen, bei denen die manuelle Stimulation nicht ausreicht,
- Akupunkturanästhesie.

Bei bestimmten akuten Schmerzzuständen, wie Trigeminusneuralgie und anderen akuten neuralgieformen Schmerzen, z. B. in der Akutphase der Migräne, sollte die Elektrostimulation nur in Ausnahmefällen angewendet werden, da bei diesen Krankheitsbildern in vielen Fällen die Schmerzen verstärkt werden können.

Kontraindikationen der Elektrostimulation sind: Schrittmacherpatienten, Patienten mit Herzrhythmusstörungen, Epilepsie, Schockzustände, Fieber, Schwangerschaft (Abortgefahr), mit Ausnahme der Anwendung zur schmerzarmen Geburt. Relative Kontraindikation besteht bei ängstlichen, nervösen und ruhelosen Patienten sowie bei Kleinkindern.

Nachdem man die zu stimulierenden Punkte genadelt hat, werden die Elektroden angelegt. Dabei ist darauf zu achten, daß der Stromstärkeregler auf Nullstellung steht. Dann wird die Stromstärke langsam erhöht, bis der Patient ein Pochen oder ein kräftiges Klopfen ohne Schmerzempfindung verspürt.

Die handelsüblichen Elektrostimulationsgeräte geben Spike- oder Rechteckimpulse mit Frequenzen von 2–200 Hz und verstellbarer Stromstärke ab. Spezielle Hochfrequenzstimulationsgeräte mit Frequenzen bis 2000 Hz werden in der Akupunkturanästhesie benutzt. Die Elektrostimulation wird bei der therapeutischen Akupunktur meist für 5–15 min angewendet.

Patienten, die mit Elektrostimulation behandelt werden, sollten ständig unter Beobachtung sein, damit bei Auftreten von seltenen, unerwünschten Begleiterscheinungen, wie Übelkeit oder Ohnmacht, ein rasches Eingreifen möglich ist.

Zur Elektrostimulation werden die wichtigen Fernpunkte z.B. Di.4, Di.11, SJ.5, Ma.36, Ma.38, Ma.44, Bl.40, Bl.60 und Gb.34 bevorzugt. Nahpunkte kommen bei umschriebenen Schmerzen hinzu. Die Punkte Du 20 Baihui, Pe.6 Neiguan sowie Punkte im Bereich des vorderen Halses werden in der therapeutischen Akupunktur nicht elektrostimuliert (Gefahr der Kreislaufkomplikation).

In der Akupunkturanästhesie hat es sich bewährt, die Punkte im Operationsbereich mit Frequenzen von 2000 Hz zu stimulieren und gleichzeitig Fernpunkte mit niedrigen Frequenzen von 5–15 Hz zu reizen.

5.5 Laserakupunktur

Ende der 60er Jahre bestrahlte Meester schlecht heilende Wunden flächig mit Laserlicht von geringer Intensität und stellte dabei fest, daß die Wundheilung dadurch deutlich angeregt wurde. Wenige Jahre später begann man, auch Akupunkturpunkte mit schwachem punktförmigen Laserlicht zu stimulieren und fand dabei ähnliche therapeutische Wirkungen wie bei der chinesischen Nadelakupunktur.

Die derzeit für die Akupunktur zur Verfügung stehenden 2 Lasertypen unterscheiden sich durch die abgestrahlte Wellenlänge von 632 nm im roten Lichtbereich bzw. 780 oder 904 nm im Infrarotbereich. Die Leistung der Laserstrahlen variiert zwischen 1 und 150 mW. Infrarotlaser haben meist eine Leistung von 30 oder 150 mW. Bei vielen Geräten kann der Laserstrahl pulsierend unterbrochen werden, wobei sich die Frequenz zwischen 1 und 5000 Hz modulieren läßt. Die Laser werden je nach Strahlungsdichte in Sicherheitsklassen unterteilt, wobei die handelsüblichen Akupunkturlaser der Klasse III a zugehören. Für Laser dieser Strahlungsdichte ist in den letzten Jahren die Bezeichnung „Softlaser" eingeführt worden.

Wie bei der klassischen Nadeltherapie werden 15–20 Punkte nach den Prinzipien der Akupunktur ausgewählt und für jeweils 15–60 s bestrahlt, in Abhängigkeit von der Leistung des Lasers und den individuellen Gegebenheiten der Erkrankung. Bei flächiger Bestrahlung hat sich eine Applikationszeit von 2 min/cm^2 bei einer Ausgangsleistung von 2 mW als therapeutisch sinnvoll erwiesen.

Die wichtigsten Indikationen für Laserakupunktur sind Hauterkrankungen wie Ulcus cruris, Ekzeme, Neurodermitis, Acne vulgaris. Auch bei Phantomschmerzen oder bei Trigeminusneuralgie kann sie neben der klassischen Nadelakupunktur erfolgreich angewendet werden. Bei überempfindlichen Patienten oder bei Kindern wird die Laserakupunktur bevorzugt.

Vorteile des Lasers

- Da die Laserbehandlung die Haut nicht verletzt, gibt es keine besonderen Vorsichtsregeln der Asepsis zu beachten. Bei Wundbestrahlung oder bei Behandlung von Schleimhäuten ist ein Gewebskontakt zu vermeiden.
- Die Laserbestrahlung ist schmerzfrei, deshalb eignet sie sich besonders gut zur Reizung von Punkten im Gesichtsbereich sowie zur Behandlung von Kindern und anderen besonders empfindlichen Patienten.
- Die Laserbestrahlung wirkt nicht gewebstraumatisierend, deshalb haben die „gefährlichen Punkte" der Akupunktur für sie keine Geltung.
- Besonders bei Hauterkrankungen ist es vorteilhaft, daß man auch Akupunkturpunkte in befallenen Hautarealen bestrahlen kann. Hauterkrankungen und schlecht heilende Wunden, z. B. das Ulcus cruris, sind besonders gute Indikationen für die Lasertherapie.

Nachteile der Lasertherapie

- Bei vielen Erkrankungen ist die Wirkung des Lasers weniger intensiv wie bei der klassischen Nadelakupunktur, schon wegen der geringen Eindringtiefe des Lasers. So eignet sich die Lasertherapie nicht zur Behandlung akuter Erkrankungen bzw. akuter Schmerzzustände. In der Akupunkturanästhesie wird der Laser nicht eingesetzt.
- Um eine Bestrahlung der Retina zu vermeiden, sollte v. a. bei Punkten im Gesicht der Handgriff zunächst auf den zu behandelnden Punkt aufgesetzt, und erst dann der Laser eingeschaltet werden.

5.6 Qi Gong

Qi Gong ist ein Teilgebiet der traditionellen chinesischen Medizin und wird vorwiegend zur Erhaltung und Wiederherstellung der Gesundheit praktiziert. Qi Gong ist eine chinesische Form von Atemtherapie, die auch Konzentrations- und Meditationsübungen einschließt. Die seit der Antike praktizierten Methoden hatten viele Namen „Tu Na" (Einatmen und Ausatmen), „Lian Qi" (Übung der Lebensenergie) oder „Nei Gong" (Innere Selbstübung). Seit der Gründung der Volksrepublik China spricht man von Qi Gong. Diese Methode entwickelte sich in 5 Schulen, der rein medizinischen, der konfuzianischen, der buddhistischen, der taoistischen sowie der Schule der Kampfesübungen. Die medizinische Schule des Qi Gong betont die therapeutischen Aspekte der Atemtherapie, die der Stärkung der Körperkräfte bei Krankheiten dient. Die buddhistische und taoistische Schule stellt die Meditationsübungen in den Vordergrund. Schon im Huang Di Nei Jing wird die Bedeutung der richtigen Atmung und der Konzentration des Geistes nach innen betont. In den folgenden Dynastien gibt es in den bekannten medizinischen Büchern zahlreiche Abhandlungen über die Atem- und Meditationsübungen des Qi Gong. In den letzten Jahrzehnten wurden in den verschiedenen Provinzen Chinas zahlreiche Institute für Qi Gong gegründet, die diese Methode wissenschaftlich erforschen.

Die richtige Körperhaltung mit entspannter Muskulatur ist der erste Schritt für die Atem- und Stilleübungen. Hier gibt es viele Möglichkeiten: sitzend mit gekreuzten Beinen und aufrechtem Oberkörper, liegend oder auch stehend mit den Armen kreisförmig, vor dem Körper halb geschlossen. In der letzten Haltung sieht man morgens zahlreiche Übende in den Straßen und Parks von Peking oder Shanghai. Es werden viele verschiedene Atemübungen praktiziert. Hier soll nur eine Methode der Atmung über den Du Mai und Ren Mai beschrieben werden. Man atmet ruhig und tief ein und stellt sich vor, der Atem würde zunächst entlang des Du Mai über den Kopf zum Rücken bis zum Becken herunterziehen. Bei der Ausatmung geht die Aufmerksamkeit mit dem Atem vorne entlang den Ren Mai zurück zum Kopf. Man kann auch umgekehrt über den Ren Mai einatmen und über den Du Mai ausatmen.

Die traditionelle Vorstellung geht davon aus, daß man durch die Atmung das Fließen der Lebensenergie Qi im Körper anregt und bei Blockaden des Qi diese auflöst. Auch kann man durch richtiges Atmen, Qi in erkrankte Organe lenken. Die Atemübungen stehen im engen Zusammenhang mit der Beruhigung der Gedankenaktivität. Diese Übungen führen zu einem Zustand der inneren Ruhe, die z. B. durch aktive Konzentration auf den Punkt Qihai oder Dan Tian, unter dem Bauchnabel, erreicht wird. Man kennt zahlreiche Meditations- und Konzentrationsübungen, deren Beschreibung jedoch den Rahmen dieses Akupunkturbuches sprengen würde.

Heute behandelt man in China mit Qi Gong zahlreiche Erkrankungen, so z. B. Asthma, chronische Bronchitis, Hypertonie, Angina pectoris, peptische Ulzera und Schlafstörungen. Häufig kombiniert man Qi Gong mit Akupunkturbehandlung bei diesen Erkrankungen. Chinesische Autoren geben Erfolgsraten von 70–95 % an. Auch Veränderungen in EEG werden beschrieben, so eine Erhöhung und Synchronisierung der α-Aktivität, besonders in frontalen und parietalen Hirnteilen.

5.7 Chakrenakupunktur

Chakrenakupunktur ist eine in der Praxis entwickelte Ergänzung und Erweiterung der traditionellen chinesischen Akupunktur. Sie wird als eine zusätzliche Methode der Vertiefung der klassischen Akupunktur durch das Einbeziehen des indischen Systems der Chakren angewendet.

Die Chakren der indischen Medizin sind „Energiezentren" ähnlich den chinesischen „Organen". Man kennt 7 Hauptchakren in der Mittellinie des Körpers vom Damm zum Schädeldach. Daneben gibt es einige Dutzend Nebenchakren von untergeordneter Bedeutung, die meist mit der Lokalisation von Akupunkturpunkten übereinstimmen. Den Chakren werden ähnlich wie den chinesischen Organen bestimmte Funktionen zugeschrieben.

Das Ziel der Therapie in der traditionellen chinesischen Akupunktur ist die Wiederherstellung der Harmonie im Fließen von Qi durch das Auflösen von Blockaden in den Meridianen und Organen.

Auch Fülle- und Schwächezustände werden ausgeglichen und so eine ungestörte Funktion der Organe erreicht. Die Chinesen sprechen vom Ausgleichen von Yin und Yang. Diese Vorstellungen bilden die Basis jeder traditionell verstandenen chinesischen Akupunktur.

Die Chakrenakupunktur erweitert die traditionelle Akupunkturanwendung durch die Integration des indischen Chakrasystems in die Diagnostik und Therapie.

Bei der Chakrenakupunktur werden neben den nach chinesischen Gesichtspunkten ausgewählten Akupunkturpunkten weitere Punkte genadelt, die im Bereich der Chakren liegen. Dadurch kommt es zu einer Aktivierung der Chakren sowie zu einer Anregung des Energieflusses in ihnen, was man auch *Öffnen der Chakren* nennt.

Der am häufigsten verwendete Punkt ist Du 20 Baihui, der in der Mitte des Kronenchakras, 7. Chakra, auf dem Schädeldach liegt, in Verbindung mit Ex. 6 Sishenchong.

Neben der Nadelung der *„Chakrenpunkte"* ist das *Fokussieren des Bewußtseins,* also der Aufmerksamkeit des Patienten, auf die entsprechende Region von ausschlaggebender Bedeutung für die Wirksamkeit der Therapie. Nachdem die Akupunkturpunkte mit üblicher Technik genadelt werden, fordert man den Patienten auf, seine Aufmerksamkeit z. B. dem Schädeldach, dem Kronenchakra zuzuwenden, der Region, an der z. B. die Punkte Du 20 Baihui und Ex. 6 Sishencong genadelt sind.

Der Patient verspürt meist nach kurzer Zeit ein Gefühl von leichtem Kribbeln oder von diskretem Fließen. Auch der Therapeut richtet – gemeinsam mit dem Patienten – seine Aufmerksamkeit in diese Region und fordert den Patienten auf, dieses Gebiet noch mehr zu „öffnen". Dadurch wird das Öffnen und so auch das Fließen der Lebensenergie im Kronenchakra intensiviert.

Wenn so in einem Chakra das Fließen und die Öffnung für den Patienten deutlich spürbar wird, wendet man sich dem nächsten Chakra zu, z. B. dem Herzchakra in der Mitte des Brustkorbs. Hier sind z. B. die Punkte Ren 17 und Ren 15 bereits genadelt. Man fordert den Patienten auf, in diese Region hineinzuatmen, die Aufmerksamkeit hier zu konzentrieren und das Herzchakra zu öffnen: „Weiter öffnen, und immer weiter", bis der Patient auch hier ein Gefühl der Weite und von Fließen verspürt.

Am Anfang der Chakrenakupunktur arbeitet man zunächst an 2–3 Chakren, z. B. am Kronen- und Herzchakra. Das Herzchakra als

4. Chakra befindet sich in der Mitte, darüber und darunter liegen jeweils 3 Chakren. So hat das Herzchakra über seine Mittelstellung eine zentrale harmonisierende Funktion auf die Gesamtenergie des Körpers. Auch durch die heilende Qualität der „Herzenergie" wird eine Harmonisierung auf andere Energiezentren ausgeübt. Nach wenigen Sitzungen, nachdem das Fließen der Lebensenergie in 2–3 Chakren für den Patienten gut spürbar ist, wendet man sich weiteren Chakren zu, vor allem Chakren, in deren Bereich die Erkrankung des Patienten liegt. Man sollte nicht am Anfang der Therapie mit dem gestörten Bereich anfangen, sondern erst zentrale Chakren (z. B. Basis-, Herz- und Kronenchakra) aktivieren, um so das Fließen der Lebensenergie im Gesamtsystem der Chakren zu fördern. Dies erleichtert dann das Lösen von Blockaden in den gestörten Organen bzw. Chakren mit Hilfe der üblichen Akupunkturtherapie.

Die Chakrenakupunktur eignet sich besonders für Patienten, die sensibel sind und eine gute Fähigkeit zur Introspektion besitzen. Patienten, die sehr kontrolliert oder zwanghaft sind, sprechen langsamer auf die Chakrenakupunktur an.

5.7.1 Beschreibung der Chakren und ihre Beziehung zu Akupunkturpunkten bzw. chinesischen Organen

1. Chakra: Basischakra   Muladhara

Lokalisation: Das 1. Chakra liegt im Bereich des Dammes und öffnet sich nach unten. Seine Lage stimmt mit der des Punktes Ren 1 Huiyin, des Treffpunktes des gesamten Yin, überein.
Funktionen: Das Yin entspricht der Erde, und so stellt das Basischakra die energetische Verbindung des Menschen zur Erde her. Die Öffnung des Basischakra und somit der energetische Fluß durch das Chakra ist für die Verbindung des Körpers mit der Erde verantwortlich; man spricht von „Erdung". Dieses Chakra entspricht dem Funktionskreis der Niere, besonders dem Yin-Anteil.
Akupunkturpunkt des Chakra: Ren 1 Huiyin

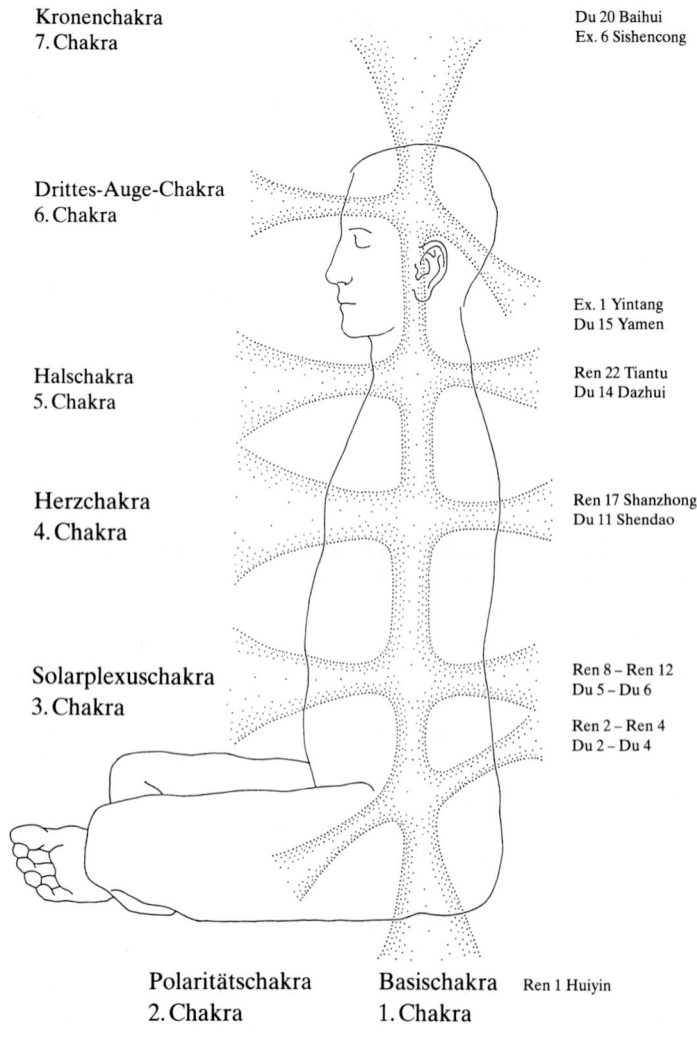

Kronenchakra
7. Chakra

Du 20 Baihui
Ex. 6 Sishencong

Drittes-Auge-Chakra
6. Chakra

Ex. 1 Yintang
Du 15 Yamen

Halschakra
5. Chakra

Ren 22 Tiantu
Du 14 Dazhui

Herzchakra
4. Chakra

Ren 17 Shanzhong
Du 11 Shendao

Solarplexuschakra
3. Chakra

Ren 8 – Ren 12
Du 5 – Du 6

Ren 2 – Ren 4
Du 2 – Du 4

Polaritätschakra
2. Chakra

Basischakra
1. Chakra

Ren 1 Huiyin

Chakren mit den Chakrenpunkten

2. Chakra: Polaritätschakra   Svadhishtana

Lokalisation: Das 2. Chakra liegt im kleinen Becken und hat 2 Öffnungen, eine nach vorne zu den Akupunkturpunkten Ren 4 Guanyuan (umschlossene Ursprungsenergie) und eine nach hinten zum Sakrum, Du 2–Du 4 Mingmen (Tor des Lebens).

Funktionen: Das Polaritätschakra entspricht dem Yang-Anteil der Niere, der Blase und dem Dickdarm der chinesischen Medizin.

Das Polaritätschakra gleicht die eigenen Yin- und Yang-Anteile aus und bildet die Basis für eine ungestörte Sexualität, also dem Yin-Yang-Ausgleich nach außen. Das 1. und 2. Chakra entspricht auch dem unteren Jiao (kleines Becken) des Sanjiao.

Akupunkturpunkte des Chakra: Ren 4 Guanyuan, Du 2 Yaoshu, Du 3 Yaoyangguan, Du 4 Mingmen

3. Chakra: Solarplexuschakra   Manipura

Lokalisation: Das 3. Chakra liegt im Bauchraum, öffnet sich nach vorne zum Nabel sowie zum Epigastrium und nach hinten zum Bereich von Du 5–Du 6.

Funktionen: Die chinesischen Organe Milz–Pankreas und Leber werden dem 3. Chakra zugeordnet. Auch eine Zuordnung zum mittleren Jiao des Sanjiao ist gegeben.

Das Manipura-Chakra reguliert den persönlichen Willen und ist bei einem Ungleichgewicht verantwortlich für Machtstreben, Gier, Zorn, Wut bzw. Suchtverhalten.

Akupunkturpunkte des Chakra: Ren 8 Shenjue, Ren 12 Zhongwan Du 5 Xuanshu, Du 6 Jizhong

4. Chakra: Herzchakra   Anahata

Lokalisation: Das 4. Chakra liegt im Thorax und öffnet sich nach vorn zum Punkt Ren 17 Shanzhong (Brustkorbmitte) und nach hinten zum Punkt Du 11 Shendao.

Funktionen: Das Anahata-Chakra entspricht dem Funktionskreis des Herzens und dem oberen Jiao der chinesischen Medizin. Die zugehörigen Funktionen sind Mitgefühl, Freundlichkeit, Verständnis, Ausgleich von Gegensätzen, Harmoniebestreben, innerer Frieden und Liebe. Das Herzchakra als 4. Chakra bildet die energetische Mitte des Menschen und ist das wichtigste Integrationschakra zwischen den 3 darüber und den 3 darunterliegenden Chakren.

Akupunkturpunkte des Chakra: Ren 17 Shanzhong, Du 11 Shendao

5. Chakra: Halschakra   Vishuddha

Lokalisation: Das 5. Chakra liegt im Hals und öffnet sich nach vorn in den Kehlkopf und nach hinten zum Punkt Du 14 Dazhui.

Funktionen: Der Funktionskreis der Lunge wird dem Halschakra zugeordnet. Die Stärke, Klarheit und Ausdruckskraft der Sprache werden vom Halschakra hervorgebracht. Eine weitere zugeordnete Funktion ist Kreativität.

Akupunkturpunkte des Chakra: Ren 22 Tiantu, Du 14 Dazhui

6. Chakra: Drittes-Auge-Chakra   Ajna

Lokalisation: Das 6. Chakra liegt an der Schädelbasis und öffnet sich nach vorn zum Punkt Ex. 1 Yintang und nach hinten zum Punkt Du 15 Yamen.

Funktionen: Die Funktionen des „Dritten Auges" sind Konzentrationsfähigkeit, Verständnis, Intuition und Hellsichtigkeit.

Akupunkturpunkte des Chakra: Ex. 1 Yintang, Du 15 Yamen

7. Chakra: Kronenchakra   Sahasrara

Lokalisation: Das 7. Chakra liegt auf dem Schädeldach und entspricht den Punkten Du 20 Baihui („Hundert Zusammenkünfte") und Ex. 6 Sishencong und öffnet sich nach oben wie eine Krone.

Funktionen: Das Kronenchakra ist das höchste Yang im Körper im Gegensatz zum Treffpunkt des gesamten Yin im Basischakra. Dem Kronenchakra wird das Verständnis für höhere Aspekte des Daseins zugeschrieben, die Verbindung zur geistigen Welt. Der Punkt Du 20 Baihui sowie der Extrapunkt 6 Sishencong sind außerordentlich wichtige Akupunkturpunkte und dienen der Harmonisierung psychischer Funktionen sowie der Gesamtenergie des Körpers.

Akupunkturpunkte des Chakra: Du 20 Baihui, Ex. 6 Sishencong.

5.8 Zusätzliche Methoden

Seit den 80er Jahren entwickeln sich in den USA neue Therapierichtungen, die „energetische" Vorgänge als Wesen von Krankheiten betrachten. Sie greifen auf die Vorstellungen der chinesischen und indischen Medizin zurück, die von der Existenz einer universellen Lebenskraft ausgehen, und verbinden diese mit westlichen Ansätzen, die vor C.G. Jung, Wilhelm Reich oder Alexander Lower entwickelt wurden.

Diese neuen Ansätze einer direkten „Energietherapie" können nach eigener Erfahrung dazu beitragen, die Wirkungen der Akupunktur noch effektiver zu gestalten.

Hier wird die Kombination von Akupunktur mit A. R. T. dargestellt, einer Energietherapiemethode, die von dem amerikanischen Arzt *Robert T. Jaffe* [1] entwickelt wurde. Zunächst werden die Akupunkturnadeln beim entspannt liegenden Patienten, wie sonst üblich, gesetzt. Dies erfolgt nach den Regeln der traditionellen chinesischen Medizin und vorangegangener gründlicher Diagnostik nach westlichen und chinesischen Kriterien. Dann wendet man, während die Nadeln liegen, die Methode des A. R. T. an:

A. R. T., „Awareness Release Technique" (am besten wohl mit „Methode des Auflösens durch das Bewußtsein" übersetzt) besteht aus 4 Schritten bzw. Phasen:

1. Awareness, d. h. das Bewußtwerden des Problems. Man fordert den Patienten auf, seine volle Aufmerksamkeit auf sein „Problem" zu richten; dies kann ein schmerzhafter Bereich des Kopfes sein, ein Leeregefühl im Oberbauch, ein Druckgefühl im Brustkorb, ein Spannungsgefühl, eine diffuse Angst oder ein Unruhezustand.

2. Identification. Bei diesem Schritt erfolgt die Eingrenzung und Präzisierung des Problems, wobei der stetige Prozeß des Bewußtmachens eine weitere Stufe in die Tiefe geht.

Man bittet den Patienten, seiner Aufmerksamkeit noch mehr auf das Problem zu richten: einen Schmerz, z. B. genauer zu fühlen und dann zu beschreiben, was er bei geschlossenen Augen innerlich sieht bzw. fühlt. Man fragt nach der Lokalisation, Größe, den Grenzen, nach der Farbe, der Dichte, der Temperatur der Blockade (Schmerz, ein Druckgefühl oder Angst), die z. B. in der Schläfe empfunden wird. Auch nach Emotionen oder Gedanken, die mit der Blockade in Zusammenhang stehen, wird gefragt. Ebenso richtet der Therapeut seine Aufmerksamkeit auf die Größe, Farbe, Dichte der Blockade und versucht, diese nach der Beschreibung des Patienten zu visualisieren. Die ersten beiden Schritte erfordern in der Regel einen Zeitaufwand von 5 min.

3. Release or Transformation. Bei diesem Schritt wird die Blockade mit Hilfe des Bewußtseins aufgelöst oder deren Energie umgewandelt. Auch diese Phase stellt ein Tiefergehen des Bewußtseins bzw. der Aufmerksamkeit dar, indem man z. B. den Atem zur Hilfe nimmt.

Der Patient wird aufgefordert, „in die Blockade hineinzuatmen" und „mit der Aufmerksamkeit tiefer hineinzugehen". Dabei richtet auch der Therapeut seine Aufmerksamkeit auf den Bezirk der Blockade, visualisiert diese und beobachtet die Veränderungen beim Patienten. Wenn er das Gefühl hat, daß der Patient nicht tief genug mit seiner Aufmerksamkeit in die Blockade eindringt, läßt er den Patienten tiefer atmen. Auch kann man den Patienten bitten, der Blockade eine Stimme oder einen Ton zu geben, dies am besten in Verbindung mit der Ausatmung von Spannungen aus der Blockade.

Aus dieser Phase des A.R.T. kann man wieder in die Phase der Identifikation zurückgehen und den Patienten noch einmal die Größe, Begrenzungen, Farbe, Dichte der Blockade beschreiben lassen und die zugehörigen Emotionen zum Ausdruck bringen. In der Regel verändern sich Größe, Farbe und Dichte schon nach wenigen Minuten.

Um jedoch größere Blockaden ganz aufzulösen, ist es meist notwendig, mit dem Bewußtsein in den Kern vorzudringen und auch die Emotionen bzw. Gedanken bewußtzumachen, die hier verborgen sind. Dies erreicht man meist nach einigen Sitzungen.

Bei Blockaden, die besonders dunkel bzw. grau oder gar schwarz erscheinen oder besonders dicht sind, kann man dem Patienten sagen, daß er „Helligkeit bzw. Licht in die Blockade senden" soll. Diese Art der Lichtvisualisation verstärkt die Lösungsvorgänge.

Die 3. Phase der A.R.T. ist die längste; sie dauert zwischen 5 min bei leichten Blockaden und bis zu 20 oder 30 min bei schweren; sie erreicht meist Plateaus, auf denen – wie bei einer Zwiebel – eine

Schale nach der anderen aufgelöst wird. Häufig sind die Blockaden so fest und so vielschichtig, das mehrere Sitzungen zu deren Lösung notwendig werden.

Wie in der chinesischen Medizin gilt auch hier das Prinzip: *„Beharrlichkeit bringt Erfolg".* Der Prozeß des immer tiefer gehenden Bewußtmachens und Bewußtwerdens schmilzt langsam die Blockaden, die Schmerzsymptomatik des Patienten wird leichter und löst sich nach einigen Sitzungen ganz auf, und zwar sehr viel schneller als mit der Akupunkturtherapie allein.

4. Integration. In dieser Schlußphase erläutert man dem Patienten, wie die Lösung der Blockade durch das Bewußtsein erfolgte, daß dadurch die Lebensenergien jetzt besser fließen, also Vitalität und Aktivität zunehmen werden.

Wenn der Prozeß der Lösung der Blockade noch nicht abgeschlossen ist, kann der Patient auch zu Hause alleine weiterüben, und zwar am besten täglich für 10–20 Minuten. Auch im alltäglichen Leben soll der Patient seine Aufmerksamkeit vermehrt auf den Bezirk der Blockade richten oder auf Gefühle, die damit in Zusammenhang stehen, und darauf achten, welche psychischen Vorgänge zu Veränderungen im Bereich der Blockade führen.

Durch die Integration dieser Prozesse des Bewußtmachens in das tägliche Leben wird ein erneutes Entstehen von Blockaden verhindert. So lernt der Patient bewußter mit Gefühlen zu leben, die er sonst durch Nichtbeachtung verdrängt.

Auch das A.R.T. wird durch die Kombination mit Akupunktur verstärkt, weil durch das Setzen der Nadeln und deren Stimulation nicht nur die Blockaden bewußter werden, sondern durch die Anregung bzw. den Ausgleich der Lebensenergien in den Meridianen und Organen der Prozeß der Auflösung von Energieblockaden wesentlich unterstützt wird.

6 Akupunkturtherapie

Nach traditioneller chinesischer Vorstellung liegt das Wesen einer Erkrankung in der Störung der Lebensenergie Qi in den Organen und Meridianen. Diese Qi-Störungen werden als Disharmonie von Yin und Yang beschrieben. Das Ziel der Therapie ist folglich die Wiederherstellung der Harmonie im Fließen der Lebensenergie Qi und so das Ausgleichen von Yin und Yang. Schon im Huang Di Nei Jing wird der Prophylaxe große Aufmerksamkeit gewidmet. Eine harmonische Lebensweise, die den Körper und dessen Abwehrkräfte stärkt, wurde empfohlen. Dazu gehörte eine gesunde Ernährung, regelmäßige Körper- und Atemübungen (z. B. Qi Gong und Tai Ji Quan) sowie psychische Ausgeglichenheit. Man erstrebte ein langes Leben in harmonischem Einklang mit der Natur und Gesellschaft.

Wenn Krankheiten auftraten, wurden zunächst die Lebens- und Abwehrkräfte gestärkt und dann die Störungen in den entsprechenden Meridianen und Organen gezielt bekämpft, indem man die pathogenen Faktoren eliminiert, die Blockaden von Qi und Blut auflöste. Ein weiteres wichtiges Therapieziel war der Ausgleich von Fülle- bzw. Schwächezuständen. Dazu dienten neben den Methoden der Akupunktur und Moxibustion auch die Verabreichung von Heilkräutern.

In der chinesischen Medizin erfolgt die Regulation von Qi nicht nur in gestörten Teilen des Körpers, sondern bezieht den ganzen Menschen ein. Für eine erfolgreiche Akupunkturbehandlung gelten heute im Westen folgende *allgemeine Voraussetzungen*.

- *Gründliche Diagnostik mit den Mitteln der westlichen Medizin.*
- Genaue *Analyse der Symptomatik nach chinesischen Gesichtspunkten* und ihre Einordnung in das System der acht *traditionellen Diagnosekategorien* sowie die *Zuordnung* der *Symptome* zu

den *Meridianen* und *Organen.* Also die Erstellung einer chinesischen Syndromdiagnose.

– Die Erstellung eines Therapieplans anhand der Akupunkturtherapieprinzipien mit Berücksichtigung sowohl der oberflächlichen, chinesisch *Biao,* als auch der grundlegenden, tiefen Ebene, chinesisch *Ben,* der Erkrankung.

– Kenntnis der Verläufe der *12 Hauptmeridiane* sowie des *Ren Mai* und *Du Mai,* deren Beziehung untereinander und der Verteilungsmuster der spezifischen Punkte.

– Die *genaue Lokalisation der anzuwendenden Punkte,* exakte Stichtechnik und eine adäquate Stichtiefe und Stimulation (sedierend oder tonisierend).

6.1 Prinzipien der Akupunkturtherapie und Regeln für die Auswahl von Punkten

Die Grundlagen einer Akupunkturbehandlung bilden Therapieprinzipien der chinesischen Medizin. Auf diesen Therapieprinzipien beruht die Auswahl der Akupunkturpunkte. In der Literatur finden sich über 230 Therapieprinzipien, die meisten davon sind jedoch von untergeordneter Bedeutung (Flows 1993). Hier werden die 10 wichtigsten Therapieprinzipien dargestellt:

1) *Blockaden bzw. Stase im Fließen von Qi und Blut lösen.* Dazu dienen in der Regel die klassischen Punkte im Bereich der Blockade, also die *Nahpunkte,* sowie die druckdolenten *Ah-Shi-Punkte.*

2) *Das Fließen von Qi und Blut fördern.* Die Leber und das Herz sind in der chinesischen Medizin für das Fließen von Qi und Blut zuständig. Die Leber beeinflußt mehr das Fließen von Qi und fördert Bewegungsvorgänge im Körper. Zwei Punkte haben hier eine herausragende Bedeutung: Di. 4 Hegu und Le. 3 Taichong. Man nennt sie auch die „vier Tore".

3) *Pathogene Faktoren eliminieren.* Die klimatischen Faktoren Hitze, Kälte, Feuchtigkeit und Wind kann man mit wirkungsvollen Akupunkturpunkten eliminieren.

Hitze wird gekühlt; wirksam sind hier z. B. Ma. 44 Neiting, Le. 2 Xingjian, Du 14 Dazhui.

Kältestörungen können einerseits innere Ursachen haben, z. B. tritt bei Schwächestörungen häufig Kälte auf, man nennt die Störung dann Yang-Schwäche, z. B. Schwäche des Nieren-Yang. Auch äußere pathogene Kälte kann in die Meridiane meist von distal nach proximal eindringen. Moxibustion ist die wirksamste Therapie bei Kältestörungen.

Feuchtigkeit hat ebenfalls zwei Ursachen, innere Feuchtigkeit durch Retention von Flüssigkeit im Magen-Darmtrakt infolge einer Schwäche des Milz-Pankreas oder äußere Feuchtigkeit durch Eindringen von Feuchtigkeit meist in die untere Körperhälfte. Das Hauptsymptom ist ein Schweregefühl in der unteren Körperhälfte. Die wichtigsten Punkte, die bei Feuchtigkeitsstörungen regulierend wirken, sind MP. 9 Yinlingquan, Ren 5 Shimen und Ren 9 Shuifen.

Wind wird aus den Meridianen mit den „Windpunkten" eliminiert, z. B. Gb. 20 Fengchi, Du 16 Fengfu, Gb. 31 Fengshi. Auch Di. 11 Quchi und Di. 4 Hegu beseitigen eingedrungenen Wind. Bei *innerem Wind,* der bei schwerwiegenden Leberstörungen auftritt, wirkt Le. 3 Taichong, Di. 4 Hegu und Gb. 37 Guangming.

Trockenheit wird befeuchtet. Dazu dienen neben bestimmten Nahrungsmitteln in erster Linie Heilkräuter.

4) Gleichzeitig mit dem Eliminieren pathogener Faktoren *stärkt man die geschwächte Abwehrkraft,* chinesisch *Zheng Qi,* des Körpers. Die geschwächte Abwehrkraft ist die innere Ursache der Erkrankung, das *Ben,* und beruht auf einer Schwächestörung innerer Organe, z. B. der Lunge oder des Milz-Pankreas. Äußere Erkrankungen entstehen meist im Wechselspiel von pathogenen Faktoren und der Abwehrkraft des Körpers. Wenn die Abwehrkraft sehr schwach ist, können die pathogenen Faktoren nicht vom Körper eliminiert werden. Die Folge sind langwierige, zu Rezidiven neigende chronische Störungen oder Erkrankungen. Eine Reihe von wichtigen Akupunkturpunkten haben eine stärkende Wirkung auf die Abwehrkraft, z. B. Di. 11 Quchi, MP. 10 Xuehai, Du 14 Dazhui. Daneben tonisiert man die geschwächten Organe, um die Abwehrkraft zu stärken.

5) *Bei Schwäche tonisieren.* Zum Tonisieren, chinesisch *Bu,* der Lebensenergie Qi, verwendet man *allgemeine Tonisierungspunkte* wie Ren 6 Qihai, Ma. 36 Zusanli, MP. 6 Sanyinjiao. Daneben verfügt jeder Meridian über einen spezifischen Tonisierungspunkt, z. B. Lu. 9 Taiyuan für die Lunge, Ni. 7 Fuliu für die Niere. Hier läßt sich die Lebensenergie des zugehörigen Meridians und Organs tonisieren. Neben der tonisierenden Nadelung ist die Moxibustion eine der Hauptmethoden zum Wärmen und Stärken der Lebensenergie (s. Kap. 5). *Moxibustion* wendet man häufig an den Alarmpunkten und den rückwärtigen Shu-Punkten der Meridiane, daneben sowohl an den Yuan- als auch an den Tonisierungspunkten an.

Zum *Tonisieren von Yang-Schwäche* sind die folgenden Punkte wirksam: Ren 6 Qihai, Du 4 Mingmen, Di. 10 Shousanli, Ma. 36 Zusanli. Da eine Yang-Schwäche als eine Kombination von Qi-Schwäche und Kälte definiert ist, spielt auch hier die Moxibustion eine wichtige Rolle.

Zum *Stärken oder Nähren des Yin* nadelt man Ni. 3 Taixi, Ren 4 Guanyuan und MP. 6 Sanyinjiao. Akupunkturpunkte, die das Yin nähren, tonisieren gleichzeitig auch das Yang, weil das Yin die Quelle des Yang ist. Neben der Akupunktur sind hier chinesische Heilkräuter, bestimmte Nahrungsmittel und viel Ruhe zu empfehlen.

6) *Fülle sedieren.* Hier spricht man auch von dispergieren, ableiten oder zerstreuen, chinesisch *Xie.* Zum Sedieren der Fülle verwendet man die Sedierungspunkte der einzelnen Meridiane mit sedierender Nadelungstechnik, d. h. mit kräftiger Stimulation der Nadeln (s. Kap. 5).

7) *Ausgleichen von Yin und Yang* ist eng mit dem Tonisieren bzw. Sedieren verbunden. Das Yang entspricht der Funktion eines Organs, das Yin der Substanz, der Struktur, die die Funktion hervorbringt. Yin- und Yang-Anteile der Organe stehen im Gleichgewicht. Wenn das Yin eines Organs geschwächt ist, kann es das Yang nicht kontrollieren, es kommt zu einer überschießenden Organfunktion, die häufig von Hitze begleitet ist. Man spricht auch von „*Yang- oder Fülle-Störung".* Unter „*Yin-Störung"* versteht man eine allgemeine Schwächestörung, *nicht* eine „*Yin-Schwäche".*

Eine *Yin-Schwäche* liegt bei schwerwiegenden konsumierenden Erkrankungen meist mit Schädigung des Parenchyms vor, z. B.

bei Karzinomen, Rheuma, Tuberkulose oder Aids. Bei diesen Erkrankungen ist zunächst das Yang hyperaktiv, also in Fülle, später erschöpft es sich, man spricht dann von einer Yin- und Yang-Schwäche. Hier tonisiert man gleichzeitig beide Anteile. Liegt eine Yang-Fülle vor, nährt man das Yin – die Substanz –, damit es das Yang kontrollieren kann, und sediert das Yang, die übermäßige Funktion.

8) *Ben und Biao gleichzeitig behandeln.* Ben, die innere Ebene, die Grundlage und Ursache der Erkrankung, therapiert man meist gemeinsam mit der äußeren Manifestation, den vordergründigen Symptomen, dem Biao. Bei der Therapie einer Lumboischialgie behandelt man nicht nur die oberflächliche schmerzhafte Meridianstörung des Blasenmeridians – Biao, sondern auch die tiefe Ebene, die Schwäche des Nieren-Yang beispielsweise. In der Regel therapiert man Ben und Biao gleichzeitig. In selteneren Fällen, beim Vorliegen massiver Beschwerden an der Oberfläche, wendet man sich zunächst dieser oberflächlichen Störung zu und erst sekundär der tiefen Ebene, dem Ben.

9) *Schleim lösen.* Schleimstörungen, chinesisch *Tan,* treten meist bei Schwäche des Milz-Pankreas auf. Ma. 40 Fenglong, Ren 14 Juque, Bl. 20 Pishu, Ren 12 Zhongwan, Pe. 6 Neiguan lösen Schleim und führen zu dessen Ausleitung oder Umwandlung. Sie harmonisieren auch die Schleimproduktion.

10) *Den Geist beruhigen.* Dieses Therapieprinzip spielt eine besondere Rolle bei psychogenen Unruhezuständen, bei Nervosität und Rastlosigkeit. Eine Reihe von wichtigen Akupunkturpunkten beruhigen das Shen, den Geist: Du 20 Baihui, Ex. 6 Sishencong, Ex. 1 Yintang, He. 7 Shenmen, Pe. 6 Neiguan, Bl. 15 Xinshu, Ren 14 Juque, Ex. 7 und 8 Anmian. Diese Punkte sind auch bei Schlafstörungen sehr wirksam.

Im folgenden werden einige weitere Therapieprinzipien beispielhaft aufgeführt: Öffnen der Oberfläche, Lunge und Niere gleichzeitig behandeln, Qi tonisieren und Blutung stoppen, Mitte wärmen und Kälte zerstreuen, Puls stärken, Mitte harmonisieren oder befrieden, Husten lösen, Erbrechen hervorrufen, Laktation fördern (Ma. 18, Ren 17, Ma. 36, Gb. 37, Dü. 1), Geburt beschleunigen (Di. 4, MP. 6, Gb. 34, Ma. 36, Bl. 67), Menstruation auslösen bzw. regulieren, Würmer austreiben.

Bei der Auswahl von Punkten orientiert man sich an empirischen Regeln, die auf dem Wissensschatz der traditionellen chinesischen Medizin basieren. Die wichtigsten sind hier aufgeführt:

1) Jeder Akupunkturpunkt wirkt als **Nahpunkt** auf die Stelle, an der er liegt, und auf seine unmittelbare Umgebung. Als Nahpunkte wählt man entweder lokale Punkte der Meridiane aus oder druckdolente Punkte, die nicht auf den Meridianen liegen (s. 2). Blockaden bzw. Stagnationen im Fließen der Lebensenergie Qi werden durch die Nahpunkte aufgelöst. Bei der folgenden Darstellung der Akupunkturpunkte für die verschiedenen Indikationen stehen die Nahpunkte in der 1. Spalte.

2) Schmerzende, verhärtete (z.B. Myogelosen) und druckempfindliche Punkte (Locus-dolendi-Punkte) auch ohne Beziehung zu einem Meridian werden chinesisch **Ah-Shi-Punkte** genannt und ebenfalls als lokale Akupunkturpunkte benutzt. Sie geben auch wesentliche diagnostische Hinweise. Von großem Wert ist die Zuordnung von Schmerzen und Schmerzausstrahlung zu den Meridianen, da man hieraus auf die Fernpunkte schließt.

3) Distal an den Extremitäten gelegene Akupunkturpunkte, die **Fernpunkte,** wirken auf:
   1. Erkrankungen im Bereich des **zugehörigen Meridians,**
   2. des gekoppelten Meridians,
   3. auf Erkrankungen der zugehörigen Organe und
   4. der zugeordneten Gewebe und Sinnesorgane (Tabelle 6.1).
   Diese Grundregel der Akupunktur bildet häufig die Basis für die Punktauswahl und ist von grundlegender Bedeutung.
   Nah- und Fernpunkte werden immer gemeinsam ausgewählt. Die Zahl der Nah- und Fernpunkte sollte in einer Behandlung etwa gleich groß sein.

Tabelle 6.1. Beziehung Organ, Gewebe, Sinnesorgan, Element

Zang-Organe	Fu-Organe	Gewebe	Sinnesorgane	Element
Lunge	Dickdarm	Haut, Körperhaar	Nase	Metall
Niere	Blase	Knochen, Gelenke	Ohr	Wasser
Leber	Gallenblase	Sehnen, Muskulatur	Auge	Holz
Herz, Perikard	Dünndarm	Blut, Blutgefäße	Zunge	Feuer
Milz-Pankreas	Magen	Bindegewebe	Mund	Erde

4) Eine Reihe von distal von Ellbogen und Knie gelegenen **Fern-punkten** beeinflussen proximale Regionen. Ein Fernpunkt wirkt entlang des Meridians, auf dem er liegt. So wählt man in der Regel Nah- und Fernpunkte des gleichen Meridians aus. Bei akuten Erkrankungen werden mehr Nahpunkte ausgewählt als Fernpunkte, während bei chronischen Erkrankungen die Zahl der Fernpunkte höher sein sollte. Bei lokalen Hitzestörungen behandelt man in erster Linie über Fernpunkte, die die Hitze

Tabelle 6.2. 12 wichtige Fernpunkte

	Punkte	Lage	Proximale Region
Arm	Di. 4 Hegu	Zwischen Daumen und Zeigefinger	Gesicht, Hals, Nacken Sinnesorgane, Kopf
	Lu. 7 Lieque	1,5 Cun proximal vom Handgelenk auf der Radialiskante	Nacken, dorsaler Thorax, Lunge
	Pe. 6 Neiguan	An der Innenseite des Unterarmes, 2 Cun proximal vom Handgelenk	Epigastrium, Ventraler Thorax
	Dü. 3 Houxi	An der Ulnarseite der Hand	Nacken, HWS, gesamte Wirbelsäule
	SJ. 5 Waiguan	An der Außenseite des Unterarms, 2 Cun proximal des Handgelenks	Parietale Kopfregion, seitlicher Hals
Bein	Ma. 36 Zusanli	Neben der Schienbeinkante unter dem Knie	Abdominalorgane
	Ma. 38 Tiaokou	5 Cun unterhalb von Ma. 36	Schulter
	Bl. 40 Weizhong	In der Mitte der Kniekehle	Kreuzgegend, Urogenitalorgane
	Bl. 60 Kunlun	Zwischen Außenknöchel und Achillessehne	Nacken, HWS, LWS
	MP. 6 Sanyinjiao	3 Cun oberhalb des Innenknöchels	Beckenorgane, Perineum
	Gb. 39 Xuan-zhong	3 Cun oberhalb des Außenknöchels	Seitliche Nackenregion
	Gb. 41 Zulinqi	Distal der Basis von Os metatarsale 4 und 5	Parietale Kopfregion, Ohren

in distale Meridianabschnitte ableiten. Die in Tabelle 6.2 aufgeführten 12 distalen Fernpunkte sind von besonderer Bedeutung.

5) Akupunkturpunkte wirken auf Erkrankungen entlang der zugehörigen **Meridianachse,** so z. B. der Punkt Ma. 38. Tiaokou auf
die Schulter entlang der Yang-Ming-Meridianachse (Magen-
Dickdarm). Besonders bei der Behandlung von Erkrankungen
des Bewegungsapparates wie HWS-, Schulter-Arm-Syndrom,
Lumboischialgie, aber auch bei Kopfschmerzen spielen die
Yang-Meridianachsen eine wichtige Rolle. Die Schmerzlokalisation wird den 3 Meridianachsen zugeordnet:

1. *Yang Ming* – Dickdarm Magen, ventral gelegen,
2. *Tai Yang* – Dünndarm Blase, dorsal,
3. *Shao Yang* – Sanjiao Gallenblase, lateral.

Nah- und Fernpunkte werden im Verlauf der betroffenen Meridianachsen ausgewählt.

6) Einige Akupunkturpunkte haben ausgeprägte analgetische,
sedierende, immunstimulierende, antiallergische, antiphlogi-
stische, tonisierende oder Homöostase fördernde Wirkungen
(Tabelle 6.3).

Tabelle 6.3. Spezifische Punkte

Punkte mit analgetischer Wirkung	Di. 4	Hegu
	Ma. 44	Neiting
	Ma. 43	Xiangu
Punkte mit sedierender Wirkung	Du 20	Baihui
	Ex. 6	Sishencong
	He. 7	Shenmen
	Bl. 62	Shenmai
Punkte mit tonisierender Wirkung	Ren 6	Qihai
	Ren 4	Guanyuan
	Ren 8	Shenque
	Ma. 36	Zusanli
	MP. 6	Sanyinjiao
Punkte mit immunstimulierender Wirkung	Di. 11	Quchi
	Du 14	Dazhui
	Du 13	Taodao
Punkte mit Homöostase fördernder Wirkung	Di. 11	Quchi
	MP. 6	Sanyinjiao
	Ma. 36	Zusanli

7) Einige Akupunkturpunkte mit **spezifischen Wirkungen** werden *symptomatisch* eingesetzt und sind in Tabelle 6.4 aufgeführt.

Tabelle 6.4. Symptomatische Punkte

Symptom	Punkte
Schluckauf	Ma. 36, Pe. 6, Bl. 17
Übelkeit, Brechreiz	Pe. 6, Ma. 36
Schwitzen	He. 6, Ni. 7, Di. 4
Niesen	Di. 20, Ex. 1, Pe. 6
Ödeme	MP. 9, Ren 5, Ren 9
Schlafstörung	Du 20, He. 7, Ex. 8, Ex. 9
Fieber	Du 14, Di. 11, Di. 4
Obstipation	SJ. 6, Ma. 25, Ma. 36
Diarrhö	MP. 4, Ma. 36, Ren 6

8) Die **5 Antiken Punkte,** distal von Ellbogen und Knie, entsprechen den fünf Wandlungsphasen und werden in der Therapie nach den Regeln der traditionellen chinesischen Medizin eingesetzt. Die Antiken Punkte, chinesisch Shu I–V: 1. *Jing,* 2. *Ying,* 3. *Yuan,* 4. *Jing* und 5. *He* wendet man einzeln an. Sie haben unterschiedliche Wirkungen und Einsatzgebiete. **Jing-Punkte** (engl. Jing-Well, Wade Giles: Ting) sind die Endpunkte der Meridiane und liegen an den Nagelwinkeln der Finger und Zehen. Bei akuten Notfällen (z. B. Kreislaufkollaps, Schock, Übelkeit) werden sie ausgewählt. Nach traditioneller Vorstellung haben die Jing-Punkte eine tonisierende Wirkung auf die Meridiane. Einige Jing-Punkte, z. B. Ni. 1 Yongquan, verwendet man auch zum Sedieren bei epileptischen Anfällen oder bei sonstigen Füllezuständen. Der Punkt Du 26 Renzhong, unter der Nase gelegen, ist der wichtigste Jing-Punkt und wird bei akuten Notfällen häufig eingesetzt.

9) Am **Yuan- oder Quellpunkt** endet die Luo-Verbindung, die vom Luo-Punkt des gekoppelten Meridians entspringt. Am Yuan-Punkt ist die Konzentration der Lebensenergie des Organs im Verlauf des Meridians nach traditioneller Vorstellung am höchsten. Hier kann man das Qi der Meridiane und Organe

wirkungsvoll tonisieren oder ausgleichen. Die Yuan-Punkte stärken auch die Abwehrkraft und können die Wirkung der Tonisierungs- bzw. Sedierungspunkte intensivieren. So gleichen sie Yin und Yang aus, z.B. Feuer und Wasser, He.7 Shenmen und Ni.3 Taixi. Viele wichtige und häufig verwendete Akupunkturpunkte sind Yuan-Punkte, so z.B. Di.4 Hegu, Le.3 Taichong, Ni.3 Taixi und He.7 Shenmen. Man wählt die Yuan-Punkte auch gemeinsam mit den entsprechenden Luo- oder Durchgangspunkten.

10) Die **He-Punkte** am Ellbogen bzw. Knie sind die am weitesten proximal gelegenen Antiken Punkte. Nach traditioneller Vorstellung fließt hier der „Qi-Fluß" aus der Peripherie in den See des Körpers. Der distale Meridianverlauf wird nach traditioneller Vorstellung von äußeren klimatischen Faktoren stark beeinflußt, während der proximale Meridianabschnitt mit den inneren Organen in enger Beziehung steht. Deshalb sind die He-Punkte bei der Behandlung von Erkrankungen, die von äußeren Faktoren verursacht werden, von ausschlaggebender Bedeutung. Sie eliminieren wirkungsvoll äußere klimatische Faktoren, gleichen aber auch gestörte Energien der inneren Organe aus. Deshalb werden die He-Punkte gemeinsam mit den Mu- und Shu-Punkten bei Erkrankungen der inneren Organe häufig ausgewählt. Viele wichtige Akupunkturpunkte sind He-Punkte, z.B. Di.11 Quchi, Ma.36 Zusanli, MP.9 Yinlingquan, Bl.40 Weizhong, Gb.34 Yanglingquan oder Le.8 Ququan.

11) Nach der traditionellen Mutter-Sohn-Regel lassen sich aus den 5 Antiken Punkten ein Tonisierungs- und ein Sedierungspunkt herleiten. Der **Tonisierungspunkt** entspricht dem „Mutterelement" nach der Zuordnung der fünf Wandlungsphasen zu den Antiken Punkten. Nach traditioneller Vorstellung tonisiert er die Lebensenergie des zugehörigen Meridians und Organs. Deshalb werden die Tonisierungspunkte bei Schwächezuständen der Organe und Meridiane ausgewählt und auch mit Moxa behandelt.

12) Der **Sedierungspunkt** entspricht dem „Sohnelement" nach der Zuordnung der fünf Wandlungsphasen zu den Antiken Punkten. Man sediert hier bei Hitze- und Füllezuständen die Lebensenergie der Meridiane und Organe.

13) Der **Luo- oder Durchgangspunkt** ist der Ausgangspunkt für das Luo-Gefäß, das diesen Punkt mit dem Yuan-Punkt des gekoppelten Meridians verbindet, z. B. Lu. 7 Lieque (Luo) mit Di. 4 Hegu (Yuan). Vom Luo-Punkt entspringt auch eine tiefe Verbindung, die zum entsprechenden inneren Organ führt. Der Luo-Punkt ist somit direkt mit dem zugehörigen inneren Organ verbunden und hat daher eine starke Wirkung auf dieses Organ. Er löst Stagnationen und gleicht Yin und Yang aus. Häufig wählt man deshalb die Luo-Punkte zur Behandlung der inneren Organe aus, so z. B. Lu. 7 Lieque bei Lungen-, Ma. 40 Fenglong bei Magen-, He. 5 Tongli und Pe. 6 Neiguan bei Herz- und Kreislauferkrankungen. Man nadelt den Luo-Punkt des Meridians, dessen Organ stärker betroffen ist oder chronische Symptome zeigt.

14) Die **Xi-Punkte** (engl. Xi-Cleft, Wade Giles: Trsi), auch **Akutpunkte** genannt, wählt man bei akuten Erkrankungen und Störungen der zugehörigen inneren Organe (z. B. bei akuter Gastritis, akuter Bronchitis) aus. Nach traditioneller Vorstellung aktivieren die Xi-Punkte das Fließen der Lebensenergie der Meridiane und somit auch der Organe. Sie werden häufig auch bei akuten Füllezuständen genadelt. Deshalb werden die Xi-Punkte auch bei akuten Störungen der Meridiane, z. B. bei akuten Schmerzzuständen oder bei Neuralgien ausgewählt. Sie werden kräftig manuell stimuliert.

15) Die **8 Meisterpunkte,** engl. „influential points", chinesisch *Hui,* haben einen spezifischen Einfluß auf die ihnen zugeordneten Gewebe bzw. Organsysteme und Funktionsbereiche (Tabelle 6.5).

Tabelle 6.5. Meisterpunkte

Gewebe, Organe	Meisterpunkte
Zang-Organe, Speicherorgane	Le. 13 Zhangmen
Fu-Organe, Hohlorgane	Ren 12 Zhongwan
Atmungsorgane	Ren 17 Shanzhong
Blut	Bl. 17 Geshu
Knochen	Bl. 11 Dashu
Knochenmark	Gb. 39 Xuanzhong
Muskel, Sehnen	Gb. 34 Yanglingquan
Gefäßsystem	Lu. 9 Taiyuan

16) Die **segmentalen Alarmpunkte, Mu-Punkte** (Wade Giles: Mo) sind bei akuten oder chronischen Erkrankungen der zugehörigen Organe druckschmerzhaft oder verändern ihre tastbare Konsistenz. Sie geben diagnostische Hinweise bei Störungen und Erkrankungen der zugeordneten Organe und werden dann auch therapeutisch angewandt. Die Mu-Punkte liegen an der Ventralseite des Rumpfes. Jedem inneren Yin- oder Yang-Organ ist ein Mu-Punkt zugeordnet (Tabelle 6.6).

Tabelle 6.6. Mu- oder Alarmpunkte

Organ	Mu-Punkte	
Lunge	Lu.1	Zhongfu
Perikard	Ren 17	Shanzhong
Herz	Ren 14	Juque
Leber	Le.14	Qimen
Gallenblase	Gb.24	Riyue
Milz-Pankreas	Le.13	Zhangmen
Magen	Ren 12	Zhongwan
Sanjiao	Ren 5	Shimen
Niere	Gb.25	Jingmen
Dickdarm	Ma.25	Tianshu
Dünndarm	Ren 4	Guanyuan
Blase	Ren 3	Zhongji

17) Die **Shu-, Zustimmungs-, dorsale Segmentpunkte oder Transportpunkte** (engl. Back-Shu, Wade Giles: Yü) liegen segmental auf dem medialen Ast des Blasenmeridians. Ähnlich wie die frontal gelegenen Alarmpunkte werden sie bei Erkrankungen des zugehörigen Organs druckempfindlich oder auch schmerzhaft. Neben ihrer diagnostischen Bedeutung spielen die Shu-Punkte eine wichtige Rolle in der Behandlung von Organerkrankungen. Nach traditioneller Vorstellung transportieren die Shu-Punkte die Lebensenergie Qi zu den zugehörigen inneren Organen. Sie werden häufig mit den Mu-Punkten bei der Behandlung von Erkrankungen der inneren Organe, besonders bei chronischen Zuständen angewandt (Tabelle 6.7). Bei Schwächezuständen der Organe ist die Moxibustion der entsprechenden Shu- und Mu-Punkte von besonderer Bedeutung.

Tabelle 6.7. Shu-Punkte

Organ	Shu-Punkte		Lokalisation
Lunge	Bl. 13	Feishu	- Th 3
Perikard	Bl. 14	Jueyinshu	- Th 4
Herz	Bl. 15	Xinshu	- Th 5
Leber	Bl. 18	Ganshu	- Th 9
Gallenblase	Bl. 19	Danshu	- Th 10
Milz-Pankreas	Bl. 20	Pishu	- Th 11
Magen	Bl. 21	Weishu	- Th 12
Sanjiao	Bl. 22	Sanjiaoshu	- L 1
Niere	Bl. 23	Shenshu	- L 2
Dickdarm	Bl. 25	Dachangshu	- L 4
Dünndarm	Bl. 27	Xiaochangshu	- S 1
Blase	Bl. 28	Pangguangshu	- S 2

18) Die **8 außerordentlichen Meridiane** können durch Schlüsselpunkte „eingeschaltet" werden (Tabelle 6.8). Von besonderer Bedeutung sind die Schlüsselpunkte des Du Mai, des Ren Mai und des Chong Mai. Der Du Mai wird eingeschaltet mit Dü. 3 Houxi, der Ren Mai mit Lu. 7 Lieque und der Chong Mai mit MP. 4 Gongsun.

Tabelle 6.8. Schlüssel- bzw. Kardinalpunkte

Außerordentliche Meridiane	Schlüssel- bzw. Kardinalpunkte	
Chong Mai (Tschong Mo)	MP. 4	Gongsun
Yinwei (Yin Oe)	Pe. 6	Neiguan
Du Mai (Tou Mo)	Dü. 3	Houxi
Yangqiao (Yang Keo)	Bl. 62	Shenmai
Dai Mai (Tae Mo)	Gb. 41	Zulinqi
Yangwei (Yang Oe)	SJ. 5	Waiguan
Ren Mai (Jenn Mo)	Lu. 7	Lieque
Yinqiao (Yin Keo)	Ni. 6	Zhaohai

19) Eine **Punktauswahl anhand der Innervation des Dermatoms,** Myotoms oder des entsprechenden peripheren Nervs ist bei neuralgieformen und neurologischen Erkrankungen angezeigt. Besonders wirkungsvoll sind die Huatuojiaji-Punkte (Ex. 21), die segmental 0,5 Cun lateral der Wirbelsäule liegen, sowie die Punkte auf beiden Ästen des Blasenmeridians.

20) Auch unilaterale Erkrankungen werden über Nach- und Fernpunkte beider Körperseiten behandelt. Dies gilt v. a. für die Auswahl der Fernpunkte, die in der Regel beidseitig genadelt werden. Bei der Auswahl der Nahpunkte konzentriert man sich auf die kranke Seite und wählt wenige Punkte der Gegenseite aus. Bei starken akuten Schmerzen einer Trigeminusneuralgie verwendet man Nahpunkte ausschließlich der gesunden Körperseite, während die Fernpunkte beidseitig benutzt werden.

Regeln für die Kombination verschiedener Punkte

1) Die Kombination von Nah- und Fernpunkten ist essentiell für jede Akupunkturtherapie.
2) Auch die Kombination von Punkten im Verlauf eines Meridians (z. B. Bl. 23, Bl. 25, Bl. 40 und Bl. 60 bei Lumboischialgie) ist eine der grundlegenden Kombinationsregeln.
3) Die Kombination von Mu- und Shu-Punkten, also von segmentalen Alarmpunkten, mit dorsalen Segmentpunkten ist in erster Linie bei Erkrankungen und Störungen der zugehörigen Zang- bzw. Fu-Organe indiziert.
4) Die Kombination von Luo- und Yuan-Punkten, also von Durchgangs- und Quellpunkten, wird bei Störungen der gekoppelten Yin- und Yang-Meridiane oder bei Erkrankungen der Zang- und Fu-Funktionskreise angewendet. Man wählt den Yuan-Punkt des stärker betroffenen Meridians in Verbindung mit dem Luo-Punkt des gekoppelten Meridians aus.
5) Die Kombination von Shu-Punkt und Yuan-Punkt wendet man bei Störungen der Zang-Organe an, z. B. Bl. 23 und Ni. 3 bei Störungen der Niere.
6) Die Kombination von Mu-Punkten und He-Punkten ist bei Störungen der Hohlorgane oder bei Fülle- und Hitzesyndromen indiziert (Ren 12 Zhongwan in Kombination mit Ma. 36 Zusanli bei Magenerkrankungen).
7) Bei Füllestörungen kombiniert man den Sedierungspunkt des betroffenen Organs mit dem Punkt des Sohnelements, der dem Element entspricht (engl. „hourly point"). Dieser Punkt ist im beiliegenden Akupunkturselektor unterstrichen. Bei Füllestörung der Lunge z. B., wählt man die Punke Lu. 5 (Sedierungspunkt) mit Ni. 10 (Niere-Sohnelement, „Wasserpunkt" des „Wasserorgans") aus.

8) Bei Schwächestörungen kombiniert man den Tonisierungspunkt des betroffenen Organs mit dem Punkt des Mutterelements, der dem Element entspricht. So bei Schwäche des Dickdarms Di. 11 (Tonisierungspunkt) mit Ma. 36 (Mutterelement, „Erdpunkt" des „Erdorgans") oder bei Schwäche der Lunge Lu. 9 mit MP. 3.

Der Punkt *Du 20 Baihui* ist der „Gouverneur" des Du Mai, des Lenkergefäßes, ein Punkt, der eine zentrale Koordination aller Yang-Punkte bewirkt. Daneben hat Du 20 Baihui eine psychisch sedierende und ausgleichende Wirkung. Deshalb kann dieser wichtige Punkt bei *jeder* Akupunkturbehandlung ausgewählt werden.

Vor jeder Akupunkturbehandlung, besonders bei Erkrankungen des Bewegungsapparates, werden schmerzhafte oder druckempfindliche Punkte in der betroffenen Region, sog. Ah-Shi-Punkte, aufgesucht, die als lokale Akupunkturpunkte behandelt werden. Diese Punkte sind in dem nun folgenden Abschnitt nicht weiter aufgeführt.

Leitlinien in der Akupunkturanwendung

Vor jeder Akupunkturanwendung muß eine westliche Diagnose gestellt werden. Vor allem chronische Erkrankungen erfordern zusätzlich eine chinesische Diagnoseeinordnung. Aus einer chinesischen Syndromdiagnose folgen die spezifischen Therapieprinzipien, auf denen Punktauswahl und Nadelstimulation beruhen.

Im Westen wird Akupunktur in der Regel *2 mal wöchentlich* angewendet. Bei schweren Schmerzzuständen, z. B. bei Trigeminusneuralgie, oder bei akuten Erkrankungen mit schwerwiegender Symptomatik, wo ein Heilerfolg besonders dringend geboten erscheint, wird in der ersten Behandlungswoche 3- bis 4 mal behandelt. Zum Abschluß einer Behandlungsserie wird in den letzten Wochen nur 1 mal wöchentlich therapiert, um die Behandlung langsam „ausschleichen" zu lassen. Eine einmal wöchentliche Anwendung der Akupunktur zu Beginn der Therapie wird als nicht ausreichend erachtet. In China wird Akupunktur häufig täglich angewendet oder auch 2- bis 4 mal pro Woche. Dies ist einer der markantesten Unterschiede in der Akupunkturanwendung in China und dem Westen.

Die Anwendung der Akupunktur *erfolgt in Serien von 10–12 Behandlungen* im Zeitraum von etwa 5–7 Wochen. Die Länge der dann folgenden Behandlungspausen ist abhängig von der Symptomatik in dieser Zeit: Ist sie schwerwiegend und nur geringfügig verändert, sollte die Behandlungspause nicht länger als 7–10 Tage betragen, bei deutlicher Linderung wird erst nach 2–3 Wochen weiterbehandelt. Anhand der Besserung der Symptomatik in dieser Behandlungspause wird über die Fortsetzung der Therapie in einer zweiten Akupunkturserie entschieden; tritt eine deutliche Linderung der Beschwerden auf, wird 1 mal wöchentlich weiterbehandelt, ist die Besserung jedoch nicht ausgeprägt oder treten keine wesentlichen Veränderungen auf, wird eine zweite Serie mit 2 Behandlungen pro Woche, ähnlich der ersten Serie, durchgeführt.

In der Regel treten erste Linderungen der Symptomatik innerhalb der ersten 5 Behandlungen auf. Wenn keine Reduzierung der Symptomatik bis zur 5.–8. Sitzung zu verzeichnen ist, sollte das Therapiekonzept bzw. die entsprechende Punkteauswahl überprüft werden.

Bei akuten Erkrankungen sind in der Regel 5–10 Akupunkturen ausreichend, um einen Behandlungserfolg zu erzielen. Bei chronischen Erkrankungen, die über Jahre bestanden haben, sollte die Akupunkturtherapie nicht vor der 15.–20. Behandlungssitzung abgebrochen werden. Bei ca. 10 % der chronisch Kranken tritt eine Besserung erst nach über 15 Behandlungssitzungen auf, wie eine eigene Untersuchung zeigt. In seltenen Fällen sind hier 30 und mehr Sitzungen erforderlich. Voraussetzung für ein Weiterführen der Akupunkturtherapie ist jedoch eine kompetent durchgeführte Akupunktur mit exakter Lokalisation der Punkte, ausreichender Anzahl der Nadeln, adäquater Reizstärke und genauer Beachtung der Therapieprinzipien der chinesischen Medizin, die sich in einer ausgewogenen Punkteauswahl spiegelt.

Bei einer Akupunktursitzung werden *12–20 Nadeln* gesetzt. Die Mindestanzahl von 12 Akupunkturnadeln wird nur bei ausgeprägten Schwächesyndromen der chinesischen Medizin unterschritten. Die Nadeln der chinesischen Akupunktur haben einen Durchmesser von 0,25–0,35 mm. Die Stichtiefe richtet sich nach Lokalisation der Punkte und kann zwischen 3 bis 5 mm und 2 bis 3 cm variieren. Punkte, die im Bereich der Muskulatur liegen, müssen tief, d. h. 1–3 cm, genadelt werden, weil der Wirkort der Nadeln entsprechend tief in der Muskulatur liegt. Bei der japanischen und koreanischen Akupunkturanwendung werden meist 20–50 Nadeln gesetzt, die mit 0,1–0,2 mm deutlich dünner sind als die chinesischen.

Das Setzen der Nadeln und deren erste manuelle Stimulation erfordern eine Zeitdauer von 5–15 min; die Nadeln verweilen dann für weitere *15–30 min*. Der Patient sollte mit geschlossenen Augen bequem in einem ruhigen Raum liegen. Er wird meist aufgefordert, tief und langsam in den Brustkorb zu atmen und seine Aufmerksamkeit auf den Körper und dessen Veränderungen zu richten. Dabei entspannen sich die Patienten deutlich, sie sollten deshalb durch Praxisgeräusche nicht gestört werden. Eine Behandlung in „offenen Kabinen" ist nicht adäquat, da der Behandlungserfolg im entscheidenden Maße auch von der Entspannung des Patienten während der Sitzung abhängt.

Beim Setzen der Nadeln tritt eine akupunkturspezifische Empfindung, das *De Qi*, auf, die durch Schwere- bzw. Druckgefühl oder das Gefühl einer leichten Elektrisierung gekennzeichnet ist. Das De Qi wird als entscheidende Voraussetzung für die analgetische Akupunkturwirkung angesehen. Nach dem Setzen und während ihres Verweilens werden die Nadeln durch Drehen oder Heben und Senken manuell stimuliert, was das De Qi-Gefühl verstärkt. Dazu ist es oft notwendig, die Akupunkturpunkte etwa 5 min nach dem Setzen noch einmal durch Drehen zu stimulieren, in seltenen Fällen, z.B. bei starken akuten Schmerzen, auch 2- bis 3 mal. Der adäquaten Stimulation der Nadeln wird eine wesentliche Bedeutung für den Heilerfolg zugedacht. Nach chinesischen Behandlungskriterien wird bei „Füllesyndromen" kräftig und bei „Schwächesyndromen" gering stimuliert. Bei Schwächestörungen ist neben der Akupunktur auch die Moxibustion als „tonisierende" Therapie indiziert.

Die Moxibustion wird *täglich* angewendet, am besten vom Patienten zu Hause. Dazu zeichnet der Therapeut mit einem wasserfesten Filzstift 15–20 Akupunkturpunkte für die Moxibustion ein. Die Punkte werden 6- bis 8 mal mit einer „Moxazigarre" oder einem Moxakegel auf einer Ingwerscheibe angewärmt, bei schweren Fällen auch 8- bis 12 mal, solange bis eine deutliche Rötung sichtbar wird. Meist wird die Moxibustion 2–3 Monate lang durchgeführt, sie ist jedoch während der Menstruation zu unterbrechen. In den Behandlungspausen der Akupunktur wird die Moxibustion in der Regel weitergeführt. Sie kann, bei gegebener Indikation, auch nach dem Abschluß der Akupunkturbehandlung fortgesetzt werden.

Um das Auffinden der **Akupunkturindikation** zu erleichtern, werden sie hier alphabetisch aufgeführt:

Allgemeine Hinweise zum Gebrauch
der spezifischen Punktekombinationen

In den folgenden Abschnitten wird die spezifische Akupunkturtherapie auf der Basis von westlichen Diagnosen mit Punktekombinationen, die sich in der täglichen Praxis bewährt haben, dargestellt.
Bei den einzelnen Indikationen werden die chinesischen Vorstellungen zur Ursache sowie zur Art der Störung beschrieben. Nur die
am häufigsten vorkommenden chinesischen Störungsmuster bzw.
Syndrome werden aufgeführt. Eine kurze Beschreibung dieser Syndrome erfolgt im Kap. 7. Ausführlichere Darstellungen finden sich
in *Akupunktur – Lehrbuch und Atlas*, 5. Auflage, Springer-Verlag.
   Die Weltgesundheitsorganisation hat 1979 eine Indikationsliste
der Erkrankungen erstellt, bei denen eine Akupunkturtherapie
erfolgversprechend ist (s. Anhang A). Die wichtigsten deutschen
Akupunkturgesellschaften haben in Konsensgesprächen 1997 eine
ausführliche Indikationsliste erstellt (s. Anhang B). Bei den Indikationen dieser Liste ist nach einheitlicher Expertenmeinung die
Anwendung der Akupunktur wirksam und zu empfehlen. Die in
diesem Taschenbuch besprochenen Erkrankungen sind die in der
Praxis am häufigsten behandelten Indikationen.

Die im folgenden aufgeführten *Punktekombinationen sollten nicht wie Rezepte kritiklos benutzt werden,* sondern dienen dem Anfänger als Orientierung. Eine Analyse der Punktekombinationen anhand der dargestellten Prinzipien der Akupunktur und Regeln der Punktauswahl hat einen besonderen didaktischen Wert. Die Punktauswahl für eine bestimmte Erkrankung muß *anhand der individuellen Symptomatik und deren Einordnung in chinesische Diagnosekategorien* erfolgen.

Bei der Akupunkturtherapie ist ein ganzheitliches Konzept zu beachten. Die Kombination mit Diätberatung, physikalischer Therapie und psychotherapeutischer Beratung kann für die Heilung von ausschlaggebender Bedeutung sein. Eine medikamentöse Therapie sollte, wenn notwendig und indiziert, langsam reduziert werden.

Bei der Darstellung der Akupunkturpunkte zu den einzelnen Indikationen sind die wichtigsten Nahpunkte in der 1. Spalte, die Fernpunkte des Armes in der 2. Spalte aufgeführt; in der 3. Spalte stehen die Fernpunkte der Beine. In der jeweiligen Spalte stehen oben die wichtigen Punkte.

6.2 Erkrankungen des Bewegungsapparates

Erkrankungen des Bewegungsapparates zählen zu den wichtigsten Indikationen der therapeutischen Akupunktur. Über 50% der Patienten, die im Westen mit Akupunktur behandelt werden, leiden unter diesen Erkrankungen. Schmerzen und Bewegungseinschränkung stehen im Mittelpunkt der Symptomatik.

Die oft erstaunliche Wirksamkeit der Akupunkturtherapie bei chronischen Schmerzzuständen des Bewegungsapparates bestätigt sich in der täglichen Praxis und ist durch zahlreiche klinische Studien gut belegt.

Nach chinesischer traditioneller Vorstellung liegt einerseits eine Störung im Fließen von Qi und Blut beim Vorherrschen von äußeren, meist klimatischen pathogenen Faktoren vor, andererseits häufig eine Schwächestörung innerer Organe sowie der Abwehrkraft des Körpers.

Gerade bei *chronischen* Erkrankungen des Bewegungsapparates ist das diagnostische Auffinden sowie die gezielte Therapie der inneren Ebene der Störung von erheblicher Bedeutung für den Erfolg der Akupunkturtherapie. Hier finden sich neben der Störung im Fließen von Qi und Blut in den betroffenen Gelenken meist auch Schwächestörungen des Milz-Pankreas oder der Nieren, und zwar je nach Schwere, des jeweiligen Qi, Yang oder Yin.

Bei Milz-Pankreas-Disharmonien kommt es zu Störungen im Bindegewebe, bei Schwäche der Nieren zu Schmerzen und Funktionsstörungen der Gelenke; bei den viel seltener vorkommenden Leberstörungen zu Verkrampfungen oder Schmerzen der Muskulatur. Arthrotische Gelenkveränderungen beruhen auf Störungen der Nierenenergie, meist Schwäche des Nieren-Yang, seltener auch des Nieren-Yin. In schweren Fällen können Nieren- und Milz-Pankreas-Schwächezustände auch gemeinsam auftreten.

Bei *akuten* Erkrankungen des Bewegungsapparates ist meist nur eine periphere und oberflächliche Störung im Fließen von Qi auf dem Boden von äußeren pathogenen klimatischen Faktoren, von Traumen oder von Überbeanspruchung bzw. Überbelastung in den Gelenken zu finden. Diese Blockaden bzw. Stagnationen im Fließen von Qi lassen sich in der Regel mit wenigen Akupunkturbehandlungen (2–5) beseitigen.

Die chinesische Medizin kennt das „*Bi-Syndrom*", eine Erkrankung, die mit dem westlichen Rheumabegriff vergleichbar ist, das bei vielen Erkrankungen des Bewegungsapparates zu diagnostizieren ist (s. 6.2.7).

Die wichtigsten Therapieprinzipien und Regeln der Punkteauswahl bei Erkrankungen des Bewegungsapparates sind:

- Eliminieren pathogener Faktoren,
- Tonisieren geschwächter innerer Organe, z.B. Niere und/oder Milz-Pankreas,
- Fördern des Fließens von Qi und Blut.
- Bei degenerativen und chronischen Erkrankungen liegt nach traditioneller Vorstellung eine Schwächestörung innerer Organe, v.a. der Niere, des Milz-Pankreas und seltener auch der Leber, vor. Gerade bei chronischen Erkrankungen des Bewegungsapparates ist die Behandlung dieser tiefen Ebene, *Ben,* von entscheidender Bedeutung für den Therapieerfolg. Hier wird mit tonisie-

render Nadeltechnik behandelt und auch Moxibustion intensiv angewendet.

- Schmerzhafte und druckempfindliche Punkte, *Ah-Shi-Punkte,* werden systematisch gesucht und genadelt.
- Die Lokalisation von Schmerzen und **Schmerzausstrahlungen** wird den Meridianen zugeordnet und dann mit spezifischen Nah- und Fernpunkten des entsprechenden Meridians behandelt. So werden z.B. Schmerzen der Schulter im Verlauf des Dickdarm-meridians mit lokalen Punkten des Dickdarmmeridians, z.B. Di.15 Jianyu, sowie mit wichtigen Fernpunkten wie Di.4 Hegu, Di.11 Quchi behandelt.
- Bei Schmerzen im Bereich eines Meridians sind auch Punkte der zugehörigen **Meridianachse** auszuwählen, so z.B. bei Schmerzen entlang des Dickdarmmeridians, Punkte des Magenmeridians, z.B. Ma.38 Tiaokou, also der Yang-Ming-Meridianachse.
- Bei Erkrankungen des Bewegungsapparates werden die 3 Yang-Meridianachsen häufig benutzt:
  Yang Ming – Dickdarm- und Magenmeridian – ventral gelegen,
  Shao Yang – Sanjiao- und Gallenblasenmeridian – lateral gelegen,
  Tai Yang – Dünndarm- und Blasenmeridian – dorsal gelegen.
- Pathogene klimatische Faktoren werden mit Punkten wie Di.4 Hegu, SJ.5 Waiguan eliminiert.
- Der **Meisterpunkt** für Muskeln und Sehnen **Gb.34 Yanglingquan** ist bei allen Erkrankungen des Muskel- und Sehnenapparates indiziert.
- Bei degenerativen Erkrankungen von Gelenken, Knochen und Knorpel wird der Meisterpunkt Bl.11 Dashu ausgewählt.
- **Analgetische Punkte,** wie **Di.4 Hegu, Ma.44 Neiting,** haben einen festen Platz in der Schmerzbehandlung.
- Bei akuten Schmerzen liegt meist eine Stagnation und Fülle des Qi vor, hier wird kräftig stimuliert, also sedierend behandelt.

6.2.1 HWS-Syndrom, Tortikollis, zervikale Spondylosis

Nach chinesischer Einteilung unterscheidet man nach der Schmerzlokalisation 2 Formen von HWS-Syndromen:

- Bei der ersten Form treten die Schmerzen nahe der dorsalen Mittellinie auf und werden dem Blasen- und Dünndarmmeridian zugeordnet. Sie sind durch Bewegungseinschränkung bzw. Schmerzen bei der Bewegung des Kopfes nach vorn und nach hinten gekennzeichnet. Bei der Therapie wählt man neben den entsprechenden Nahpunkten auch spezifische Fernpunkte des Dünndarm- und Blasenmeridians aus.
- Bei Schmerzen im seitlichen Bereich des Nackens und Bewegungseinschränkung bzw. Schmerzhaftigkeit bei Drehung des Kopfes behandelt man über den Sanjiao- und Gallenblasenmeridian.

Bei akutem HWS-Syndrom und bei Tortikollis wird nach sedierender Methode stimuliert, also mit kräftiger Manipulation der Nadeln. Bei chronischem Verlauf können Schwächestörungen innerer Organe, z.B. der Niere, vorliegen, hier wird die Moxibustion oder das Schröpfen zusätzlich angewandt.

HWS-Syndrom mediale Form *Tai Yang*
(Dünndarm- und Blasenmeridian)

Du 20 Baihui		
Bl. 10 Tianzhu	Dü. 3 Houxi	Bl. 60 Kunlun
Du 14 Dazhui	Dü. 6 Yanglao	
Bl. 11 Dashu	Lu. 7 Lieque	
Ex. 21 Huatuojiaji	Di. 4 Hegu	
Ah-Shi-Punkte		

HWS-Syndrom laterale Form *Shao Yang*
(Sanjiao- und Gallenblasenmeridian)

Du 20 Baihui		
Gb. 20 Fengchi	SJ. 5 Waiguan	Gb. 39 Xuanzhong
Gb. 21 Jianjing	Di. 4 Hegu	Gb. 34 Yanglingquan
Du 14 Dazhui	Lu. 7 Lieque	
Ah-Shi-Punkte		

Bei akutem Auftreten und starken Schmerzen mit ausgeprägter Bewegungseinschränkung wird gerade bei der Tai Yang-Form durch intensive manuelle Stimulation von Dü.3 Houxi und Dü.6 Yanglao eine schnelle Besserung erzielt.

6.2.2 LWS-Syndrom, Lumbalgie, Lumboischialgie, Ischialgie

Bei Lumboischialgien lassen sich die Schmerzen entweder dem *Blasenmeridian* oder dem *Gallenblasenmeridian* zuordnen. Auch die Unterscheidung in akute Formen mit Yang-Charakter und in chronische Formen mit Schwächesymptomen ist für eine effektive Therapie unentbehrlich. Bei akutem Auftreten und starken Schmerzen liegt meist eine Stagnation von Qi und Blut vor, hier ist die kräftige sedierende Stimulation der Akupunkturnadeln sehr wirksam.

Bei chronischem Verlauf, dumpfem Schmerzcharakter mit Schwächesymptomen und Kälteempfindlichkeit ist neben der Nadelung die Moxibustion indiziert. Nach traditioneller Vorstellung liegt dann eine *Nieren-Yang-* bzw. *Nieren-Qi-* oder seltener eine *Yin-Schwäche* vor (s. Kap.7). Häufig findet man gleichzeitig auch eine Kälte-Wind- oder Kälte-Feuchtigkeits-Störung.

Von den angeführten Nahpunkten wählt man 3–4 aus, und zwar Punkte, die im Bereich der stärksten Schmerzen liegen. Dü.3 Houxi und Bl.62 Shenmai haben als Schlüsselpunkte eine ausgeprägte Wirkung auf die Wirbelsäule.

Schmerzen im Bereich des Blasenmeridians

Du 20	Baihui			
Du 4	Mingmen	Di.4	Hegu	Bl.40 Weizhong
Bl.23	Shenshu	Handpunkt 1		Bl.60 Kunlun
Bl.25	Dachangshu	Dü.3	Houxi	Bl.58 Feiyang
Bl.27	Xiaochangshu			Bl.57 Chengshan
Ex.21	Huatuojiaji			Bl.62 Shenmai
Bl.54	Zhibian			
Bl.36	Chengfu			
Ah-Shi-Punkte				

Schmerzen im Bereich des Gallenblasenmeridians

Du 20 Baihui		
Gb. 30 Huantiao	Di. 4 Hegu	Gb. 34 Yanglingquan
Gb. 31 Fengshi		Gb. 39 Xuanzhong
Du 4 Mingmen		

Punkte für die Moxibustion bei Nierenschwäche

Bl. 23 Shenshu	Lu. 9 Taiyuan	Ni. 7 Fuliu
Bl. 25 Dachangshu	Di. 11 Quchi	Ni. 3 Taixi
Du 4 Mingmen		MP. 6 Sanyinjiao
Du 3 Yoyangguan		
Bl. 26–Bl. 30		

6.2.3 Schulter-Arm-Syndrom, Periarthritis humeroscapularis

Lokale Punkte im Bereich des Schultergürtels wählt man nach der Lage der maximalen Schmerzhaftigkeit aus: Sind die Schmerzen im vorderen Teil der Schulter gelegen, nadelt man Punkte des Dickdarmmeridians (Di. 15, Di. 16) auf der Schulter zusammen mit Fernpunkten des Dickdarmmeridians (Di. 4, Di. 11) und dem wichtigen Fernpunkt der *Yang-Ming-Meridianachse* am Bein (Ma. 38). Werden die Schmerzen an der dorsalen Seite des Schultergelenks angegeben, behandelt man mit lokalen Punkten des Dünndarmmeridians (Dü. 9, Dü. 10, Dü. 11) in Verbindung mit Fernpunkten des Dünndarmmeridians (Dü. 3, Dü. 6). Bei Schmerzen auf der Mitte der Schulter werden Nah- und Fernpunkte des *Sanjiao-Meridians* ausgewählt.

Bei schmerzhafter Bewegungseinschränkung im Schultergelenk – „frozen shoulder" – ist die kräftige Stimulation von Ma. 38 Tiaokou sehr wirksam.

Du 20 Baihui		
Di. 15 Jianyu	Di. 4 Hegu	Ma. 38 Tiaokou
SJ. 14 Jianliao	SJ. 5 Waiguan	
Dü. 9 Jianzhen	Dü. 6 Yanglao	
Du 14 Dazhui	Di. 11 Quchi	
Gb. 21 Jianjing		
Di. 16 Jugu		

6.2.4 Epikondylitis, Tennisellbogen

Bei der Behandlung der Epikondylitis steht die Auswahl von druckdolenten Punkten im Vordergrund. Dazu kommen dann die distalen
Fernpunkte des entsprechenden Meridians. Kräftige Stimulation,
v. a. der Fernpunkte, ist sehr wirksam. Während der Zeit der
Behandlung sollte das Ellbogengelenk geschont werden.

Du 20	Baihui				
Di. 11	Quchi	Di. 4	Hegu	Gb. 34	Yanglingquan
Di. 10	Shousanli	SJ. 5	Waiguan		
Lu. 5	Chize				
Pe. 3	Quze				

Ah-Shi-Punkte sollten sorgfältig aufgesucht und genadelt werden.

6.2.5 Koxarthrose, Koxarthritis

Bei Koxarthrosen, die nach chinesischer Vorstellung meist auf
Schwächestörungen der Nieren, seltener auch der Leber beruhen,
ist eine tonisierende Behandlung indiziert. Besonders wenn dumpfe
und ziehende Schmerzen prädominieren, zeigt neben der Nadelung
die Moxibustion gute Behandlungserfolge. Gerade die Ohrakupunktur zeigt bei Hüftgelenkschmerzen gute Therapiewirkungen.

Du 20	Baihui				
Gb. 30	Huantiao	Di. 4	Hegu	Gb. 34	Yanglingquan
Bl. 54	Zhibian			Gb. 41	Linqi
Bl. 32	Ciliao			Bl. 40	Weizhong
Bl. 36	Chengfu			Bl. 60	Kunlun
Ah-Shi-Punkte				Ma. 44	Neiting

Punkte für die Moxibustion

Bl. 23	Shenshu	Bl. 40	Weizhong
Bl. 54	Zhibian	Ni. 3	Taixi
Bl. 26–Bl. 30		Ni. 7	Fuliu

6.2.6 Gonarthrose, Schmerzen des Kniegelenks

Schmerzen des Kniegelenks lassen sich durch Akupunktur besonders gut lindern. Neben den aufgeführten Punkten werden lokale druckdolente Punkte ausgewählt. Fernpunkte der zu den lokalen Punkten gehörenden Meridiane werden kräftig stimuliert.

Du 20 Baihui		
Ex. 31 Heding	Di. 4 Hegu	Ma. 44 Neiting
Ex. 32 Xiyan	Bl. 11 Dashu	Bl. 60 Kunlun
Ma. 35 Dubi		Le. 3 Taichong
Ma. 36 Zusanli		
Gb. 34 Yanglingquan		
Bl. 40 Weizhong		
Ah-Shi-Punkte		

6.2.7 Rheumatoide Arthritis

Die chinesische Medizin beschreibt ein Syndrom, chinesisch „Bi" genannt, das in seiner Symptomatik weitgehend der rheumatoiden Arthritis entspricht. Die Ursache des *Bi-Syndroms* wird in einer Störung des Fließens von Qi gesehen. Pathogene Einflüsse wie *Wind, Kälte* und *Feuchtigkeit* bei Schwäche des Abwehr-Qi verursachen diese Störung. Man unterscheidet mehrere Formen des Bi-Syndroms:

1) Bi-Syndrom mit starken Schmerzen, die durch Wärme gelindert werden. Die Ursache ist pathogene *Kälte*.
2) Bi-Syndrom mit wandernden Schmerzen und Bewegungseinschränkung aufgrund von pathogenem *Windeinfluß*.
3) Bi-Syndrom mit dauerhaften Schmerzen und Schwere- sowie Trägheitsgefühl, die durch pathogene *Feuchtigkeit* bedingt sind.
4) Bi-Syndrom mit akuten entzündlichen Gelenkreaktionen (Schwellung, Rötung, Hitze) aufgrund einer Kombination von pathogener *Kälte, Feuchtigkeit und Wind*.

Die traditionelle Therapie eliminiert die pathogenen Kälte-, Feuchtigkeits- und Windeinflüsse und stärkt das Abwehr-Qi des Körpers. Da primär eine Schwäche der inneren Organe, meist Milz-Pankreas und/oder Niere, vorhanden ist, beruht die Therapie auf einer Stärkung des Qi durch Moxibustion von tonisierenden Punkten. Durch die Nadelung der betroffenen Meridiane und Gelenke gelingt es, die pathogenen Einflüsse zu eliminieren. Die Moxibustion erfolgt täglich an den spezifischen und allgemeinen Tonisierungspunkten:

Ren 6	Qihai	Di. 11	Quchi	Ma. 36	Zusanli
Ren 8	Shenque	Di. 10	Shousanli	Ni. 7	Fuliu
Ren 12	Zhongwan			MP. 6	Sanjinjiao
Bl. 20	Pishu für Milz-Pankreas				
Bl. 23	Shenshu für Niere				
Du 4	Mingmen				
Du 14	Dazhui				

Neben der Moxibustion wird die Nadelbehandlung der betroffenen Gelenke über längere Zeiträume durchgeführt. Für die Nadelung der Gelenke wählt man die Nah- und Fernpunkte der Meridiane aus, die in dem vorangegangenen Abschnitt beschrieben sind.

6.3 Neurologische Erkrankungen

Die Akupunktur zeigt eine gute Wirksamkeit v. a. bei Migräne, chronischen Kopfschmerzen, Trigeminusneuralgie. Hier ist die Akupunktur durch ihre Langzeitwirkung anderen therapeutischen Maßnahmen weit überlegen. Viele Patienten mit Migräne und Trigeminusneuralgien werden nach jahrzehntelangem Krankheitsverlauf durch Akupunkturtherapie dauerhaft schmerzfrei. Auch bei vielen Lähmungen lassen sich mit der Akupunktur deutliche Verbesserungen der Bewegungsfunktion erreichen. Bei den Epilepsie hat Akupunktur eine erstaunlich gute antikonvulsive Wirkung.

6.3.1 Kopfschmerzen und Migräne

Über 30 % der Patienten, die im Westen mit Akupunktur behandelt werden, leiden an chronischen Kopfschmerzen und Migräne. Somit zählt dieses Krankheitsbild zu den Hauptindikationen der therapeutischen Akupunktur.

Die hervorragende analgetische Wirksamkeit der Akupunktur zeigt sich bei der Kupierung von akuten Migräneattacken.

Migräne und chronische Kopfschmerzen behandelt man 2 mal wöchentlich für 10–12 Sitzungen, dann, nach einem behandlungsfreien Intervall von 10–14 Tagen, führt man eine erneute Akupunkturserie 2 mal wöchentlich aus. Die Länge der 2. Behandlungsserie richtet sich nach dem Therapieergebnis, und zwar behandelt man so lange, bis eine deutliche Reduzierung der Schmerzintensität bzw. signifikante Verlängerung der anfallsfreien Intervalle zu verzeichnen ist. Über zwei Drittel der Patienten zeigen nach durchschnittlich 16 Akupunktursitzungen eine gute und langanhaltende Schmerzlinderung meist über Jahre hinweg. In seltenen Fällen sind insgesamt 30–40 Behandlungen erforderlich.

Über 60 % der Patienten sind nach 6–12 Monaten rezidivfrei. Die Rezidive lassen sich durch eine *Auffrischungsbehandlung* von 3–5 Sitzungen, 3–4 Monate nach beendeter Grundtherapie vermindern. Dies sind Ergebnisse einer eigenen vergleichenden Migränestudie.

Nach *traditioneller Vorstellung* sind chronische Kopfschmerzen und Migräne auf eine mehr oberflächliche Blockade des Qi in den Yang-Meridianen des Kopfes zurückzuführen. Die Blockaden im Fließen von Qi und somit die Schmerzen beruhen meist auf einer inneren Störung der Organe und Meridiane, nur sehr selten auf äußeren Einflüssen durch Wetterfaktoren. Je nach Schmerzcharakter können hier sowohl Fülle-, viel seltener auch Schwächestörungen vorliegen. Füllestörungen sind gekennzeichnet durch sehr intensive Kopfschmerzen oder Migräne mit starkem Spannungsgefühl, pochenden Schmerzen und dem Gefühl, „der Kopf könnte platzen". Bei Schwächestörungen sind die Kopfschmerzen dumpf und häufig in Verbindung mit Benommenheit und anderen allgemeinen Schwächesymptomen, wie z. B. übermäßiger Müdigkeit, Erschöpfungsgefühl, Schwindel oder Hypotonie.

Die innere, tiefe Ebene der Störung, chinesisch *Ben,* ist meist die Ursache und Wurzel von chronischen Kopfschmerzen und Migräne. Die mit über 50 % der Fälle häufigsten Störungen innerer Organe sind Leber- und Gallenblasendisharmonien, und zwar in erster Linie „*Stagnation des Leber-Qi*" und „*Aufsteigendes Leber-Yang*", seltener „*Aufsteigendes Leber-Feuer*", oder „*Schwäche des Leber-Yin*". Gleichzeitig findet man eine chronische Blockade des Gallenblasenmeridians mit Schmerzen im Verlauf dieses Meridians.

Seltenere Kopfschmerzformen sind gekennzeichnet durch *Milz-Pankreas-Schwäche* mit oder ohne *Magenfüllestörungen*. Bei diesen Formen findet man häufig auch *Schleimstörungen* im chinesischen Sinne, die gekennzeichnet sind durch Benommenheit, Dumpfheits- bzw. Schweregefühl im Kopf mit Konzentrationsstörungen sowie Schwindel. Übermäßiger Alkoholgenuß kann die beschriebenen Schleimstörungen verstärken.

Schwächestörungen der Nieren häufig auf dem Boden von latenter Ängstlichkeit bei meist zwanghafter Persönlichkeitsstruktur können ebenfalls zu chronischen Kopfschmerzen führen. Die Kopfschmerzen sind hier häufig im Bereich des Blasenmeridians oder entlang des Du Mai lokalisiert, und zwar sowohl im Nacken als auch in der Stirnmitte. Auch Kombinationen von Nierenschwäche mit Leberfüllestörungen sind bei chronischen Kopfschmerzen nach chinesischen Diagnosekriterien zu diagnostizieren.

Das *Chronic-fatigue-Syndrom,* das auch „chronic persistent headache" genannt wird, beruht auf einer chronischen Leberstörung und zwar „*Schwäche des Leber-Yin*" nach einer längeren Phase von „*Fülle des Leber-Yang*". Wie alle Kopfschmerzen sind auch hier nach traditioneller Vorstellung unverarbeitete Gefühle an der Entstehung dieser Störungen beteiligt.

Die Akupunkturtherapie bei Migräne und chronischen Kopfschmerzen sollte nicht nur die oberflächliche Schicht, also die Blokkaden der Meridiane, sondern auch die tiefe Ebene des Störungsmusters in den Organen berücksichtigen (s. chinesische Syndrome im Kap. 7).

Innere Ebenen der Störungen bei Kopfschmerzen und Migräne:

1) Stagnation des Leber-Qi,
2) Aufsteigendes Leber-Yang,
3) Aufsteigendes Leber-Feuer,
4) Schwäche des Leber-Yin,
5) Magenfülle bzw. Feuer mit Schwäche des Milz-Pankreas,
6) Schleimstörung meist bei Milz-Pankreas-Schwäche,
7) Schwäche des Nieren-Yang mit oder ohne Leberfüllestörungen,
8) allgemeine Schwäche des Qi (selten).

Die Lokalisation der Zephalgien ist für die individuell ausgelegte Akupunkturtherapie von großer Bedeutung. Nach dem traditionellen Konzept der chinesischen Medizin lassen sich nach der Schmerzlokalisation und Ausstrahlung 4 Hauptgruppen anhand der betroffenen Meridiane herauskristallisieren:

Zephalgie vom Shao-Yang-Typ

Schmerzen im Verlauf des *Gallenblasenmeridians* mit Schmerzmaxima im Bereich der Punkte Ex. 2 Taiyang, Gb. 14 Yangbai oder Gb. 20 Fengchi. Nach der Meridianachse Sanjiao-Gallenblase spricht man auch von *Shao-Yang-Kopfschmerzen*. Mit 40–50 % ist der Shao-Yang-Kopfschmerz die häufigste Form. Man behandelt mit Fernpunkten des Sanjiao- sowie des Gallenblasenmeridians.

Du 20	Baihui				
Gb. 14	Yangbai	SJ. 5	Waiguan	Gb. 41	Linqi
Gb. 20	Fengchi	Di. 4	Hegu	Le. 3	Taichong
Gb. 8	Shuaigu	SJ. 3	Zongzhu	Gb. 34	Yanglingquan
Ex. 2	Taiyang			Ma. 36	Zusanli

Zephalgie vom Yang-Ming-Typ

Schmerzen im Bereich der Stirn und Schläfe mit Schmerzmaxima im Bereich von Ma. 8 Touwei werden dem *Magenmeridian* zugeordnet. Man spricht von *Yang-Ming-Kopfschmerzen* und behandelt mit Fernpunkten des Dickdarm- und Magenmeridians.

Du 20	Baihui				
Ma. 8	Touwei	Di. 4	Hegu	Ma. 44	Neiting
Gb. 4	Hanyan	Di. 11	Quchi	Ma. 36	Zusanli
Ex. 1	Yintang				
Ma. 7	Xiaguan				

Zephalgie vom Tai-Yang-Typ

Schmerzen im Verlauf des Blasenmeridians mit Schmerzmaxima im Bereich von Bl. 2 Zanzhu oder Bl. 10 Tianzhu nennt man *Tai-Yang-Kopfschmerzen*. Man behandelt mit Fernpunkten des Dünndarm- und Blasenmeridians.

Du 20	Baihui				
Bl. 2	Zanzhu	Dü. 3	Houxi	Bl. 60	Kunlun
Bl. 10	Tianzhu	Di. 4	Hegu	Bl. 67	Zhiyin

Zephalgie vom Lebertyp

Schmerzen im Bereich des Punktes Du 20 Baihui werden dem *Lebermeridian* zugeordnet. Nach traditioneller Vorstellung zieht eine innere Verbindung vom Lebermeridian vom Punkt Le.14 Qimen zum Punkt Du 20 Baihui am Vertex. Man behandelt mit Fernpunkten des Lebermeridians.

Du 20	Baihui			
Ex. 6	Sishencong	Di. 4	Hegu	Le. 3 Taichong
Gb. 20	Fengchi			Le. 2 Xingjian
Le. 14	Qimen			Gb. 34 Yanglingquan

6.3.2 Trigeminusneuralgie

Nach traditioneller Vorstellung beruht die Trigeminusneuralgie auf einer chronischen Blockade von Qi durch *Wind-Kälte* oder *Wind-Hitze,* bei inneren Fülle- und Hitzestörungen der Leber- und Magenenergie. Auch eine *Schwäche des Nieren-Yin* mit Yang-Fülle kann ursächlich vorkommen. Hier findet man eine Yin-Schwäche mit oder ohne Yang-Fülle bzw. Hitze. Wenn die Schmerzen anfallartig, periodisch oder wandernd auftreten, spricht man von inneren Windstörungen. Die Wetterfaktoren Hitze, Wind, usw. dienen hier der Beschreibung der Schmerzqualitäten.

Bei der Behandlung der Trigeminusneuralgie nadelt man im Gesicht eine große Anzahl von Punkten (10–12), die immer wieder manuell stimuliert werden. *Bei starken akuten Trigeminusschmerzen darf nur die kontralaterale Gesichtshälfte genadelt werden,* da sonst die Schmerzen durch Reizung der Triggerpunkte zunehmen können. Erst nach deutlichem Abklingen der akuten Schmerzen, meist nach 4–6 Sitzungen, wird vorsichtig auf die kranke Seite übergegangen, zunächst mit wenig Nadeln, die Anzahl der Nadeln wird dann langsam gesteigert. Auch die Reizstärke bei der manuellen Nadelstimulation im Gesicht wird langsam erhöht. Die Fernpunkte, besonders Di. 4 Hegu und Ma. 44 Neiting, werden meist manuell kräftig stimuliert. In schweren Fällen wird am Anfang täglich behandelt und die Nadeln 30–60 min belassen. In der Mehrzahl der Fälle findet eine erste Schmerzlinderung nach 4–6 Sitzungen statt. Bis dahin verabreichte medikamentöse Therapie kann langsam reduziert werden.

Um zu einer deutlichen Schmerzreduktion zu kommen, muß man in der Regel 15- bis 20 mal weiterbehandeln. Je nach Lokalisation der Schmerzen werden die Punkte wie folgt ausgewählt:

Schmerzen im Gebiet der N. ophthalmicus V 1

Du 20	Baihui				
Gb. 14	Yangbai	Di. 4	Hegu	Ma. 44	Neiting
Ex. 2	Taiyang	SJ. 5	Waiguan	Le. 3	Taichong
Bl. 2	Zanzhu			Ma. 36	Zusanli
Ex. 1	Yintang				

Schmerzen im Gebiet des N. maxillaris V 2

Du 20	Baihui				
Ma. 2	Sibai	Di. 4	Hegu	Ma. 44	Neiting
Ma. 3	Juliao	SJ. 5	Waiguan	Le. 3	Taichong
Dü. 18	Quanliao	Dü. 3	Houxi	Ma. 36	Zusanli
Du 26	Renzhong				
Ma. 7	Xiaguan				
Di. 20	Yingxiang				

Schmerzen im Gebiet des N. mandibularis V 3

Du 20	Baihui				
Ma. 4	Dicang	Di. 4	Hegu	Ma. 44	Neiting
Ma. 6	Jiache	SJ. 5	Waiguan	Le. 3	Taichong
Ma. 7	Xiaguan			Ma. 36	Zusanli
Ren 24	Chengjiang				
Ex. 5	Jiachengjiang				

Spezifische Fernpunkte für die Wind-Kälte- und Wind-Hitze-Störung sind SJ. 5 Waiguan, Lu. 7 Lieque, Di. 4 Hegu und Gb. 20 Fengchi.
Punkte für die Hitze-Leberfüllestörung: Le. 2 Xingjian, Gb. 44 und Le. 3 Taichong.
Punkte für Magenfüllestörung: Ma. 44 Neiting, Ma. 36 Zusanli.
Punkte für Schwäche des Nieren-Yin: Ni. 3 Taixi, Ren. 4 Guanyuan, MP. 6 Sanyinjiao.

6.3.3 Hemiparesen

Die Behandlung von Hemiparesen nimmt in den Akupunkturkliniken Chinas einen großen Raum ein. Hemiparesen nach zerebralem Insult haben eine bessere Prognose als posttraumatische. Eigene Erfahrungen in der Behandlung von spastischen Paresen zeigen eine deutliche Reduktion der Spastik bei 30 % der Patienten. Auch bei länger bestehenden Paresen sind häufig erstaunliche Besserungen der Motorik zu erzielen.

Nach traditioneller Vorstellung liegt bei Paresen eine ausgeprägte *Schwächestörung der Niere* und *des Milz-Pankreas* vor, mit massiver *Blockade von Qi* und Blut. Betroffen sind an der Oberfläche und in der Peripherie in erster Linie der Dickdarm- und Magenmeridian, also die Yang-Ming-Meridianachse. Man behandelt folglich vorwiegend mit Punkten des Dickdarm- und Magenmeridians, und zwar wird tief in die Muskulatur genadelt. Die Elektrostimulation verstärkt die Akupunkturwirkung und wirkt einer fortschreitenden Muskelatrophie entgegen. Neben einer *Schwächestörung des Nieren-Yin* findet man häufig *Füllestörungen der Leber,* des Yang oder auch Leber-Feuer mit *Leber-Wind.* Oft ist auch eine *Schleimstörung* bei *Schwäche des Milz-Pankreas* zu diagnostizieren.

Bei der Paresebehandlung wird die Akupunktur für 2–3 Behandlungszyklen von jeweils 10–12 Sitzungen durchgeführt. Zeigt sich nach 10–15 Sitzungen kein Behandlungserfolg, sollte mit Schädelakupunktur weiterbehandelt werden.

Hemiparese der Arme		Hemiparesen der Beine		Allgemeinpunkte	
Di. 15	Jianyu	Ma. 31	Biguan	Du 20	Baihui
Di. 11	Quchi	Ma. 32	Femur-Futu	Ex. 6	Sishencong
Di. 10	Shousanli	Ma. 36	Zusanli	Le. 3	Taichong
Di. 4	Hegu	Ma. 40	Fenglong	Gb. 34	Yanglingquan
Ex. 28	Baxie	Ma. 41	Jiexi		
SJ. 14	Jianliao	Ma. 44	Neiting		
SJ. 5	Waiguan	Ex. 36	Bafeng		
SJ. 3	Zhongzhu	Gb. 30	Huantiao		
		Gb. 37	Guangming		
		Gb. 40	Qiuxu		

Moxibustion bei Hemiparesen

Ren 6 Qihai	Di. 10 Shousanli	Ma. 36 Zusanli
Ren 4 Guanyuan	Di. 11 Quchi	MP. 6 Sanyinjiao
Bl. 23 Shenshu	SJ. 5 Waiguan	Ma. 41 Jiexi
Bl. 25 Dachangshu		

Bei Aphasie nadelt man Ren 23 Lianquan und He. 5 Tongli.

6.3.4 Fazialisparese

Bei der Akupunkturbehandlung der Fazialisparese werden Remissionen in vielen Fällen schon nach wenigen Behandlungen beobachtet. *Nach traditioneller Vorstellung* liegt eine durch *Wind-* und seltener auch durch Kälteeinfluß hervorgerufene Blockade der Lebensenergie Qi im Gesicht vor. Die Nahpunkte lösen die Blockaden des Qi, während die Fernpunkte Di. 4 Hegu, SJ. 5 Waiguan und Ma. 44 Neiting pathogene Faktoren eliminieren und das freie Fließen von Qi fördern. Man behandelt meist die erkrankte Seite einseitig, die Fernpunkte beidseitig.

Du 20 Baihui		
Ex. 6 Sishencong	Di. 4 Hegu	Gb. 34 Yanglingquan
Gb. 14 Yangbai	Di. 11 Quchi	Ma. 36 Zusanli
Ex. 2 Taiyang	SJ. 5 Waiguan	Ma. 44 Neiting
Ma. 2 Sibai		Le. 3 Taichong
Ma. 3 Juliao		
Ma. 4 Dicang		
Ma. 5 Daying		
Ma. 7 Xiaguan		
Dü. 18 Quanliao		
Ex. 5 Jiachenjiang		
Gb. 20 Fengchi		

6.4 Erkrankungen der Atmungsorgane

Bei vielen Erkrankungen der Atmungsorgane ist Akupunktur wirksam. Gerade bei chronischen Verläufen wie bei chronischer Sinusitis, Bronchitis oder Asthma bronchiale ist die Akupunktur anderen Therapieformen in der klinischen Praxis deutlich überlegen.

Nach traditioneller chinesischer Vorstellung beruhen entzündliche Atemwegserkrankungen auf einer *„Schwäche des Lungen-Qi"*, einem der am häufigsten auftretenden Syndrome der chinesischen Medizin. Das Syndrom „Schwäche des Lungen-Qi" ist gekennzeichnet durch Blässe, Schwächegefühl im Körper, übermäßige Müdigkeit, leise und schwache Stimme, Lustlosigkeit zu reden, Husten ohne Kraft, Empfindlichkeit auf Wetterfaktoren, Infektanfälligkeit, Kurzatmigkeit bei Belastungen, vermehrtes Schwitzen. Bei Kindern treten Lungen-Qi-Schwächestörungen besonders häufig auf.

Auf dem Boden dieser Schwächestörung der Lunge können pathogene klimatische Einflüsse wie *Kälte* und *Wind* bzw. *Hitze* und *Wind* bei Sommergrippe schädigend wirken und zu weiteren tiefergehenden Störungen führen, die typisch für entzündliche Atemwegserkrankungen sind. Klimatische Faktoren haben eine pathogene Wirkung in erster Linie bei Wetterwechsel oder wenn sie besonders intensiv auf den geschwächten Körper einwirken. Bei Kältestörungen treten Frösteln, leichtes Frieren, Kälteschauer auf, und eine Besserung der Symptomatik wird durch Wärme erreicht. Windstörungen sind durch ständigen Wechsel der Lokalisation oder der Intensität der Symptome gekennzeichnet, z.B. wandernde Schmerzen. Fieber, Durst und Trockenheit der Schleimhäute sind typisch bei Hitzestörungen.

Die pathogenen Faktoren dringen von der Oberfläche des Körpers ein, zunächst in die Yang- und Yin-Meridiane und dann in die Yang- und schließlich in die Yin-Organe. Zunächst spielt sich z.B. die Kältestörung in der Nase und im Halsbereich, später in den Bronchien (Bronchitis) und schließlich in der Lunge (Pneumonie) der tiefsten Schicht ab.

Die chinesische Medizin beschreibt ein meist durch Fülle gekennzeichnetes Syndrom *„Schleim blockiert die Lunge"*, das bei zahlreichen Erkrankungen der Atmungsorgane begleitend z.B. bei chronischer Bronchitis auftritt. Schleim, chinesisch *Tan,* wird in der chinesischen Medizin als pathogener Faktor gewertet, der durch „energetische Verdichtung" von klaren Flüssigkeiten entsteht und durch eine Störung im Fließen von Qi hervorgerufen wird. Die Symptomatik ist gekennzeichnet durch Schleimbildung in den Atemwegen mit Husten, Auswurf, Niesen, Benommenheit und Kopfschmerzen.

Die Therapie geht in 2 Richtungen; zunächst auf die *„Eliminierung der pathogenen klimatischen Einflüsse"*, dies geschieht in den äußeren Schichten des Körpers. Hitze wird durch Öffnung der Oberflächen mit spezifischen Akupunkturpunkten eliminiert. Bei Kälte kann auch die Moxibustion neben der Nadelung tonisierender Punkte angewendet werden. Der wichtigste Akupunkturpunkt zum Lösen von Schleim ist Ma. 40 Fenglong. Die *„Stärkung des Lungen-Qi"* als Behandlung der tiefen Schicht, des *Ben,* ist ebenfalls ein essentieller Teil der Therapie, der v. a. spätere Rezidive verhindert und eine schnelle Rekonvaleszenz fördert.

Diese Therapie kann entweder mit Akupunktur und Moxibustion oder mit chinesischen Heilkräutern erfolgen. Auch Atemübungen aus dem Qi Gong stärken das Qi der Lunge. Die wichtigsten Akupunkturpunkte zum Eliminieren der pathogenen Faktoren und Öffnen der Oberfläche des Körpers sind Di. 4 Hegu, Lu. 7 Lieque, Lu. 5 Chize, SJ. 5 Waiguan, Gb. 20 Fengchi und Du 16 Fengfu. Die Punkte Lu. 1 Zhongfu, Du 14 Dazhui, Bl. 13 Feishu, Lu. 9 Taiyuan und Di. 11 Quchi stärken das Qi der Lunge.

Lungentuberkulose wird als eine *„Schwäche des Lungen-Yin"* interpretiert. Schwäche des Yin eines Organs bedeutet, daß die Substanz bzw. Struktur wesentlich geschädigt ist und dadurch meist auch das Yang, die Funktion gestört ist. Bronchialkarzinome sind auch Lungen-Yin-Schwächeerkrankungen. Häufig tritt hier eine begleitende Hitzestörung auf, da das geschwächte Yin das Yang nicht kontrollieren kann, das dann überschießend mit Hitze und Überaktivität reagiert.

Je nach Verlauf von Lungenerkrankungen treten Fülle- oder Schwächestörungen der Lunge auf, deren Differenzierung für die Auswahl der Punkte und deren Stimulation von Bedeutung ist.

Wichtige Punkte bei Atemwegserkrankungen

- **Lokale Punkte** im Bereich der Erkrankung z. B.:

  Nase: Di. 20 Yingxiang, Ex. 1 Yintang;
  Nebenhöhlen: Di. 20 Yingxiang, Ma. 2 Sibai, Ma. 3 Juliao,
  Dü. 18 Quanliao;
  Stirnhöhlen: Bl. 2 Zanzhu, Gb. 14 Yangbai, Ex. 3 Yuyao,
  Ex. 1 Yintang;
  Tonsillen: Ren 23 Lianquan, Di. 18 Hals-Futu, Dü. 17 Tianrong.

- **Wichtige Fernpunkte** für Atemwegserkrankungen:

  Lu. 7 Lieque der Luo-Punkt der Lunge mit starker Wirkung auf die Atmungsorgane. Dieser Punkt *„öffnet die Oberfläche"* und eliminiert so eingedrungene pathogene Faktoren.
  Di. 4 Hegu mit starker Wirkung auf den Kopf und den Hals; *eliminiert pathogene Einflüsse,* senkt auch Fieber und fördert das Schwitzen; als Quellpunkt des Dickdarms, Yuan-Punkt, stellt er über die Luo-Verbindung die Beziehung zum Lungenmeridian (Lu. 7) her.
  Lu. 6 Kongzui der Xi-Punkt der Lunge ist *bei akutem Verlauf* von Bronchitis oder Asthma indiziert.
  SJ. 5 Waiguan eliminiert wie Di. 4 Hegu Hitzesymptome und Windeinflüsse und hat eine starke Wirkung auf die parietale Kopfregion.

- Punkte im Bereich der Erkrankung mit eliminierender Wirkung auf **Wind** (Feng) wie Gb. 20 Fengchi, Du 16 Fengfu, Bl. 12 Fengmen werden bei Erkältungskrankheiten ausgewählt.

- Die **Shu- und Mu-Punkte** der Lunge, **Bl. 13 Feishu** und **Lu. 1 Zhongfu,** werden bei Schwächestörungen der Lunge ausgewählt und tonisierend behandelt. Auch die Moxibustion dieser Punkte ist dann indiziert.

- **Ren 17 Shanzhong,** der Meisterpunkt für das Respirationssystem, ist besonders bei Bronchitis und Asthma auszuwählen.

- **Ma. 40 Fenglong** eliminiert zähen und festsitzenden **Schleim.**

- **Ex. 17 Dingquan** ist ein spezifischer Extrapunkt für die Asthmabehandlung.

- **Ren 22 Tiantu** ist bei *akutem Asthmaanfall* wirkungsvoll.

- **Bl. 17 Geshu** hat eine beruhigende Wirkung auf das Diaphragma und ist bei Husten sowie Dyspnoe z. B. bei Asthma indiziert.

- Bei **Fieber** sind die Punkte **Du 14 Dazhui, Di. 11 Quchi** und **Di. 4 Hegu** wirksam und eliminieren Hitze.

- Immunstimulierende Wirkung haben die Punkte Di. 11 Quchi, MP. 10 Xuehai, Du. 14 Dazhui und Du 13 Taodao.

6.4.1 Grippaler Infekt

Nach traditioneller Vorstellung sind bei Grippe und Erkältungskrankheiten äußere pathogene Klimafaktoren wie Kälte und Wind, selten auch Hitze, krankheitsverursachend bei geschwächter Lungen- und Abwehrenergie. Am häufigsten findet man eine Schwäche des Lungen-Qi.

Du 20 Baihui		
Gb. 20 Fengchi	Lu. 7 Lieque	MP. 10 Xuehai
Du 14 Dazhui	Di. 4 Hegu	
Du 16 Fengfu	Di. 11 Quchi	
	SJ. 5 Waiguan	

In der Therapie kommt es neben der Eliminierung der äußeren pathogenen Faktoren besonders auf die Stärkung der Lunge und ihrer Abwehrkraft an. Wenn die akuten Symptome gemildert sind, ist die *Moxibustion* der folgenden Punkte zu empfehlen:

Lu. 1 Zhongfu	Di. 11 Quchi	Ma. 36 Zusanli
Bl. 13 Feishu	Lu. 9 Taiyuan	Ni. 7 Fuliu
Ren 6 Qihai		
Bl. 12 Fengmen		

6.4.2 Sinusitis maxillaris

Gerade bei langdauernden Verläufen gelingt es mit Akupunktur, den chronischen Charakter der Erkrankung zu durchbrechen und die Rezidivrate zu senken.

Du 20	Baihui				
Di. 20	Yingxiang	Di. 4	Hegu	MP. 10	Xuehai
Ma. 2	Sibai	Di. 11	Quchi		
Ma. 3	Juliao				
Dü. 18	Quanliao				

6.4.3 Sinusitis frontalis

Bei Sinusitis frontalis schwellen nach wenigen Behandlungen die Schleimhäute ab, so löst sich auch der Sekretstau.

Du 20	Baihui				
Bl. 2	Zanzhu	Di. 4	Hegu	Bl. 60	Kunlun
Ex. 3	Yuyao	Di. 11	Quchi		
Ex. 1	Yintang				
Gb. 14	Yangbai				

6.4.4 Chronische Bronchitis

Nach traditioneller Vorstellung liegt eine *Schwächestörung der Lunge* vor, häufig begleitet von Nieren- und Milz-Pankreas-Schwäche. Die Therapie ist auf die Stärkung der geschwächten Organsysteme und einen ausgleichenden Einfluß auf die Lungenfunktion ausgelegt. Beim Vorliegen von pathogenen Faktoren, wie Kälte, Wind oder Feuchtigkeit, werden diese mit entsprechenden Punkten eliminiert. Stagnation von Schleim in der Lunge löst man mit dem Punkt Ma. 40 Fenglong. Auch die übermäßige Schleimproduktion wird mit diesem Punkt reguliert.

Du 20	Baihui				
Lu. 1	Zhongfu	Lu. 9	Taiyuan	Ma. 40	Fenglong
Bl. 13	Feishu	Lu. 7	Lieque	Ma. 36	Zusanli
Du 14	Dazhui				
Ren 17	Shanzhong				

Moxibustion ist gerade beim Vorherrschen der Schwächesymptome durch langen Verlauf der Bronchitis besonders sinnvoll.

Bl. 13	Feishu				
Bl. 20	Pishu	Lu. 9	Taiyuan	MP. 6	Sanyinjiao
Bl. 23	Shenshu	Di. 11	Quchi	Ni. 3	Taixi
Du 4	Mingmen				
Ren 6	Qihai				

Bei akuter Bronchitis liegt nach traditioneller Vorstellung ein äußerer Wind- bzw. Kälteeinfluß vor, und dadurch eine Stagnation mit Füllestörung der Lunge. Man behandelt in ähnlicher Weise wie bei grippalen Infekten.

6.4.5 Asthma bronchiale

Asthma bronchiale ist eine Hauptindikation der therapeutischen Akupunktur. Akute Formen zeigen oft dauerhafte Heilerfolge nach kurzer Therapiezeit. Selbst bei chronischem Verlauf über Jahrzehnte und bestehenden Lungenveränderungen gelingt es, die Spastik sowie den Medikamentenkonsum deutlich zu reduzieren. Bei Asthmapatienten, die Kortikosteroide einnehmen, werden diese parallel mit der Akupunkturtherapie in den ersten Behandlungswochen langsam abgesetzt. Die Heilerfolge sind in der Literatur mit 60–70 % angegeben.

Nach traditioneller Vorstellung unterscheidet man Asthma vom Fülle- oder vom Schwächetyp. Asthma als Füllestörung beruht auf äußerem Wind- und Kälteeinfluß oder ist vom Hitzetyp und dann durch Ansammlung von Schleim gekennzeichnet. Bei Asthma mit Schwächestörung der Lunge ist oft auch die Niere geschwächt. Die Niere „kann das Qi der Lunge nicht empfangen", das sich dann staut und die Atemnot begünstigt. Bei allergischem Asthma ist neben der Lunge meist auch das Milz-Pankreas-System geschwächt. Die Diagnose der gestörten Organe sowie die Unterscheidung vom Füllebzw. Schwächetyp nach den traditionellen diagnostischen Kategorien sind für die Therapie von großer Bedeutung.

Asthma vom Fülletyp

Du 20 Baihui
Ren 17 Shanzhong   Lu. 7 Lieque   Ma. 40 Fenglong
Bl. 13 Feishu   Di. 4 Hegu   (bei Sekretstau)
Lu. 1   Zhongfu   Lu. 5 Chize (bei Hitzestörung)
Ex. 17 Dingquan   Lu. 6 Kongzui (bei akuter Atemnot)
Ren 22 Tiantu (bei akuter Atemnot)
Du 14 Dazhui (bei akutem Infekt)

Asthma vom Schwächetyp

Du 20 Baihui
Ren 17 Shanzhong   Lu. 9 Taiyuan   Ni. 3   Taixi
Bl. 13 Feishu   Lu. 7 Lieque   MP. 6   Sanyinjiao
Ex. 17 Dingquan

Bei Asthma vom Schwächetyp ist neben der Nadelung die Moxibustion entscheidend für den Heilerfolg:

Bl. 13 Feishu   Lu. 9 Taiyuan   Ma. 36 Zusanli
Bl. 23 Shenshu   Di. 11 Quchi   Ni. 3   Taixi
Du 4   Mingmen   MP. 6   Sanyinjiao
Ren 6 Qihai
Bl. 20 Pishu bei MP.-Schwäche mit Ren 12 Zhongwan
Bl. 23 Shenshu bei Nierenschwäche

6.5 Kardiovaskuläre Erkrankungen

Bei einer Reihe von kardiovaskulären Erkrankungen ist Akupunktur oft sehr wirkungsvoll. Eine exakte westliche Diagnostik muß vor jeder Akupunkturtherapie erfolgen. Andere mögliche therapeutische Maßnahmen sollten, wenn indiziert, neben der Akupunktur weitergeführt werden. Akupunktur eignet sich besonders zur Behandlung von psychosomatischen Herzerkrankungen.

Nach traditioneller chinesischer Vorstellung findet man hier in erster Linie die Herzsyndrome „Stagnation des Herz-Blutes", „Aufsteigendes Herz-Feuer", seltener „Schwäche des Herz-Qi oder des Herz-Yang" (s. Kap. 7).

Auch bei Hypo- und Hypertonie oder bei Erschöpfungszuständen infolge chronischer Herzerkrankungen ist Akupunktur wirksam.

6.5.1 Koronare Herzerkrankungen mit Angina pectoris

Nach traditioneller Vorstellung liegt hier meist eine Füllestörung des Herzens vor. Auch eine Stagnation von Qi und Blut ist je nach Schwere der Störung zu diagnostizieren. Da Akupunktur eine psychisch-sedierende sowie ausgleichende Wirkung hat und das Fließen von Qi und Blut fördert, gelingt es oft die Erkrankung dauerhaft zu bessern. Bei koronarer Herzerkrankung, bei der nach traditioneller Vorstellung eine „Stagnation des Herz-Blutes" vorliegt, wird die Akupunktur gleichzeitig mit der medikamentösen Therapie durchgeführt.

Du 20	Baihui				
Bl. 15	Xinshu	Pe. 6	Neiguan	Le. 3	Taichong
Ren 14	Juque	He. 7	Shenmen		
Ren 17	Shanzhong	Pe. 4	Ximen (bei akuten Zuständen)		

6.5.2 Herzneurosen

Bei Herzneurosen tritt der psychogene Charakter der Erkrankung in den Vordergrund mit typischen Symptomen wie Angst, innerer Unruhe, Nervosität, Herzstichen, Herzrasen, Druckgefühl im Brustkorb, Ziehen an der Innenseite des linken Armes. Nach traditioneller Vorstellung liegt eine Stagnation mit Füllestörung des Herzens vor.

Du 20	Baihui				
Ex. 6	Sishencong	He. 7	Shenmen	Le. 3	Taichong
Ren 14	Juque	He. 5	Tongli		
Ren 17	Shanzhong	Pe. 6	Neiguan		
Pe. 1	Tianchi				

6.5.3 Erschöpfungszustände bei Herzerkrankungen

Schwächesymptome wie Müdigkeit, Abgeschlagenheit, Belastungsdyspnoe, verschiedenste Herzsensationen, depressive, ängstliche Stimmungslage stehen im Mittelpunkt der Erkrankung.

Nach traditioneller Vorstellung liegt eine Störung des Herzens vor, gemeinsam mit einer Schwäche des Qi anderer Organe, häufig der Niere oder des Milz-Pankreas. Die Moxibustion wichtiger Shu- und Mu-Punkte sowie allgemeiner Tonisierungspunkte bessert die Schwäche der Organe. Daneben gelingt es, durch die Nadelung wichtiger Punkte des Herz- und Perikardmeridians psychisch ausgleichend und beruhigend zu wirken.

Moxibustion der Punkte

Bl. 15 Xinshu	Ren 14 Juque	Ma. 36 Zusanli
Bl. 20 Pishu	Ren 12 Zhongwan	Ni. 3 Taixi
Bl. 21 Weishu	Gb. 25 Jingmen	MP. 6 Sanyinjiao
Bl. 23 Shenshu		
Ren 6 Qihai		

Akupunktur der Punkte

Du 20 Baihui		
Ren 17 Shanzhong	He. 7 Shenmen	Le. 3 Taichong
Ren 14 Juque	Pe. 6 Neiguan	MP. 6 Sanyinjiao

6.5.4 Hypertonie

Nach traditioneller Vorstellung liegt eine Füllestörung der Leber – „aufsteigendes Leber-Yang oder Leber-Feuer" vor, oft in Verbindung mit einer Schwächestörung der Niere. Le. 3 Taichong der Yuan-, Quellpunkt der Leber ist beim Ausgleich dieser Störung besonders wirkungsvoll. Kräftige Stimulation der Punkte (Sedierung) verstärkt die Wirkung dieser Therapie. Die Gabe von Antihypertonika wird während der Akupunkturbehandlung den Blutdruckwerten entsprechend reduziert.

Du 20	Baihui				
Ex. 6	Sishencong	Di. 11	Quchi	Le. 3	Taichong
Bl. 15	Xinshu	He. 7	Shenmen	Ma. 36	Zusanli
Gb. 20	Fengchi	Pe. 6	Neiguan	Le. 2	Xingjian nur
Le. 14	Qimen	Di. 4	Hegu		bei Leber-Feuer

6.5.5 Hypotonie

Bei der Hypotonie liegt eine typische Schwächestörung z. B. der Niere vor. Im Mittelpunkt der Therapie steht die Moxibustion wichtiger Tonisierungspunkte für das Qi.

Bl. 23	Shenshu	Di. 11	Quchi	Ma. 36	Zusanli
Ren 6	Qihai	Di. 10	Shousanli	Ni. 7	Fuliu
Du 12	Shenzhu			Nr. 3	Taixi
Du 11	Shendao			MP. 6	Sanyinjiao

6.5.6 Periphere Durchblutungsstörungen

Nach traditioneller Vorstellung liegt hier eine Stagnation von Qi und Blut vor. Die Akupunkturtherapie versucht das gestörte Fließen von Qi und Blut wiederherzustellen. Wichtige homöostatische Punkte wie Di. 11 Quchi, Ma. 36 Zusanli sind gemeinsam mit dem Meisterpunkt für die Blutgefäße Lu. 9 Taiyuan und den peripheren Extrapunkten 28 Baxie und 36 Bafeng wirkungsvoll. Man stimuliert die Punkte kräftig manuell.

Du 20	Baihui				
Bl. 15	Xinshu	Lu. 9	Taiyuan	Le. 3	Taichong
Bl. 17	Geshu	Di. 4	Hegu	Gb. 34	Yanglingquan
		Di. 11	Quchi	Ma. 36	Zusanli
		He. 3	Shaohai	Ex. 36	Bafeng
		Ex. 28	Baxie		

6.6 Gastroenterologische Erkrankungen

Bei funktionellen und psychosomatischen gastroenterologischen Erkrankungen sind die Behandlungserfolge oft erstaunlich gut. Auch hier kann man nach den traditionellen diagnostischen Kategorien Fülle- und Schwächestörungen unterscheiden. Bei Übelkeit und Brechreiz nach Operationen, in Begleitung einer Chemotherapie und bei Hyperemesis gravidarum zeigen kontrollierte Untersuchungen eine gute Wirksamkeit der Akupunktur im Vergleich zu Kontrollgruppen. Hier ist die Akupunkturwirkung ähnlich gut belegt wie in der Schmerztherapie.

Nach traditioneller Vorstellung sind in erster Linie die Funktionskreise Milz-Pankreas sowie Magen und Leber sowie Gallenblase eng mit der Verdauungsfunktion verbunden. Dünn- und Dickdarm haben eine sekundäre Bedeutung. Bei chronischen gastrointestinalen Erkrankungen und bei Funktionsstörungen ist die diagnostische Zuordnung zu den betroffenen Funktionskreisen sowie die Differenzierung nach den 8 diagnostischen Kategorien (besonders Fülle und Schwäche) für den Erfolg der Therapie von ausschlaggebender Bedeutung.

Schwäche des Milz-Pankreas-Qi bzw. -Yang sind die häufigsten Störungsmuster, die bei Magen-Darm-Erkrankungen vorkommen (s. Kap. 7). Diese Syndrome der chinesischen Medizin sind gekennzeichnet durch mangelhafte Verdauungsfunktion, also durch Maldigestion und Malabsorption. Bei ausgeprägten Formen werden unverdaute Nahrungsreste mit dem Stuhl ausgeschieden. Man findet als Kardinalzeichen Zahneindrücke in der Zunge, die häufig auch vergrößert sein kann. Weitere wichtige Symptome sind Völlegefühl bzw. Druckgefühl im Abdomen, Blähbeschwerden, Appetitmangel oder Heißhunger, oft auch weiche, wenig geformte Stühle. Häufig neigen die Patienten zu geringfügigen, teigigen Ödemen sowie zu einer Schwäche des Bindegewebes mit Uterus- oder Analprolaps.

Neben diesen häufig vorkommenden Schwächestörungen sind auch Blockaden im Fließen des Qi mit Fülle- und Hitzestörungen häufig zu diagnostizieren, z.B. bei Ösophagitis, Gastritis, Ulzera, irritablem Kolon. Bei Übelkeit, Brechreiz und Erbrechen ist der normale Fluß des Qi umgekehrt, man spricht auch vom aufsteigenden oder rebellischen Qi. Bei Blockaden und bei Füllestörungen wird mit kräftiger Nadelstimulation sedierend behandelt. Bei Schwäche-störungen wird neben der tonisierenden Nadelung auch Moxibus-tion angewendet. Eine Ernährungsberatung nach Yin und Yang-Kate-gorien sowie nach den 5 Wandlungsphasen ist auch empfehlenswert. Auch Qi Gong und andere Methoden der direkten Energietherapie können den Therapieerfolg gerade bei chronischen und sonst thera-pieresistenten Störungen und Erkrankungen im entscheidenden Maße fördern.

Bei der Behandlung von Erkrankungen der Verdauungsorgane sind folgende Punkte besonders wirkungsvoll:

1) **Ma. 36 Zusanli** ist der wichtigste Fernpunkt für gastrointestinale Erkrankungen mit ausgeprägter spasmolytischen Wirkung.

2) **Pe. 6 Neiguan** wirkt spezifisch auf den oberen Verdauungstrakt und ist besonders wirkungsvoll bei Übelkeit, Schluckauf und Erbrechen.

3) Alarmpunkte werden häufig eingesetzt:

Ren 12 Zhongwan	Magen und Meisterpunkt der Fu-Organe
Ma. 25 Tianshu	Dickdarm
Ren 4 Guanyuan	Dünndarm
Le. 6 Zhongdu	Leber
Ex. 35 Dannang	Gallenblase

4) Die dorsalen Segmentpunkte, Shu-Punkte, sind besonders bei chronischen Erkrankungen nützlich

Bl. 21 Weishu	Magen
Bl. 20 Pishu	Milz-Pankreas
Bl. 22 Sanjiaoshu	Sanjiao
Bl. 18 Ganshu	Leber
Bl. 19 Danshu	Gallenblase

6.6.1 Gastritis, Gastroenteritis

Bei akuter Gastritis überwiegen nach traditionellen Krieterien die Füllesysteme wie Sodbrennen, Völlegefühl und akuter Schmerz im Epigastrium. Bei Gastroenteritis kommen oft fulminante intestinale

Symptome hinzu. Durch sedierende Akupunkturbehandlung gelingt eine schnelle Harmonisierung der Fülle des Magens und der Verdauungsorgane. Bei chronischer Gastritis kann eine Schwächestörung des Milz-Pankreas, selten auch des Magens vorliegen mit Symptomen wie Appetitlosigkeit, allgemeiner Müdigkeit und Leeregefühl in der Magengegend. Hier ist neben der tonisierenden Nadelung auch die Moxibustion indiziert.

Du 20	Baihui				
Ren 12	Zhongwan	Pe. 6	Neiguan	Ma. 36	Zusanli
Ma. 21	Liangmen	Di. 4	Hegu	Ma. 34	Liangqiu
Ma. 25	Tianshu	Di. 11	Quchi	Ma. 44	Neiting
Bl. 21	Weishu				
Le. 13	Zhangmen				

Moxibustion bei chronischen Schwächestörungen des Verdauungstraktes.

Shu-Punkte   **Mu-Punkte**

Bl. 21	Weishu	Ren 12	Zhongwan	Ma. 36	Zusanli
Bl. 20	Pishu	Le. 13	Zhangmen	Ml. 6	Sanyinjiao

6.6.2 Ulcus ventriculi et duodeni

Ähnlich wie bei der Gastritis erfolgt auch hier die Differenzierung nach den traditionellen Kriterien in Fülle- und Schwächesymptome und dann die Behandlung mit sedierender oder tonisierender Methode. Hier überwiegen Füllestörungen des Magens, häufig mit „Aufsteigendem Magen-Feuer".

Bei akuten und krampfartigen Beschwerden im Hypochondrium kann gleichzeitig auch eine Füllestörung der Leber vorliegen, die den Magen „angreift". Man behandelt dann mit den Punkten Le. 14 Qimen und Le. 3 Taichong, um das Leber-Qi zu harmonisieren.

Die akuten Ulkusschmerzen lassen sich in der Regel nach wenigen Stunden beseitigen. Man behandelt bei akuten Schmerzen täglich, dann einen Monat lang 2mal wöchentlich, bis das Geschwür abgeheilt ist. Die Akupunktur kann auch zur Erleichterung der Durchführung einer Gastroskopie bzw. Koloskopie angewendet werden.

Du 20	Baihui
Ma. 21	Liangmen
Ma. 25	Tianshu
Ren 12	Zhongwan
Bl. 21	Weishu
Bl. 20	Pishu
MP. 15	Daheng
Le. 14	Qimen
Ren 6	Qihai

Pe. 6	Neiguan	Ma. 36	Zusanli	
		MP. 4	Gongsun	
		Ma. 44	Neiting	
		Le. 3	Taichong	

6.6.3 Diarrhö

Die Behandlung von Durchfallerkrankungen hat in China eine lange Tradition. Schon früh hatte man erkannt, daß die Nahrung eine der wichtigsten Ursachen ist. Auch bei der Diarrhö kann entweder eine Fülle- oder Schwächestörung vorliegen. Bei akuter Gastroenteritis (6.6.1) ist die Diarrhö vom Fülletyp mit Völlegefühl, akuten z. T. krampfartigen Schmerzen. Kräftige Nadelstimulation, also sedierende Behandlung bringt eine schnelle Besserung.

Bei chronischen Durchfallerkrankungen liegt neben der Störung des Dick- und Dünndarms häufig auch eine Schwächestörung von Milz-Pankreas und selten auch der Niere vor. Hier ist die Moxibustion sowie tonisierende Nadelbehandlung indiziert.

Du 20	Baihui	Pe. 6	Neiguan	MP. 4	Gongsun
Ma. 25	Tianshu	Di. 11	Quchi	Ma. 37	Shangjuxu
Bl. 25	Dachangshu	Di. 4	Hegu	Ma. 36	Zusanli
Ma. 29	Guilai			MP. 6	Sanyinjiao
Ren 6	Qihai			Ma. 39	Xiajuxu
Ren 4	Guanyuan				

Moxibustion bei Diarrhö mit Schwächestörungen

Ma. 25	Tianshu	Di. 11	Quchi	MP. 4	Gongsun
Bl. 20	Pishu			MP. 6	Sanyinjiao
Le. 13	Zhangmen			Ma. 36	Zusanli
Ren 6	Qihai				
Ren 4	Guanyuan				
Bl. 23	Shenshu (bei Niere-Yang-Schwäche)				
Du 4	Mingmen				

6.6.4 Irritables Kolon, Reizdarm

Das Beschwerdebild ist abwechslungsreich und durch eine vielfältige Kombination von Stuhlbeschwerden (Obstipation und/oder Diarrhö), Abdominalschmerz, manchmal Schleimabgänge im Stuhl, Unverträglichkeit bestimmter Nahrungsmittel und vegetativer Beschwerden gekennzeichnet. Außergewöhnliche psychische Belastungen spielen eine große Rolle in der Ätiologie dieser psychosomatischen Erkrankung.

Ähnlich wie bei anderen Erkrankungen der Verdauungsorgane erfolgt auch hier eine Differenzierung der Symptomatik nach den traditionellen diagnostischen Kategorien: Füllestörungen der Leber oder des Dickdarms liegen bei akuten krampfartigen Schmerzen, akuter Diarrhö oder bei akuter spastischer Obstipation vor.

Schwächestörungen in erster Linie des Milz–Pankreas sind gekennzeichnet durch chronische Obstipation, chronische Diarrhö mit Schwächesymptomen wie Appetitmangel, Müdigkeit, depressiver Stimmungslage, häufiges Auftreten von Angst bzw. Sorgen oder dumpfen abdominellen Schmerzen. Hier steht die Moxibustion neben der Nadelung im Mittelpunkt der Therapie, während bei Füllestörungen die Nadelung mit kräftiger Stimulation erfolgen sollte.

Da sich die Störung hauptsächlich im Dickdarm abspielt, sind Ma. 37 Shangjuxu, der untere He-Punkt des Dickdarms, Ma. 25 Tianshu, der Mu-Punkt des Dickdarms, von großer Bedeutung.

Du 20	Baihui			
Ma. 25	Tianshu	Di. 4	Hegu	Ma. 37 Shangjuxu
Ma. 29	Guilai	Di. 11	Quchi	Ma. 36 Zusanli
MP. 15	Daheng			MP. 4 Gongsun
Bl. 25	Dachangshu			
Bl. 20	Pishu			
Le. 13	Zhangmen			

Bei Schwächestörungen erfolgt die Moxibustion an den Mu- und Shu-Punkten von Dickdarm und Milz-Pankreas.

6.6.5 Obstipation

Ähnlich wie bei dem irritablen Kolon erfolgt hier die Punktauswahl anhand der individuellen Fülle- oder Schwächesymptomatik. SJ.6 Zhigou, Ma.36 Zusanli und MP.4 Gongsun sind besonders wirksame Punkte bei chronischen Obstipationen.

Du 20	Baihui				
Ma.25	Tianshu	SJ.6	Zhigou	Ma.37	Shangjuxu
MP.15	Daheng	Di.11	Quchi	Ma.36	Zusanli
Ma.29	Guilai			MP.4	Gongsun
Bl.25	Dachangshu				

Bei chronischen Schwächestörungen ist auch hier die Moxibustion unentbehrlich.

6.6.6 Cholangitis, Cholezystitis, Gallenwegdyskinesie, Gallenkolik

Besonders bei chronischen und funktionellen Gallenwegerkrankungen ist Akupunktur indiziert. Da meist eine Stagnation mit Füllestörung der Leber und Gallenblase vorliegt, behandelt man meist sedierend mit wichtigen Punkten der gestörten Meridiane.

Du 20	Baihui				
Gb.24	Riyue	Di.4	Hegu	Gb.34	Yanglingquan
Le.14	Qimen	Pe.6	Neiguan	Gb.37	Guangming
Bl.19	Danshu			MP.6	Sanyinjiao
Bl.18	Ganshu			Le.3	Taichong
Ma.21	Liangmen			Ex.35	Dannang
Gb.21	Jianjing			Ma.36	Zusanli
				Le.6	Zhongdu

6.7 Psychische Störungen und psychiatrische Erkrankungen

Die Akupunktur hat eine ausgeprägte psychisch ausgleichende, sedierende oder tonisierende Wirksamkeit. In der Volksrepublik China wird die Akupunktur häufig bei psychiatrischen Erkrankungen angewandt. Zusammen mit psychotherapeutischem Vorgehen ist die Akupunktur mit ihren vielfältigen psychischen Wirkungen auch im Westen geeignet, die Psychopharmakatherapie weitgehend zu ersetzen.

Die Akupunkturpunkte des Du Mai, des Herz-, Perikard-, Leber- und Gallenblasenmeridians haben psychische Wirkungen. Bei vielen psychischen Störungen sind andere Organsysteme betroffen. Deshalb ist das diagnostische Auffinden der gestörten Organe und deren Störungsmuster therapieentscheidend. Man behandelt diese Organe mit den entsprechenden Meridianpunkten und fügt die wichtigen spezifischen Punkte für psychische Störungen hinzu.

Am häufigsten werden die folgenden Punkte ausgewählt:

Du 20	Baihui	der übergeordnete Punkt des Du Mai.
Ex. 6	Sishencong	mit ausgeprägter psychischer Wirkung in engem Zusammenhang mit Du 20 Baihui.
He. 7	Shenmen	der Yuan- sowie der Sedierungspunkt des Herzmeridians.
Pe. 6	Neiguan	der Luo-, Durchgangspunkt des Perikardmeridians.
Bl. 62	Shenmai	mit psychisch ausgleichender Wirkung.
Bl. 15	Xinshu	der Shu-, Transportpunkt des Herzens.

Eine große Gruppe von psychosomatischen Störungen wie Erregungszustände, Erschöpfungszustände, Schlafstörungen, sexuelle Störungen, Suchterkrankungen, Adipositas oder psychogene Kopfschmerzen sprechen auf Akupunkturbehandlung gut an; zahlreiche klinische Untersuchungen bestätigen die Wirkung.

6.7.1 Depression

Die chinesische Medizin beschreibt depressive Erkrankungen als Störungen der Niere, und zwar als Schwäche des Nieren-Yang. Der chinesische Begriff der Niere ist hauptsächlich funktionell zu sehen und beinhaltet die Funktion des gesamten Urogenitalsystems. Die Funktion des Willens ist das psychische Korrelat. Die Kräfte der Persönlichkeit, des „Ichs" werden von der Nierenenergie (Nieren-Qi) bestimmt. Schwaches Nieren-Yang oder -Qi bedeutet Ich-Schwäche.

Die Symptomatik der Nieren-Yang-Schwäche ist gekennzeichnet durch Blässe, übermäßiges Frieren, kalte Füße und Hände, Müdigkeit, verminderte Aktivität, Energiemangel, Willensschwäche sowie bedrückte Stimmung und Antriebsmangel.

Neben der Störung der Niere kann bei Depression auch eine Schwächestörung der Lunge oder des Milz-Pankreas, seltener auch der Leber vorliegen. Bei Leberstörungen überwiegt in der Symptomatik starke Müdigkeit, und man findet häufig unterdrückte Wut.

Die Therapie der Wahl ist die *Moxibustion*. Die auszuwählende Punktekombination für die Moxibustion richtet sich nach dem individuellen Störungsmuster. Folgende Punkte haben sich als besonders empfehlenswert herauskristallisiert:

Bl. 23	Shenshu	Shu-, Transportpunkt der Niere
Gb. 25	Jingmen	Mu-, Alarmpunkt der Niere
Ren 6	Qihai	„Meer der Energie", wichtiger allgemeiner Tonisierungspunkt
Ren 4	Guanyuan	„Umschlossene Ursprungsenergie", wichtiger Tonisierungspunkt
Ren 8	Shenque	Nabel, wichtiger Tonisierungspunkt zur Moxibustion
Ni. 3	Taixi	als Yuan-Punkt stärkt das Nieren-Yin und -Yang
Ni. 7	Fuliu	Tonisierungspunkt des Nierenmeridians
Ni. 8	Jiaoxin	verstärkt die Wirkung von Ni. 7 Fuliu
MP. 6	Sanyinjiao	„Kreuzung der 3 Yin-Meridiane", Milz-Pankreas, Niere und Leber, wichtiger allgemeiner Tonisierungspunkt

Bei agitierten Patienten mit innerer Unruhe, Rastlosigkeit und Nervosität sediert man den Herzmeridian mit Akupunktur. Weitere ausgleichende Punkte des Du Mai der Leber und des Perikardmeridians kommen hinzu.

Akupunktur der folgenden Punkte

Du 20	Baihui					
Ex. 6	Sishencong	He. 7	Shenmen	Bl. 62	Shenmai	
		He. 5	Tongli	Le. 3	Taichong	
		Pe. 6	Neiguan			

6.7.2 Erschöpfungszustände, Burnoutsyndrom und Rekonvaleszenz nach chronischen Erkrankungen

Hier überwiegen typische somatische Schwächesymptome wie Energiemangel, Müdigkeit, verminderte Aktivität, Schwindel, Kälteempfindlichkeit. Je nach Grunderkrankung sollten die geschwächten Organe ermittelt werden. Wie bei Depressionen ist häufig eine Nieren-Yang-Schwäche zu finden. Andere Organe, z. B. Milz-Pankreas oder Lunge, sind ebenfalls häufig geschwächt. Seltener kann auch die Leber in Form einer Stagnation oder Schwäche gestört sein. Die Therapie basiert auf Moxibustion, die mit Akupunktur kombiniert werden kann.

Moxibustion

Bl. 23	Shenshu	Di. 11	Quchi	Ni. 7	Fuliu
Bl. 22	Sanjiaoshu	SJ. 3	Zhongzhu	MP. 6	Sanyinjiao
Gb. 25	Jingmen	Lu. 9	Taiyuan	Ma. 36	Zusanli
Ren 6	Qihai				
Du 4	Mingmen				

Akupunktur

Du 20	Baihui				
Du 14	Dazhui	He. 7	Shenmen	Ma. 36	Zusanli
Bl. 15	Xinshu	Pe. 6	Neiguan	MP. 6	Sanyinjiao
Ren 6	Qihai				

6.7.3 Erregungszustände

Erregungszustände mit Symptomen einer „vegetativen Dystonie" interpretiert man nach traditionellen chinesischen Kriterien als Füllestörung des Herzens oder seltener auch der Leber. Akupunktur kann hier oft schon nach einer Sitzung zu einer deutlichen Beruhigung führen. Mit wenigen Behandlungen gelingt es oft, die Patienten dauerhaft zu harmonisieren ohne begleitende Nebenwirkungen.

Du 20	Baihui				
Ex. 6	Sishencong	He. 7	Shenmen	Le. 3	Taichong
Ex. 1	Yintang	Pe. 6	Neiguan	Bl. 62	Shenmai
Bl. 15	Xinshu	He. 5	Tongli		

6.7.4 Schlafstörungen

Nach traditionellen Kriterien der Diagnostik findet man meist einen Füllezustand des Herzens oder der Leber. Auch Schwächezustände, z. B. der Niere, können für die Schlafstörung verantwortlich sein. Die Hauptpunkte für Schlafstörung werden ergänzt durch 2 spezifische Extrapunkte Ex. 8 Anmian I und Ex. 9 Anmian II. Anmian bedeutet im Chinesischen „guter Schlaf".

Die verabreichten Schlafmittel können in der Regel nach wenigen Akupunktursitzungen abgesetzt werden.

Du 20	Baihui				
Ex. 6	Sishencong	He. 7	Shenmen	Bl. 62	Shenmai
Ex. 8	Anmian I	Pe. 6	Neiguan	MP. 6	Sanyinjiao
Ex. 9	Anmian II			Le. 3	Taichong
Ex. 1	Yintang				

Moxibustion bei Schwächestörungen

Bl. 23	Shenshu	Di. 11	Quchi	MP. 6	Sanyinjiao
Bl. 22	Sanjiaoshu			Ni. 7	Fuliu
Ren 6	Qihai			Ni. 8	Jiaoxin
				Ni. 3	Taixi

6.7.5 Suchterkrankungen, Drogenabhängigkeit

In den 60er Jahren entdeckte der bekannte Hongkonger Neuro-chirurg Wen durch Zufall, daß die Ohrakupunktur die Symptome des Drogenentzugs bei Heroinsüchtigen mindert. Auch das Verlan-gen nach Drogen war reduziert. Als er postoperative Schmerzen mit Akupunktur behandelte, besserte sich die Entzugssymptomatik bei einigen Patienten, die opiatabhängig waren. Dies wurde in ver-schiedenen klinischen Untersuchungen erfolgreich reproduziert und auch praktisch in der Drogentherapie genutzt. Akupunktur zeigt neben der Linderung der Entzugssymptomatik auch psychisch stabilisierende Wirkungen, z.B. Angstreduktion, die in der Rehabili-tation von Drogenabhängigen von entscheidendem Wert sein können.

Der Wirkungsmechanismus konnte zunächst nicht erklärt wer-den. Erst Ende der 70er Jahre, also nach der Entdeckung der Endor-phine, wurde der Grundlagenaspekt dieses Phänomens erhellt. Bei Mäusen gelang es, den Gesamtgehalt des Gehirns an Endorphin zu bestimmen, dieser ließ sich unter Entzug durch Akupunktur ver-mehren, während der Plasmaspiegel unbeeinflußt blieb. Auch die Entzugssymptome bei Mäusen und in anderen Untersuchungen auch bei Ratten wurden durch Akupunktur reduziert. In Studien bei heroinabhängigen Drogensüchtigen konnte der Liquorspiegel von Met-Enkephalin durch Akupunktur erhöht werden.

In den 70er Jahren begann Michael O. Smith im Lincoln Hospital in New York, zunächst Heroin- und Kokainabhängige mit Akupunk-tur zu behandeln. Die Resultate dieser Therapie waren so erfolg-reich, daß nach kurzer Zeit 250 Drogenabhängige täglich ambulant behandelt wurden. Mehrere Untersuchungen zeigen einen Erfolg der Akupunktur bei 60–68% der Patienten, gemessen anhand von drogenfreien Urinkontrollen. In den zurückliegenden Jahren sind in den USA über 300 Akupunktur-Drogentherapiezentren nach dem Modell des Lincoln Hospitals eröffnet worden.

Nach traditioneller chinesischer Vorstellung liegt bei Drogenab-hängigkeit meist das Syndrom des „empty fire" vor, d.h. bei einer massiven Erschöpfung der Yin-Energie des Patienten tritt gleichzei-tig eine überschießende Yang-Aktivität in Form von Hitzegefühlen, Nervosität, Aggressivität und extremer Unruhe auf. Die Akupunk-turtherapie spezifischer Punkte beruhigt das übermäßige Yang und das „Feuer", führt so zur Entspannung und Harmonisierung des Patienten und fördert die Regeneration des erschöpften Yin.

Im Drogentheapiemodell von Michael O. Smith werden wichtige Ohrpunkte wie Ohr-Shenmen, Vegetativum, Leber und Niere genadelt.

Ohrpunkte nach Michael O. Smith

Ohrpunkt 55 Shenmen
Ohrpunkt 100 Herz
Ohrpunkt 98 Leber
Ohrpunkt 95 Niere
Ohrpunkt 51 Vegetativum oder Vegetativpunkt

Bei schweren Suchterkrankungen behandelt man täglich, anfangs auch mehrmals täglich für einige Tage, bis keine Entzugserscheinungen mehr auftreten. In der Therapie haben sich neben den spezifischen Ohrpunkten auch die folgenden Punkte der Körperakupunktur als wirksam erwiesen:

Du 20 Baihui				
Du 14 Dazhui	He. 7	Shenmen	Ma. 36	Zusanli
	Pe. 6	Neiguan	Gb. 34	Yanglingquan
	Di. 4	Hegu	Le. 3	Taichong

6.7.6 Alkoholabhängigkeit

Auch bei Alkoholabhängigkeit zeigt die Akupunktur wegen ihrer psychisch stabilisierenden Wirkung gute Erfolge. Die Störungen spielen sich meist in den Organsystemen Magen-Milz-Pankreas und Leber-Gallenblase ab. Häufig findet man eine „Stagnation des Leber-Qi", in schweren Fällen zusätzlich eine „Schwäche des Leber-Yin". Bei Leberfüllestörungen wird der Magen und das Milz-Pankreas-System von der übermäßigen Leberenergie „angegriffen". Die Therapie ist auf die Wiederherstellung des Fließens des Qi, sowie auf den Ausgleich von Schwäche oder Fülle gerichtet. Zusätzlich erzielt man über die Punkte des Herzmeridians eine psychische Beruhigung und über die spezifischen Punkte der Ohrmuschel eine Beseitigung der Entzugssymptome.

Du 20 Baihui
Ren 12 Zhongwan   He. 7   Shenmen   Ma. 36 Zusanli
Le. 13 Zhangmen   Pe. 6   Neiguan   Gb. 34 Yanglingquan
Le. 14 Qimen   Di. 4   Hegu   Le. 3   Taichong
Ohrpunkt 55 Shenmen
Ohrpunkt 84 Mund
Ohrpunkt 87 Magen
Ohrpunkt 98 Leber
Ohrpunkt 95 Niere

6.7.7 Zigarettenabhängigkeit

Bei der Entwöhnung von Zigaretten ist die Akupunkturtherapie sehr
wirksam. Sie beseitigt die häufigen Entzugssymptome wie innere
Unruhe, Nervosität, Eßlust, Verlangen nach Zigaretten, aber auch
Schwitzen, Herzklopfen und weitere vegetative Beschwerden. Wie
bei allen Suchterkrankungen ist auch hier die Motivation des Patienten von entscheidender Bedeutung für den Therapieerfolg. Nachdem
der Patient das Zigarettenrauchen für einen Tag vollständig einge-
stellt hat, behandelt man 2- bis 3mal in der Woche, insgesamt
4- bis 5mal. In dieser Zeit tritt häufig eine erstaunliche psychische
Stabilisierung ein.

Du 20 Baihui
Ex. 6   Sishencong   He. 7   Shenmen   Le. 3   Taichong
Ex. 1   Yintang   Lu. 7   Lieque
Du 14 Dazhui   Pe. 6   Neiguan
Ohrpunkt 55 Shenmen Di. 4   Hegu
Ohrpunkt 101 Lunge
Ohrpunkt 87 Magen und Ohrpunkt 91 Dickdarm bei übermäßiger
Eßlust oder auftretender Obstipation.

6.7.8 Adipositas, Gewichtsabnahme

Akupunktur reguliert den Appetit und hat so bei übermäßiger Eßlust eine appetitzügelnde Wirkung. Nach traditionellen Kriterien
findet man bei adipösen Patienten Schwächestörungen einzelner Or-

gansysteme, am häufigsten des Magen-Milz-Pankreas Systems oder auch der Nieren. Der übermäßige Hunger ist Ausdruck einer Schwäche des Milz-Pankreas oder des Magens. Häufig findet man ausgeprägte Schleimstörungen in Begleitung der sonstigen Schwächesyndrome. Ma. 40 Fenglong und MP. 4 Gongsun sind indiziert. Am wirkungsvollsten ist diese Therapie, wenn sie mit einer Fastenkur von 1–2 Wochen begonnen wird. Nach dem Ende der Fastentage kann der Patient seine Ernährungsgewohnheiten leichter umstellen. Eine individuelle Ernährungsberatung ist für den langfristigen Erfolg der Therapie ausschlaggebend. Man behandelt 2- bis 3 mal in der Woche mit Akupunktur für insgesamt 6- bis 8 mal, in schweren Fällen auch länger. Die Fastenkur kann nach 3 Monaten wiederholt werden. In der Regel erzielt man eine Gewichtsabnahme von 6–10 kg in 2–3 Wochen.

Bei der Therapie stehen die Ohrpunkte im Mittelpunkt. Sie werden durch die spezifischen Punkte für die geschwächten Organsysteme ergänzt. Neben der Nadelung ist die Moxibustion für den Langzeiterfolg von großer Bedeutung. Sie sollte für mehrere Monate vom Patienten täglich durchgeführt werden.

Du 20   Baihui
Ohrpunkt 55 Shenmen   He. 7   Shenmen   Ma. 36 Zusanli
Ohrpunkt 87 Magen   Pe. 6   Neiguan   Le. 3   Taichong
Ohrpunkt 84 Mund   Di. 4   Hegu
Ohrpunkt 97 Milz-Pankreas
Ohrpunkt 51 Vegetativum

Moxibustion und Akupunktur bei Schwächesyndromen

Shu-Punkte   **Mu-Punkte**
Bl. 20   Pishu   Le. 13 Zangmen
Bl. 21   Weishu   Ren 12 Zhongwan
Bl. 23   Shenshu   Gb. 25 Jingmen

Zusätzliche Punkte
Ren 6   Qihai
Di. 11 Quchi
Ma. 36 Zusanli
Ni. 7   Fuliu
MP. 6   Sanyinjiao

6.8 Gynäkologische Erkrankungen

Nach traditioneller Vorstellung gehören die Genitalorgane zum chinesischen Nierensystem. Der Lebermeridian spielt ebenfalls eine wichtige Rolle, weil er durch das äußere Genitale zieht. Der Ren Mai wird auch Konzeptionsgefäß genannt, wegen der engen Beziehung zu den Genitalorganen. Erkrankungen der Genitalorgane behandelt man vorwiegend mit Punkten des Nieren-, Lebermeridians sowie des Ren Mai, Chong Mai und Du Mai. Für den Therapieerfolg ist die Diagnose der gestörten Organsysteme sowie die Differenzierung in Fülle- oder Schwächestörungen von großer Bedeutung und die spezifische Nadeltherapie oder Moxibustion. Die Hauptindikationen der Akupunktur in der Gynäkologie sind Dysmenorrhö, Zyklusstörungen, klimakterische Beschwerden sowie Entzündungen und Schmerzen der Genitalorgane.

6.8.1 Dysmenorrhö

Nach traditioneller Vorstellung liegt hier entweder eine *Stagnation* von Blut und Qi und dadurch eine *Füllestörung* mit krampfartigen Schmerzen, die auf Druck oder Wärme zunehmen und in die Beine oder in den Rücken einstrahlen, oder eine Schwächestörung vor. Bei der *Schwächestörung des Nieren-Yang,* selten auch der Nieren-Yin, treten während oder nach der Menstruation dumpfe Schmerzen auf, die durch Wärme oder Druck gemildert werden. Bei Füllestörungen sind meist Leberstörungen, „*Stagnation des Leber-Qi*" oder „Aufsteigendes Leber-Yang", zu diagnostizieren und entsprechend der Ursache mit kräftiger Stimulation, also sedierend, zu behandeln. Bei der Schwächestörung tritt häufig „Kälte im Uterus" oder „Kälte im Lebermeridian" auf, hier wird neben der Nadelung Moxibustion an den Mu- und Shu-Punkten der Niere und meist auch des Milz-Pankreas angewandt.

Du 20	Baihui				
Ren 3	Zhongji	Di. 4	Hegu	Le. 3	Taichong
Ren 6	Qihai			MP. 6	Sanyinjiao
Ren 4	Guanyuan			MP. 10	Xuehai
Ma. 29	Guilai			Ma. 36	Zusanli

Moxibustion bei Schwächestörung

Bl. 23	Shenshu	Gb. 25	Jingmen	MP. 6	Sanyinjiao
Bl. 20	Pishu	Le. 13	Zhangmen	Ni. 3	Taixi
Ren 4	Guanyuan			Ni. 7	Fuliu
Ren 6	Qihai			Ma. 36	Zusanli
				Le. 8	Quguan

6.8.2 Klimakterium

Die vielfältigen Beschwerden im Klimakterium lassen sich durch Akupunktur deutlich bessern. So kann man meist eine hormonelle Therapie vermeiden. Klinische Studien zeigen eine Linderung der klimakterischen Beschwerden bei 50–88 % der Patienten. Nach traditioneller Vorstellung führt das Klimakterium zu einer Abnahme und so zu einer *Schwäche des Nieren-Yin* und als Folge davon eine *Fülle der Leber* in Form eines Aufsteigenden Leber-Feuers oft in Verbindung mit Stagnation des Leber-Qi. Die Symptomatik im Klimakterium ist typisch für dieses Störungsmuster (s. Kap. 7).

Die Akupunkturtherapie ist auf die Beruhigung der überschießenden Leberenergie gerichtet – Le. 3 Taichong harmonisiert die Leber, Le. 2 Xingjian beseitigt das Leber-Feuer. Daneben steht die Stärkung des geschwächten Nieren-Yin durch Ren 4 Guanyuan und Ni. 3 Taixi im Mittelpunkt der Therapie. Auch viel Ruhe und rezeptive Tätigkeiten oder Heilkräuter fördern und nähren das Nieren-Yin.

Du 20	Baihui				
Ex. 6	Sishencong	He. 7	Shenmen	Ni. 3	Taixi
Ex. 1	Yintang	Di. 4	Hegu	Le. 3	Taichong
Ren 4	Guanyuan			Le. 2	Xingjian
					bei Hitze

6.8.3 Schmerzen bei Tumoren im Beckenraum

Da die Akupunktur gute analgetische Wirkungen zeigt, ist sie bei Tumorschmerzen im Beckenraum indiziert. Bei Tumorerkrankungen ist in der Regel eine Yin-Schwäche der Niere, seltener auch der Leber zu dignostizieren. Bei starken Schmerzen ist die Elektrostimulation mit wechselnden Rechteckimpulsmustern sehr wirksam.

Du 20	Baihui				
Ren 4	Guanyuan	Di. 4	Hegu	MP. 6	Sanyinjiao
Du 3	Yaoyangguan	Di. 11	Quchi	Ma. 44	Neiting
Bl. 23	Shenshu			Extrapunkt Neima	
Bl. 25	Dachangshu				

Bei reduziertem Allgemeinzustand wird mit Moxibustion tonisiert

Bl. 23	Shenshu	MP. 6	Sanyinjiao
Gb. 25	Jingmen	Ma. 36	Zusanli
Bl. 26–Bl. 30		Bl. 40	Weizhong
Ren 6	Qihai		
Ren 4	Guanyuan		

6.8.4 Geburtserleichterung

In den zurückliegenden Jahren hat sich die Anwendung der Akupunktur zur Geburt, aber auch zur Geburtsvorbereitung sehr aus-
geweitet. Mit Hilfe der Akupunktur lassen sich die Schmerzen
während der Geburt deutlich verringern. Auch eine signifikante Verkürzung der Entbindungszeit ist zu verzeichnen. Neben der analgetischen Wirkung kommt es durch die psychisch entspannende
Wirkung der Akupunktur zu einer besseren Mitarbeit der Mutter.

Zunächst werden die psychisch ausgleichenden und beruhigen-
den Punkte Du 20 Baihui, Ex. 6 Sishencong und He. 7 Shenmen gesetzt. Sie führen zu einer deutlichen Entspannung der Patientin und
behindern nicht die Bewegungsfreiheit. Beim Einsetzen von stärkeren Schmerzen, in der Regel bei einer Muttermundöffnung von
4–5 cm, setzt man die Nahpunkte im Bereich des Unterbauches oder
des Rückens mit den wichtigen Fernpunkten. Die Nadeln an den
Fernpunkten MP. 6 Sanyinjiao und am Extrapunkt Neima an der Innenseite des Beines werden zunächst beidseitig gesetzt, später auf
der einen Seite gezogen, um den Geburtshelfer nicht zu behindern.
Di. 4 Hegu an der Hand wird wiederholt manuell stimuliert. An den
Fernpunkten am Bein, und bei starken Schmerzen entweder am Unterbauch oder in der Kreuzgegend, wendet man die Elektrostimulation an diesen Punkten an. Die Elektrostimulation verstärkt signifikant die analgetische Wirkung der Akupunktur und ist deshalb *für
eine gute Wirksamkeit unentbehrlich.*

In der Regel wählt man neben den psychisch wirksamen Punkten 2–4 Nahpunkte und jeweils 2 analgetisch wirkende Fernpunkte an den Armen und Beinen aus. Bei starken Schmerzen kann man die Reizstärke der Elektrostimulation erhöhen und noch einige Nadeln hinzufügen.

Du 20	Baihui				
Ex. 6	Sishencong	Di. 4	Hegu	MP. 6	Sanyinjiao
Ma. 29	Guilai	He. 7	Shenmen	Extra-Neima	
Ren 4	Guanyuan			Le. 3	Taichong
Du 2	Yaoshu			Ma. 36	Zusanli
Du 6	Jizhong			Bl. 67	Zhiyin
Gb. 21	Jianjing				

Bei verzögerter Plazentalösung verwendet man den Punkt Ni. 16 Huangshu, 0,5 Cun lateral des Nabels gelegen. Mit kräftiger manueller Stimulation behandelt, kommt es innerhalb weniger Minuten zur Lösung der Plazenta.

6.8.5 Geburtsvorbereitung

Zur Geburtsvorbereitung werden 4–6 Sitzungen, 1- bis 2 mal wöchentlich, in den letzten 4 Schwangerschaftswochen durchgeführt. Bei Verwendung der Punkte Ma. 36 Zusanli, MP. 6 Sanyinjiao, Gb. 34 Yanglingquan und Bl. 67 Zhiyin konnte eine signifikant verkürzte Geburtsdauer und eine signifikant bessere Zervixreifung in einer kontrollierten Untersuchung von Römer nachgewiesen werden. Die Zervixreifung war in 82 % der Fälle von einer nachweisbaren Trichterbildung im Sinne eines beschleunigten Reifungsprozesses begleitet sowie einer verbesserten Wehenkoordination, die letztendlich zur Verkürzung der Eröffnungsphase um 20 % bei Erstgebärenden führte. Die Behandlung beginnt ab der 36. Schwangerschaftswoche mit tonisierender Nadeltechnik der folgenden „morphologisch" wirkenden Akupunkturpunkte:

Ma. 36 Zusanli
MP. 6   Sanyinjiao
Gb. 34 Yanglingquan
Bl. 67 Zhiyin ab der 38. SSW

Zusätzlich sind folgende psychisch wirkende Punkte sinnvoll:

Du 20 Baihui
Ex. 6 Sishencong
He. 7 Shenmen
Pe. 6 Neiguan bei psychischer Unruhe oder Angst

6.8.6 Hyperemesis gravidarum

In der Behandlung der Hyperemesis ist der Punkt Pe. 6 Neiguan sehr wirksam. Bereits nach 1–2 Therapiesitzungen kommt es zu einer deutlichen Reduzierung der Übelkeit. In der Regel sind 3–5 Behandlungen erforderlich. Zusätzlich zu Pe. 6 Neiguan kann auch Ren 12 Zhongwan und Ma. 21 Liangmen genadelt werden. Man behandelt mit tonisierender Stimulation.

6.8.7 Laktationsstörungen

Auch bei Laktationsstörungen ist die Akupunktur wirksam. Nach traditioneller Vorstellung liegt durch die Erschöpfung während der Geburt entweder eine Schwäche des Qi vor oder eine Stagnation des Leber-Qi. Man behandelt im Wochenbett täglich und erzielt meist mit 2–3 Sitzungen eine deutliche Besserung des Milchflusses.

Du 20 Baihui		
Ren 17 Shanzhong	Di. 4 Hegu	Gb. 37 Guangming
Ma. 18 Rugen	Di. 11 Quchi	Gb. 34 Yanglingquan
Le. 14 Qimen	Dü. 1 Shaoze	Le. 3 Taichong
		Ma. 36 Zusanli

6.9 Urologische Erkrankungen

Vor allem bei chronischen Entzündungen mit Reizzuständen sowie bei funktionellen Störungen im Urogenitalbereich zeigt die Akupunkturtherapie gute Wirksamkeit.

Nach traditioneller Vorstellung umfaßt das Nierensystem neben der Nierenfunktion auch die Funktionen der Urogenitalorgane. Bei urologischen Erkrankungen liegt oft eine Schwächestörung der Niere vor mit Funktionsstörungen der Urogenitalorgane, Müdigkeit, Energiemangel, kalten Füßen, Kältegefühl in der Lendengegend, Abwehrschwäche, Abnahme der Libido. Auch rezidivierende Infekte im Urogenitalbereich treten oft auf. Willensschwäche, Unsicherheitsgefühle, Angst und Rückzugstendenzen sind psychische Leitsymptome.

Der Nieren- und Blasenmeridian steht im Mittelpunkt bei der Behandlung urologischer Erkrankungen. Daneben werden auch Punkte des Ren Mai, des Milz-Pankreas-Meridians und des Du Mai ausgewählt.

Wichtige Punkte zur Behandlung von urologischen Erkrankungen:

- **MP.6 Sanyinjiao,** der Treffpunkt der 3 Yin-Meridiane Milz-Pankreas, Niere und Leber ist der wichtigste Fernpunkt für das Urogenitalsystem.

- **Le.3 Taichong,** der Yuan-Punkt der Leber, ist ein weiterer Fernpunkt, weil der Lebermeridian durch das Genitale zieht.

- **Bl.23 Shenshu** ist der Shu-, Transportpunkt der Niere. Bei Nierenstörungen kann man über diesen Punkt das Organ direkt beeinflussen.

- **Ren 3 Zhongji** ist der Mu-, Alarmpunkt der Blase und als Nahpunkt von großer Bedeutung bei der Behandlung der Harnblase.

- **Ren 6 Qihai** ist ein wichtiger allgemeiner Tonisierungspunkt mit besonderer Wirkung auch auf das Urogenitalsystem. Bei Schwächestörungen ist die Moxibustion sehr wirkungsvoll.

6.9.1 **Pyelonephritis,** chronische Harnweginfekte, Glomerulonephritis

Die traditionelle Einordnung der Symptome dieser Erkrankungen ergibt meist eine Schwäche des Nieren-Yang, seltener des Nieren-Qi. Die entzündungsbedingten Symptome wie Brennen, akuter Schmerz und Fieber sind Ausdruck einer Fülle- bzw. Hitzestörung der Blase. Die Therapie richtet sich auf die Stärkung der Niere, in erster Linie mit Moxibustion. Die Nadelbehandlung wird sedierend zur Linderung der akuten Füllesymptome des Blasenmeridians zusätzlich angewendet. Bei Harnweginfekten ist die Akupunktur mit der antibakteriellen Chemotherapie zu kombinieren. Akupunktur und Moxibustion beseitigen durch ihre abwehrsteigernde Wirkung die Rezidivneigung bei Harnwegsentzündungen.

Moxibustion

Bl. 23	Shenshu	Di. 11	Quchi	Ni. 3	Taixi
Gb. 25	Jingmen	Lu. 9	Taiyuan	Ni. 7	Fuliu
Du 4	Mingmen			Ni. 8	Jiaoxin
Bl. 28	Pangguangshu			MP. 6	Sanyinjiao
Bl. 25	Dachangshu			Le. 8	Ququan
Ren 4	Guanyuan				
Ren 6	Qihai				

Akupunktur der Punkte

Du 20	Baihui				
Ren 3	Zhongji	Di. 4	Hegu	Ni. 3	Taixi
Bl. 23	Shenshu	Di. 11	Quchi	Le. 3	Taichong
Du 3	Yaoyangguan			MP. 6	Sanyinjiao

Auch bei Oligurie liegt nach traditioneller Vorstellung eine ausgeprägte Schwächestörung des Nierensystems, meist Nieren-Yin-Schwäche, vor. Mit Akupunktur und Moxibustion kann hier ein Therapieversuch unternommen werden.

6.9.2 Prostatitis, Uroneurosen

Bei diesen chronischen Reizzuständen liegt nach traditioneller Vorstellung eine Hitze- und Feuchtigkeitsstörung des Nieren- und Blasensystems vor, bei allgemeiner Schwäche der Nieren. Gerade bei sonst therapieresistenten, oft psychosomatischen Störungen sind mit Akupunktur gute Therapieerfolge zu erzielen.

Du 20	Baihui				
Ren 3	Zhongji	Di. 4	Hegu	MP. 6	Sanyinjiao
Ren 4	Guanyuan			Ni. 5	Shuiquan
Bl. 23	Shenshu			Bl. 63	Jinmen
Bl. 28	Pangguangshu				

Bei Schwächesymptomen ist die zusätzliche Moxibustion der folgenden Punkte indiziert:

Bl. 23	Shenshu	Le. 8	Ququan
Du 4	Mingmen	MP. 6	Sanyinjiao
Ren 6	Qihai	Ni. 7	Fuliu
Ren 4	Guanyuan	Ma. 36	Zusanli

6.9.3 Enuresis

Nach traditioneller Vorstellung liegt bei der Enuresis meist eine Schwächestörung des Qi der Niere, seltener auch des Yang, vor. Diese kann viele Ursachen haben, darunter häufig psychogene, z. B. Angst. Die Therapie richtet sich auf die Stärkung des Nieren-Qi oder des Nieren-Yang durch Moxibustion. Daneben ist auch Akupunktur mit tonisierender Technik, z. B. mit dünnen Nadeln, bei älteren Kindern oder Jugendlichen indiziert. Bei Kleinkindern kann neben der Moxibustion eine Lasertherapie versucht werden.

Moxibustion der Punkte

Bl. 23	Shenshu	Ni. 3	Taixi
Bl. 28	Pangguangshu	Le. 3	Taichong
Ren 3	Zhongji	MP. 6	Sanyinjiao
Ren 4	Guanyuan	Ma. 36	Zusanli
Ren 6	Qihai	Bl. 40	Weizhong
Bl. 32	Ciliao	Bl. 67	Zhiyin

Du 20	Baihui			
Ren 3	Zhongji	He. 7	Shenmen	MP. 6 Sanyinjiao
Ren 4	Guanyuan			Ni. 3 Taixi
Bl. 23	Shenshu			Ma. 36 Zusanli

6.10 Hauterkrankungen

Bei vielen Hauterkrankungen wie Akne, Neurodermitis, Herpes zoster, Psoriasis und Ekzemen ist die Akupunkturtherapie wirkungsvoll. Nach traditioneller Vorstellung ist die Haut der Lunge und dem Dickdarm zugeordnet und wird folglich vorwiegend mit Punkten dieser Meridiane behandelt. Auch das Milz-Pankreas-System kann bei Hauterkrankungen geschwächt sein. Häufig stören pathogene Wind-Hitze-Faktoren, seltener Wind-Kälte-Einflüsse die Abwehrenergie (Wei Qi) an der Oberfläche des Körpers und begünstigen so die Entstehung und Chronifizierung von Hauterkrankungen.

Prinzipien der Behandlung und wichtige Punkte

- **Lokale Punkte** werden zusammen mit spezifischen Punkten kombiniert:
- **Punkte in der Umgebung der Erkrankung:** Das erkrankte Hautareal wird in der Regel nicht genadelt, besonders nicht im ulzerierten Gebiet.
- **Punkte des Lungenmeridians,** da die Haut der Lunge zugeordnet ist. Lu. 7 Lieque öffnet die Oberfläche, pathogene Faktoren werden eliminiert. Lu. 5 Chize als Wasser- und Sedierungspunkt der Lunge kühlt Hitzestörungen der Haut.
- Der Punkt **MP. 10 Xuehai** reguliert das Blut und hat antiallergische Eigenschaften.
- Die Punkte **Du 14 Dazhui** und **MP. 6 Sanyinjiao** wegen ihrer infektabwehrenden und immunstimulierenden Wirkungen.
- Der Punkt **Di. 11 Quchi** als tonisierender und homöostatischer Punkt.

- Der Punkt **Lu.9 Taiyuan** als **Meisterpunkt des Gefäßsystems** wird bei Durchblutungsstörungen genadelt.

Neben der Nadelbehandlung spielt die **Lasertherapie** bei Hauterkrankungen eine wichtige Rolle. Mit dem Laserstrahl werden einerseits die Hautläsionen wie bei Herpes simplex oder bei schlecht heilenden Wunden flächenförmig bestrahlt. Daneben behandelt man Akupunkturpunkte in der Umgebung sowie spezifische Fernpunkte. Die Bestrahlungszeit bei flächenförmiger Anwendung beträgt 2 min/cm^2. Die Akupunkturpunkte werden jeweils für 15–30 s bestrahlt.

6.10.1 Acne vulgaris

Bei der Aknebehandlung werden wichtige Akupunkturpunkte im Bereich der Akne, z. B. im Gesicht und am Rücken, ausgewählt. Zusätzlich behandelt man die spezifischen Fernpunkte der Meridiane, die durch das befallene Gebiet ziehen. Daneben ist die flächenhafte Laserbestrahlung der Akne wirkungsvoll.

Akne im Gesicht

Du 20	Baihui				
Ma. 3	Juliao	Di. 4	Hegu	Ma. 36	Zusanli
Ma. 5	Daying	Di. 11	Quchi	MP. 10	Xuehai
Ma. 6	Jiache	Lu. 7	Lieque	MP. 6	Sanyinjiao
Ma. 7	Xiaguan	Pe. 4	Ximen	Ma. 44	Neiting

Weitere lokale Punkte

Akne am Rücken

Du 20	Baihui				
Du 14	Dazhui	Di. 11	Quchi	Bl. 40	Weizhong
Du 12	Shenzhu	Lu. 7	Lieque	Bl. 60	Kunlun
Bl. 13	Feishu			MP. 10	Xuehai

Weitere lokale Punkte

6.10.2 Ulcus cruris, schlecht heilende Wunden

Hier ist die flächenförmige Bestrahlung der Hautläsionen von erstaunlicher Wirksamkeit. Innerhalb von wenigen Tagen bildet sich ein neues Granulationsgewebe und selbst jahrelang bestehende Läsionen heilen ab. Neben der Laserbestrahlung ist auch Akupunktur wirksam.

Nahpunkte: Punkte proximal und distal des Ulkus. Punkte des Meridians, der das betroffene Gebiet durchzieht. Punkte der kontralateralen Körperhälfte, die der Ulkuslokalisation entsprechen.

Allgemeine Punkte

Lu. 9	Taiyuan
Lu. 7	Lieque
Du 14	Dazhui
Di. 11	Quchi
MP. 6	Sanyinjiao

6.10.3 Neurodermitis, Ekzeme, endogenes Ekzem

Nach traditioneller Vorstellung liegt hier eine Yang- und Yin-Schwäche der Lunge vor, oft in Verbindung mit einer Milz-Pankreas-Schwäche. Wind-Hitze-Faktoren setzen sich in der Haut fest und führen zur Chronifizierung. Bei nässenden Ekzemen findet man zusätzlich eine Feuchtigkeitsstörung. Bei der Behandlung von Ekzemen sind die Punkte des Lungen- und Dickdarmmeridians wirkungsvoll und stehen so im Mittelpunkt der Therapie. Die Umstellung der Ernährungsgewohnheiten ist von großer Bedeutung für den Heilerfolg.

Du 20	Baihui				
Du 14	Dazhui	Di. 11	Quchi	MP. 10	Xuehai
Punkte der		He. 7	Shenmen	MP. 6	Sanyinjiao
betroffenen Region		Di. 4	Hegu	Ma. 36	Zusanli
				Bl. 40	Weizhong

6.10.4 Psoriasis

Nach traditioneller Vorstellung liegt eine Yin- und Blutschwäche vor, mit Wind-Hitze- sowie Feuchtigkeitsstörung an der Oberfläche des Körpers.

Bei der Psoriasis sind Heilerfolge erst nach ausdauernder Therapie zu erzielen. Oft sind 2–4 Behandlungszyklen von jeweils 10–12 Sitzungen erforderlich. Die Laserbestrahlung der befallenen Hautareale zeigt hier gute Wirksamkeit.

Du 20	Baihui				
Punkte der		Di. 11	Quchi	MP. 10	Xuehai
betroffenen Region		Lu. 5	Chize	MP. 6	Sanyinjiao
		Lu. 7	Lieque	Ma. 36	Zusanli
				MP. 9	Yinlingquan

6.10.5 Herpes zoster, Zosterneuralgien

Die Akupunkturtherapie eignet sich hier zur Analgesie im Akutstadium. Auch bei chronischer und über Jahre bestehender Zosterneuralgie läßt sich eine deutliche und anhaltende Linderung der Schmerzen erzielen.

Im akuten Stadium eines Herpes zoster werden die lokalen Nadeln oberhalb und unterhalb des befallenen Segments gesetzt. Die flächenförmige Laserbestrahlung ist hier indiziert. Die Fernpunkte werden kräftig manuell stimuliert.

Du 20	Baihui				
Du 14	Dazhui	SJ. 8	Sanyangluo	Bl. 60	Kunlun
Blasenmeridian-		Di. 4	Hegu	Ma. 44	Neiting
punkte der		Di. 11	Quchi	Le. 2	Xingjian
betroffenen Region					

6.10.6 Herpes simplex

Die Laserbestrahlung der Hautläsionen sollte – wenn möglich – beim ersten Erscheinen der Bläschen erfolgen. Die Bestrahlungszeit beträgt 2 min/cm². Auch Fernpunkte für das Gesicht wie Di. 4

Hegu und Di. 11 Quchi sind zusätzlich wirksam. Bei Herpes im Genitalbereich werden zusätzlich zur lokalen Bestrahlung die Fernpunkte MP. 6 Sanyinjiao und MP. 10 Xuehai genadelt. Man behandelt täglich, insgesamt 3–4 Tage, danach sind die Läsionen meist abgeheilt. Die Rezidivneigung wird durch die Laserbestrahlung gesenkt.

6.11 Erkrankungen der Sinnesorgane

Schwerhörigkeit, Hörsturz, Tinnitus, Vertigo, Konjunktivitis und Visusschwäche sind die Hauptindikationen bei Erkrankungen der Sinnesorgane. Klinische, nicht kontrollierte Untersuchungen aus China zeigen eine gute Wirksamkeit der Akupunkturtherapie bei Erkrankungen der Sinnesorgane, wobei der Wirkungsmechanismus bisher unbekannt ist. Auch in der täglichen Akupunkturpraxis im Westen spielen diese Indikationen eine wichtige Rolle, weil häufig auch bei sonst therapieresistenten Verläufen deutliche Besserungen durch Akupunktur erzielt werden. Nach traditioneller Vorstellung gehört das Ohr zu dem Funktionskreis der Niere und Blase, während das Auge dem Funktionskreis Leber und Gallenblase zugerechnet wird. Daneben bestehen enge Verbindungen zwischen dem Ohr und dem Sanjiao-Meridian, der das Ohr umkreist und dessen Fernpunkte starke Wirkungen bei Ohrerkrankungen zeigen.

6.11.1 Schwerhörigkeit, Hörsturz

Bei angeborener Schwerhörigkeit, Hörsturz und Altersschwerhörigkeit sind Therapieversuche mit Akupunktur zu empfehlen. Nach traditionellen Kriterien sind bei angeborener Schwerhörigkeit und bei Altersschwerhörigkeit Schwächesymptome der Niere, speziell des Nieren-Yin oder -Jing, und des Sanjiao vorherrschend. Deshalb ist neben der Akupunkturbehandlung auch die Moxibustion indiziert. Bei Hörsturz findet man eine Erschöpfung des Nieren-Yang, meist durch extreme psychische Überlastung, viel seltener auch eine Schwäche des Nieren-Yin.

Du 20	Baihui				
SJ. 21	Ermen	SJ. 3	Zhongzhu	Gb. 41	Zulinqi
Dü. 19	Tinggong	SJ. 5	Waiguan		
Gb. 2	Tinghui	Di. 4	Hegu		
SJ. 17	Yifeng	Dü. 6	Yanglao		
Gb. 20	Fengchi	Dü. 3	Houxi		
Du 15	Yamen				

Moxibustion

Bl. 23	Shenshu	SJ. 3	Zhongzhu	Ni. 3	Taixi
Bl. 22	Sanjiaoshu			Ni. 7	Fuliu

6.11.2 Tinnitus

Bei verschiedenen Formen von Ohrgeräuschen zeigt die Akupunkturtherapie oft gute Wirksamkeit.

Nach traditioneller Vorstellung liegt eine Füllestörung der Leber, und zwar *aufsteigendes Leber-Yang* oder Leber-Feuer vor, häufig in Verbindung mit einer Schwächestörung des Nierensystems, des *Nieren-Yin* oder *Nieren-Jing*. Die Nierenschwäche kann auch in Verbindung mit einer *Lungen-Qi-Schwäche,* ausgelöst durch Wind-Hitze oder -Kälte, auftreten. Auch eine *Milz-Pankreas-Schwächestörung,* begleitet von *Schleim,* die den Kopf befällt, kann in seltenen Fällen Tinnitus auslösen. Bei einer Füllestörung behandelt man sedierend mit kräftiger Nadelstimulation, während bei der Nierenschwäche Moxibustion wirksam ist.

Du 20	Baihui				
SJ. 21	Ermen	SJ. 3	Zhongzhu	Le. 3	Taichong
SJ. 17	Yifeng	Di. 4	Hegu	Le. 2	Xingjian
Gb. 2	Tinghui			Gb. 41	Zulinqi
Dü. 19	Tinggong				

Moxibustion

Bl. 23	Shenshu	Lu. 9	Taiyuan	Ni. 3	Taixi
Du 4	Mingmen			Ni. 7	Fuliu
				MP. 6	Sanyinjiao

6.11.3 Ménière-Krankheit, Schwindel, Reisekrankheit, Labyrinthitis

Auch bei verschiedenen Formen von Schwindel ist die Akupunktur wirksam. Nach traditioneller Vorstellung liegt bei M. Ménière eine Füllestörung des Leber-Yang mit Leber-Wind-Beteiligung vor, oft begleitet von einer „Schleimstörung" des Kopfes mit Konzentrationsstörung und Benommenheit. Im Alter und bei massiver Erschöpfung der Lebenskräfte diagnostiziert man eine Schwäche des Nieren-Yin.

Bei anderen Schwindelformen sind die Störungen deutlich weniger tiefgreifend und meist durch Fülle der Leber, bzw. des Herzens bei Labilität der Nierenenergie hervorgerufen. Bei leichtem Schwindel kann eine kurzzeitige Schwäche des Qi und des Blutes vorliegen.

Du 20	Baihui				
SJ. 21	Ermen	SJ. 3	Zhongzhu	Gb. 41	Linqi
Dü. 19	Tinggong	SJ. 5	Waiguan	Le. 3	Taichong
Gb. 2	Tinghui	Di. 4	Hegu	Ni. 3	Taixi
SJ. 17	Yifeng	Dü. 6	Yanglao		

6.11.4 Chronische Konjunktivitis

Bei chronischer Konjunktivitis und bei anderen Reizzuständen des Auges, z. B. Kontaktlinsenunverträglichkeit, lassen sich gute Therapieerfolge mit Akupunktur erzielen.

Nach traditioneller Vorstellung ist bei chronischen Entzündungen des Auges eine Fülle- und Hitzestörung der Leber zu diagnostizieren. Bei der Nadelung der Punkte im Bereich der Orbita ist besondere Vorsicht geboten, um das Auge nicht zu verletzen. Fernpunkte des Leber- und Gallenblasenmeridians, besonders Gb. 37 Guangming, der Luo-Punkt, und Le. 3 Taichong, der Yuan-Punkt, spielen eine große Rolle in der Harmonisierung der Leberfülle. Daneben ist Di. 4 Hegu bei Erkrankungen der Augen sehr wirksam.

Du 20	Baihui				
Ex. 2	Taiyang	Di. 4	Hegu	Le. 3	Taichong
Bl. 1	Jingming	Di. 11	Quchi	Gb. 37	Guangming
SJ. 23	Sizhukong			MP. 6	Sanyinjiao
Ma. 1	Chengqi				
Gb. 1	Tongziliao				
Gb. 20	Fengchi				

6.11.5 Visusschwäche

Nach Ausschöpfung der ophthalmologischen Therapien ist ein Versuch mit Akupunktur zu empfehlen, da zuweilen deutliche Verbesserungen der Sehfähigkeit erreicht werden. Häufig liegt eine Schwäche des Leber-Yin meist in Verbindung mit Stagnation des Leber-Qi, vor.

Du 20	Baihui				
Ma.1	Chengqi	Di.4	Hegu	Gb.37	Guangming
Ex.4	Qiuhou	Dü.6	Yanglao	MP.6	Sanyinjiao
Bl.2	Zanzhu	Di.5	Yangxi	Le.3	Taichong
Gb.14	Yangbai	Di.11	Quchi	Ma.36	Zusanli
Gb.20	Fengchi				
Ex.2	Taiyang				
Bl.18	Ganshu				

6.12 Akute Krankheitsbilder und Notfälle

Bei vielen akuten Krankheitszuständen wie Ohnmacht, Kreislaufkollaps, Grand mal, und bei akuten Schmerzen läßt sich die Akupunktur neben der üblichen Notfalltherapie oft sehr gewinnbringend einsetzen; so z. B. kann man einen Patienten mit akutem Krampfanfall nadeln, bis die Medikamentenspritze aufgezogen ist. Bei Kreislaufkollaps erzielt man oft innerhalb von wenigen Sekunden eine Kreislaufstabilisierung. Man nadelt hier in der Regel nur wenige Jing-Punkte, deren Anwendung nur Sekunden in Anspruch nimmt. Bei Notfällen, wenn keine Akupunkturnadel zur Hand ist, kann ausnahmsweise mit dünnen Einmalkanülen akupunktiert werden. Auch in diagnostischer Hinsicht ist hier Akupunktur nützlich. Wenn ein komatöser Patient auf die Nadelung keine Reaktionen zeigt, handelt es sich um ein schwerwiegendes und lebensgefährliches Koma.

Prinzipien der Behandlung

- Einsatz von **Jing-Punkten,** an den Nagelwinkeln gelegen.
- Wichtige **spezifische Fernpunkte** zur schnellen Befreiung von Schmerzen und anderen Symptomen (Di.4 Hegu, Ma.44 Neiting).

- Lokale, spontan oder auf Druck schmerzhafte **Ah-Shi-Punkte.**
- **Akutpunkte, Xi-Punkte** der betroffenen Organe.
- **Du 20 Baihui** mit sedierender und psychisch ausgleichender Wirkung.

6.12.1 Ohnmacht, Kreislaufkollaps

Du 26 Renzhong und weitere **Jing-Punkte**

Kräftige manuelle Stimulation der Nadeln. Beim Fehlen von Akupunkturnadeln kann auch eine Akupressur an Punkt Du 26 Renzhong mit dem Daumennagel versucht werden.

6.12.2 Großer epileptischer Anfall

Bei bestehendem Krampfanfall wird der Punkt **Du 26 Renzhong** genadelt und kräftig stimuliert. Man erzielt häufig eine sofortige Unterbrechung der Krämpfe.

6.12.3 Akute Schmerzzustände

Bei akuten Schmerzzuständen, z.B. bei Nieren- oder Gallenkolik, Herzinfarkt oder akuten Abdominalschmerzen kann durch die Nadelung wichtiger analgetischer Punkte eine schnelle Schmerzreduktion ohne Nebenwirkungen erzielt werden. Diese erleichtert dann das weitere diagnostische und therapeutische Vorgehen.

Die wichtigen Punkte bei akuten Schmerzzuständen sind:

Di. 4 Hegu
Ma. 44 Neiting.

Diese Punkte werden kräftig manuell stimuliert. **Du 20 Baihui** kann zur psychischen Stabilisierung beitragen. Bei Übelkeit und Brechreiz ist **Pe. 6 Neiguan** und **Ma. 36 Zusanli** nützlich. Klinische Studien belegen die Wirksamkeit dieser Punkte.

7 Traditionelle chinesische Syndrome, die Diagnosen der chinesischen Medizin

Die Nosologie der chinesischen Medizin ist funktionell orientiert und somit grundverschieden von der westlichen. Die individuellen Symptome und Befunde werden nach den 8 traditionellen diagnostischen Kategorien *(Ba Gang)* analysiert und dann individuelle Störungsmuster der funktionellen 5 Yin- und 6 Yang-Organe *(Zang und Fu)* herausgearbeitet. Zum Verständnis dieser Störungsmuster, der „Syndrome der chinesischen Medizin", ist die Kenntnis der Funktionen der traditionellen Zang- und Fu-Organe von großer Bedeutung (s. unter 4.1). Die Störungsmuster spiegeln die Dysharmonie der Lebensenergie und somit Funktionsstörungen der Zang-Fu-Organe. Man kennt Fülle- und Schwächestörungen des Qi in den Yin- und Yang-Anteilen der Zang-Organe oder Stagnation im Fließen und auf diesem Boden Störungen durch pathogene Faktoren wie Hitze, Kälte, Wind, Trockenheit oder Feuchtigkeit bzw. Schleim. Auch die Bewegungsrichtung im Fließen des Qi kann gestört sein. Anhand der individuellen Symptomatik und Befunde einschließlich des Zungen- und Pulsbefundes wird im Gegensatz zur westlichen Medizin, wo man morphologisch fundierte, objektive und allgemeine Diagnosen anstrebt, eine *individuelle funktionsorientierte Diagnose* im chinesischen Sinne erarbeitet.

Die minuziöse Analyse der Störungen von Funktionen und die penible Befunderhebung ermöglichen auch die differenzierte diagnostische Erfassung von Störungen, die in der westlichen Medizin vage diagnostische Etiketten wie „vegetative Dystonie" oder „vegetatives Syndrom" erhalten und dann nicht weiter differenziert werden. Diese weitergehende diagnostische Differenzierung in der chinesischen Medizin ermöglicht die gezielte und individuelle Therapie dieser Störungen, die wesentlich erfolgreicher verläuft als mit den Mitteln der westlichen Therapie.

7.1 Syndrome der Lunge

Die Lunge neigt zu Schwächestörungen, wobei am häufigsten *Schwäche des Lungen-Qi* auftritt. Auf dem Boden dieser Störung kommt es dann zu äußeren pathogenen klimatischen Einflüssen, die sich in Wind-Kälte-Schädigung der Lunge oder Wind-Hitze-Schädigung äußern; auch die Blockade der Lunge, durch Schleim mit einer Füllestörung als Folge ist möglich. Die *Schwäche des Lungen-Yin* ist eine schwere chronische Störung, gekennzeichnet durch eine Schädigung des Yin, der Substanz der Lunge, wobei dann das Yang, z. B. in Form von Hitze, überwiegen kann. Die wichtigsten Syndrome der Lunge sind:

1) Schwäche des Lungen-Qi – *Fei Qi Xu,*
2) Schwäche des Lungen-Yin – *Fei Yin Xu,*
3) Wind Kälte schädigt die Lunge – *Feng Han Su Fei,*
4) Wind Hitze schädigt die Lunge – *Feng Re Fan Fei,*
5) Schleim blockiert die Lunge – *Tan Shi Zu Fei.*

7.2 Syndrome des Milz-Pankreas-Systems

Die Störungen des Milz-Pankreas-Systems sind meist gekennzeichnet durch *Schwäche des Qi oder des Yang.* Auf dem Boden dieser Schwäche wirken Kälte und Feuchtigkeit bzw. Hitze und Feuchtigkeit, die entweder über die Nahrung aufgenommen werden oder von außen kommen. Hier kann dann die Schwäche in Füllestörungen mit Blockade des Qi übergehen. Die wichtigsten Syndrome von Milz-Pankreas und Magen sind:

1) Schwäche des Milz-Pankreas Qi – *Pi Qi Xu,*
2) Schwäche des Milz-Pankreas Yang – *Pi Yang Xu,*
3) Kälte und Feuchtigkeit im Milz-Pankreas – *Shi Kun Pi,*
4) Hitze und Feuchtigkeit im Milz-Pankreas – *Pi Yun Shi Re,*
5) Schleim stört den Kopf – *Tan Zhou Shang Rao,*
6) Aufsteigendes Magen-Feuer – *Wei Re,*
7) Schwäche des Magen-Yin – *Wei Yin Xu.*

7.3 Syndrome der Niere

Die Niere neigt zu Schwächestörungen, wobei am häufigsten die *Nieren-Yang Schwäche* auftritt. Dies ist auch ein traditionelles Syndrom, das beim kühlen europäischen Klima oft anzutreffen ist. Schwächesyndrome der Niere treten selten isoliert auf, sondern in Kombination mit Störungen der anderen Zang-Organe Lunge, Milz-Pankreas oder Leber. Die wichtigsten Syndrome der Niere sind:

1) Schwäche des Nieren-Yang – *Shen Yang Xu,*
2) Schwäche des Nieren-Qi – *Shen Qi Xu,*
3) Schwäche des Nieren-Yin – *Shen Yin Xu,*
4) Schwäche des Nieren-Jing – *Shen Jing Xu.*

7.4 Syndrome der Leber

Da die Leber nach traditioneller Vorstellung für das Fließen der Lebensenergie und des Blutes im Körper verantwortlich ist, sind die meisten Störungen durch *Stagnation im Fließen* oder seltener durch *Fülle des Leber-Yang* gekennzeichnet. Wenn sich die Leber-Energie jedoch über längere Zeit durch Überaktivität erschöpft, kommt es zur *Schwäche des Leber-Yin* bzw. seltener zur Schwäche des Leber-Blutes. Patienten mit Leberstörungen neigen zu einem *Wechsel* zwischen Fülle-Symptomatik z. B. in Form von Kopfschmerzen oder Migräne und Schwäche, gekennzeichnet durch Müdigkeit und Erschöpfung. Die wichtigsten Syndrome der Leber und der Gallenblase sind:

1) Stagnation des Leber-Qi – *Gan Qi Yu Jie,*
2) Aufsteigendes Leber-Yang – *Gan Yang Shang Kang,*
3) Aufsteigendes Leber-Feuer – *Gan Shang Yan,*
4) Leber Wind bewegt sich nach innen – *Gan Feng Nei Dong,*
5) Schwäche des Leber-Yin – *Gan Yin Xu,*
6) Schwäche des Leber-Blutes – *Gan Xue Xu,*
7) Kälte stagniert im Lebermeridian – *Han Zhi Gan Mai,*
8) Feuchtigkeit und Hitze in der Leber und Gallenblase
   – *Gan Dan Shi Re,*
9) Schwäche der Gallenblase mit Stagnation von Schleim
   – *Dan Yu Tan Rao.*

7.5 Syndrome des Herzens

Nach traditioneller chinesischer Vorstellung reguliert das Herz das Fließen von Blut, kontrolliert die Blutgefäße und beinhaltet weiterhin psychische Funktionen wie Denken, Bewußtsein, Gedächtnis. Herzsyndrome sind einerseits durch Fülle und Hitze gekennzeichnet, dann stehen psychische und vegetative Symptome wie innere Unruhe, Rastlosigkeit, Nervosität im Vordergrund. Auf der anderen Seite stehen Schwächesyndrome des Qi, des Yang bzw. des Blutes oder Stagnation des Herz-Blutes. Häufig treten Herzsyndrome in Verbindung mit Syndromen des Milz-Pankreas oder der Niere auf. Die wichtigsten Syndrome des Herzens sind:

1) Stagnation des Herz-Blutes – *Xin Xue Yu,*
2) Schwäche des Herz-Qi – *Xin Qi Xu,*
3) Schwäche des Herz-Yang – *Xin Yang Xu,*
4) Aufsteigendes Herz-Feuer – *Xin Huo Shang Yang,*
5) Schwäche des Herz-Blutes – *Xin Xue Xu,*
6) Schwäche des Herz-Yin – *Xin Yin Xu.*

Im folgenden werden die 6 wichtigsten und häufig vorkommenden chinesischen Syndrome beispielhaft dargestellt. Ausführliche Darstellung der über 30 Syndrome finden sich im *Akupunktur-Lehrbuch und Atlas,* Springer-Verlag, Kap. 16.

7.6 Störungsmuster, traditionelle chinesische Syndrome

7.6.1 Schwäche des Lungen-Qi, *Fei Qi Xu*

Symptomatik

Husten ohne Kraft, leise schwache Stimme, Müdigkeit, Blässe, Lustlosigkeit zu Reden, Kurzatmigkeit bei geringer Belastung, Schwitzen während des Tages, Abwehrschwäche, Infektanfälligkeit, Empfindlichkeit auf Wetterfaktoren, besonders auf Kälte und Wind, Atemnot bei extremem Verlauf,

Zunge: zart und blaß, mit geringem weißen Belag,
Puls: schwach und leer.

Ätiologie
Chronische Erkrankungen, auch anderer Organe, äußere pathogene
Faktoren von langer Dauer, Alter – Erschöpfung der Energie, Rauch-
bzw. Staubexposition, Zigaretten, Allergien.

Bedeutung
Schwäche des Lungen-Qi ist eine der häufigsten Syndrome der Lunge und bildet die Grundlage vieler Erkrankungen des Respirationstraktes. Gemeinsames Auftreten mit Schwäche des Lungen-Yin oder
Kälte bzw. Hitze schädigt die Lunge. Oft zusammen vorkommend
mit Schwächestörungen der Niere oder des Milz-Pankreas.

Westliche Diagnosen
Infektanfälligkeit der Atemwege, chronische Erkältungskrankheiten;
Emphysem, Sinusitis, chronische Bronchitis, Asthma bronchiale,
Grippe, Allergien.

Therapie
Prinzip: Tonisieren des Lungen-Qi; weiterhin Tonisieren anderer
Organe wie Milz-Pankreas, Magen, Niere
Moxibustion der Punkte.
- Bl. 13 Feishu – Shu der Lunge,
- Lu. 1 Zhongfu – Mu der Lunge,
- Lu. 9 Taiyuan – tonisiert die Lunge,
- Lu. 10 Yuji – eliminiert pathogene Faktoren,
- Di. 11 Quchi – tonisiert den Dickdarm,
- Du 14 Dazhui – stärkt das Yang und Qi, befreit die Lunge,
- Ren 17 Shanzhong – Meisterpunkt der Lunge,
- Ren 6 Qihai – tonisiert das Qi,
- Ma. 36 Zusanli – tonisiert das Yang und das Qi.

7.6.2 Schwäche des Milz-Pankreas-Qi, *Pi Qi Xu*

Symptomatik
Müdigkeit, Schwächegefühl, Kraftlosigkeit.
Blässe, (gelbliche) Gesichtsfarbe.
Unvollständige Verdauung, Maldigestion, Malabsorption, unverdaute Nahrungsreste im Stuhl, Blähbeschwerden, Völlegefühl, Druckgefühl im Bauch, Besserung bei Massage.
Appetitmangel oder Heißhunger.
Weicher, wenig geformter Stuhl.
Geringe, teigige Ödeme der Extremitäten.
Uterusprolaps, Analprolaps, Gastroptose.
Nach längerem Bestehen: Blutarmut, Muskelverfall, Kraftlosigkeit der Glieder.
Blut im Stuhl, Hypermenorrhö, Blut außerhalb der Gefäße.
Puls: langsam und schwach.
Zunge: blasse, weiche Zunge mit geringem weißem Belag, Zahneindrücke am Zungenrand.

Ätiologie
Unregelmäßige bzw. unzureichende Nahrungsaufnahme, konstitutionelle Schwäche der Verdauungsorgane, chronische Erkrankungen. Allgemeiner Mangel an Qi und Blut.

Bedeutung
Die Schwäche des Milz-Pankreas-Qi ist eines der häufigsten Syndrome der Verdauungsorgane, besonders in der 2. Lebenshälfte. Dieses Syndrom bildet die Grundlage für zahlreiche weitere Schwächesyndrome auch anderer Organe (z. B. Niere, Leber).

Westliche Diagnosen
Maldigestion, Malabsorption, Allergiebereitschaft, Adipositas, Diabetes mellitus, irritables Kolon, Colitis ulcerosa, M. Crohn, Diarrhö, Anorexie, Anämie, Gastritis, Gastroenteritis.

Therapie
Prinzip: Stärken des Qi des Milz-Pankreas, tonisierende Therapie mit Moxibustion.

- Le. 13 Zangmen – Meisterpunkt der Zang-Organe,
- Bl. 20 Pishu – Shu des Milz-Pankreas,
- Ren 12 Zhongwan – Meisterpunkt der Fu-Organe,
- MP. 6 Sanyinjiao – tonisiert den Magen und das Milz-Pankreas,
- MP. 3 Taibai – tonisiert den Magen und das Milz-Pankreas,
- Ma. 36 Zusanli – harmonisiert den Magen
  Moxibustion und Nadelung der Punkte.

7.6.3 Schwäche des Nieren-Yang, *Shen Yang Xu*

Symptome
Kälteempfindlichkeit: häufiges Frieren, kalte Füße, selten auch der Hände; blasse oder gräuliche Hautfarbe, Antriebsmangel, übermäßige Müdigkeit, gedrückte Stimmung, Depression, Rückzug von der Umgebung, Ängste, Schwäche- und Kältegefühl oder Steifigkeit der Lendengegend, Rückenschmerzen, Urin klar und reichlich, Nykturie, Miktionsstörung, Inkontinenz, Prostatareizung, Impotenz bei Männern, Frigidität bei Frauen, Amenorrhö, Fertilitätsstörungen, Schwerhörigkeit, Schwindel, Tinnitus, morgendliche Durchfälle. Symptome sind wie bei Schwäche des Nieren-Qi, jedoch mit zusätzlichen Kältesymptomen.
Zunge: blaß, geschwollen, geringer weißer Belag.
Puls: tief und schwach.

Ätiologie
Kälteeinwirkung langandauernd, körperliche Erschöpfung, Konstitution, Alter, psychischer Streß, Ängste, langwierige chronische Erkrankungen, inadäquates Sexualverhalten, viele Geburten.
Im Alter ist Schwäche des Nieren-Yang physiologisch.

Pathogenese
Yang-Schwäche führt zu Kältesymptomen, zu psychischem Aktivitätsmangel, Depression und Rückzugstendenzen. Oft in Kombination mit Schwäche anderer Organe: Herz, Milz, Lunge.

Bedeutung
Schwäche des Nieren-Yang ist ein sehr häufig vorkommendes Syndrom, besonders im Alter und bei Frauen. Patienten mit chroni-

schen Harnwegsinfekten leiden an diesem Syndrom, das als Ursache für die Abwehrschwäche gewertet wird.

Westliche Diagnosen

Chronische Harnwegsinfekte, Nephritis, Glomerulonephritis, Prostatitis, Uretritis, sexuelle Störungen wie Frigidität oder Impotenz. Depression, Angstzustände, chronische Lumbago, Ischialgie, degenerative Gelenkerkrankungen, rheumatoide Arthritis, Hypothyreose, Schwerhörigkeit.

Therapie

Prinzip: Nieren Yin stützen und Yang erwärmen;
Wärmen des Nieren-Yang mit Moxibustion.

- Bl. 23 Shenshu – Shu der Niere,
- Gb. 25 Jingmen – Mu der Niere,
- Du 4 Mingmen – stärkt die Nierenenergie,
- Ren 4 Guanyuan – stärkt das Yuan Qi,
- Ni. 3 Taixi – Yuan-Punkt, stärkt das Yin und das Yang,
- Ni. 7 Fuliu – Tonisierungspunkt der Niere,
- Ren 6 Qihai – allgemeiner Tonisierungspunkt für das Qi,
- MP. 6 Sanyinjiao – Treffpunkt der 3 Yin, stärkt das Qi,
- Ma. 36 Zusanli – allgemeiner Tonisierungspunkt für das Qi,
- Lu. 9 Taiyuan – Tonisierungspunkt Lunge,
- Di. 11 Quchi – Tonisierungspunkt Dickdarm.

Bei Urogenitalbeschwerden Nadelung von:
- MP. 6 Sanyinjiao, Ni. 3 Taixi,
- Le. 3 Taichong, Ren 3 Zhongji.

7.6.4 Stagnation des Leber-Qi, *Gan Qi Yu Jie*

Symptomatik

Müdigkeit, Erschöpfungsgefühl.
Spannungsgefühle im Körper, besonders in der Muskulatur.
Druckgefühl im Oberbauch, Völlegefühl, Blähbeschwerden.
Depression, Frustrationsgefühle, Reizbarkeit,
plötzliche Emotionsausbrüche, z. B. Wut oder Zorn.
Unregelmäßige Menstruation, prämenstruelles Syndrom.

Schwellungen der Brust.
Zunge: dünner weißer oder violetter Belag.
Puls: gespannt, drahtförmig.
Übelkeit, Brechreiz, Bauchschmerzen, Diarrhö bei Störung des Milz-Pankreas durch die Leberstörung (Ke-Hemmungszyklus).

Ätiologie
Unterdrückte Emotionen wie Agressionen, Wut, Zorn. Daraus resultierende Unzufriedenheit und Frustrationsgefühle. Konstitution.

Bedeutung
Die Leber ist für das Fließen von Qi und Blut verantwortlich. Bei diesem sehr häufigen Syndrom kommt es zu Stagnationen des Flusses von Qi sowohl im Körper als auch im emotionalen und psychischen Bereich.

Die Stagnation kann zu einer Schwäche bzw. Erschöpfung des Leber-Qi führen, die durch besonders starke Müdigkeit gekennzeichnet ist (Fatigue-Syndrom).

Auch eine Störung des Milz-Pankreas-Systems kann durch die Leber hervorgerufen werden. Übermäßiges Leber-Yang bzw. Stagnation stört das Milz-Pankreas-System oder auch den Magen.

Westliche Diagnosen
Vegetatives Syndrom, Alkoholabusus, chronische Kopfschmerzen, Menstruationsstörungen, Fatigue-Syndrom, Hepatitis.

Therapie
Prinzip: Fließfunktion der Leber wiederherstellen.
- Le. 14 Qimen – Mu-Leber,
- Gb. 34 Yanglingquan – He-Punkt der Gallenblase, bewegt das Qi,
- Le. 13 Zhangmen – Meisterpunkt für Zang-Organe,
- Le. 3 Taichong – Yuan der Leber, harmonisiert und bewegt das Leber-Qi,
- MP. 4 Gongsun – Luo des Milz-Pankreas,
- Pe. 6 Neiguan – löst Spannungen im Thorax,
- MP. 6 Sanyinjiao – bewegt das Leber-Qi,
- Gb. 41 Linqi – bei Beschwerden der Brust,
- MP. 8 Diji – bei Menstruationsstörungen.

7.6.5 Aufsteigendes Leber-Yang, *Gan Yang Shang Kang*

Symptomatik

Reizbarkeit, innere Unruhe, Erregung, Wut, Zorn; Migräne, Kopfschmerzen, Kopfdruck; Füllegefühl im Kopf bzw. im Brustkorb; Rötung des Gesichts; Ohrensausen, Schwindel; Sehstörungen, Augenflimmern; Schlafstörungen; Mund- und Rachentrockenheit; Spannungsgefühl in der Muskulatur; Schwächegefühl in der Lendengegend.

Zunge: rot.

Puls: gespannt und schnell.

Ätiologie

Konstitution (Choleriker), Alkoholabusus, übermäßige Emotionen wie Wut und Zorn für längere Zeiten.

Bedeutung

Beim aufsteigenden Leber-Yang liegt ein Ungleichgewicht zwischen dem Yin und Yang der Leber vor: Leber-Yang in Fülle, Leber-Yin ist etwas schwach, unfähig das Yang zu kontrollieren. Auch das Nieren-Yin kann leicht geschwächt sein. Das unkontrollierte Yang steigt in den Brustkorb und Kopf. Bei chronischem Verlauf sind Übergänge zum aufsteigenden Leber-Feuer möglich. Hier überwiegt die Hitzesymptomatik. Im Klimakterium ist das Nieren-Yin und das Leber-Yin schwach, was ein Aufsteigen des Leber-Yang oder des Leber-Feuers bewirkt.

Westliche Diagnosen

Migräne, chronische Kopfschmerzen, Hypertonie, Klimakterium, chronische Konjunktivitis, Glaukom.

Therapie

Prinzip: Leber-Yin und Nieren-Yin nähren bzw. stärken, das Yang beruhigen bzw. harmonisieren.
- Le. 3 Taichong – harmonisiert die Leber,
- Bl. 18 Ganshu – Shu der Leber,
- Bl. 23 Shenshu – Shu der Niere,
- Ni. 3 Taixi – stärkt das Yin, Yuan der Niere,
- Gb. 20 Fengchi – harmonisiert die Fülle und das Yang des Kopfes,

- Du 20 Baihui – harmonisiert das Yang des Kopfes,
- Le. 2 Xingjian – sediert das Leber-Yang, bei ausgeprägter Symptomatik.

7.6.6 Stagnation des Herz-Blutes, *Xin Xue Yu*

Symptomatik
Schmerzen bzw. Stiche des Thorax,
Engegefühl oder Spannungsgefühl im Brustkorb;
Schmerzen an der Innenseite des linken Armes;
Tachykardie; Kurzatmigkeit, Müdigkeit;
Atemnot, Zyanose, kalte Gliedmaßen,
in schweren Fällen Lippenzyanose;
Zunge: dunkelrot oder violett, Flecken auf der Zunge;
Puls: schnell, dünn, fadenförmig.

Ätiologie
Stagnation des Herz-Blutes beruht auf zwei häufigen Herzschwächesyndromen: Schwäche des Herz-Qi oder Schwäche des Herz-Yang (selten auch Schwäche des Nieren-Yang). Emotionale Anspannung führt zu Stagnation von Qi und dann auch des Blutes (Qi und Blut fließen zusammen).

Übermäßige körperliche Aktivität führt zu einer Erschöpfung bzw. Schwäche des Qi und das zu Stase des Blutes. Mangelnde körperliche Aktivität führt zu Stase von Qi und Blut. Durch die „Yang-Schwäche" kommt es so zu Stasen des Blutes. Häufig besteht ein Zusammenhang auch mit Schleimstörungen.

Bedeutung
Dieses Syndrom tritt in engem Zusammenhang mit der Schwäche des Herz-Qi oder des Herz-Yang auf. Auf diesen 3 Syndromen beruhen die häufigsten Herzerkrankungen.

Westliche Diagnosen

Angina pectoris, koronare Herzerkrankung, Myokardinfarkt.

Therapie

Prinzip: Stagnation auflösen, Qi und Blut zum Fließen bringen.

Akutphase:
- Pe. 4 Ximen – Xi-Punkt des Perikards,
- He. 6 Yinxi – Xi-Punkt des Herzens,
- Pe. 6 Neiguan – harmonisiert das Qi und Yang,
- Ren 14 Jujue – Mu des Herzens,
- Ren 17 Shanzhong – Mu des Perikards.

Im Intervall zusätzlich:
- Bl. 15 Xinshu – Shu des Herzens,
- Bl. 17 Geshu – Meisterpunkt des Blutes, beseitigt Stagnation,
- He. 7 Shenmen – beruhigt das Herz,
- MP. 6 Sanyinjiao – stärkt das Yin und das Blut.

Anhang A
WHO-Indikationsliste für die Akupunktur

Respirationstrakt

Akute Sinusitis
Akute Rhinitis
Allgemeine Erkältungs-
   krankheiten
Akute Tonsillitis

**Bronchopulmonale
Erkrankungen**

Akute Bronchitis
Asthma bronchiale

Augenerkrankungen

Akute Konjunktivitis
Zentrale Retinitis
Myopie (bei Kindern)
Katarakt

Erkrankungen der Mundhöhle

Zahnschmerzen
Schmerzen nach Zahnextraktion
Gingivitis
Akute und chronische
   Pharyngitis

Gastrointestinale Erkrankungen

Ösophagus- und Kardiospasmen
Singultus

Gastroptose
Akute und chronische Gastritis
Hyperazidität des Magens
Chronisches Ulcus duodeni
Akute und chronische Kolitis
Akute bakterielle Dysenterie
Obstipation
Diarrhö
Paralytischer Ileus

**Neurologische und
orthopädische Erkrankungen**

Kopfschmerzen
Migräne
Trigeminusneuralgie
Fazialisparese
Lähmungen nach Schlaganfall
Periphere Neuropathien
Poliomyelitislähmung
Morbus Ménière
Neurogene Blasendysfunktion
Enuresis nocturna
Interkostalneuralgie
Schulter-Arm-Syndrom
Periarthritis humeroscapularis
Tennisellbogen
Ischialgie, Lumbalgie
Rheumatoide Arthritis

Anhang B
Akupunkturindikationsliste 1997

**Erkrankungen des Stütz-
und Bewegungsystems**

Myofasziales Schmerzsyndrom,
  radikuläre und pseudoradi-
  kuläre Syndrome
Arthralgien, Arthrosen
Arthritis, rheumatoide
  Arthritis
HWS-Syndrom, zervikale
  Spondylitits, Tortikollis
BWS-Syndrom, Thorakal-
  syndrom
LWS-Syndrom, Lumbago,
  Ischialgie, lumbosakrales
  Schmerzsyndrom
Kokzygodynie
Schulter-Arm-Syndrom, Peri-
  arthritis humeroscapularis,
  „frozen shoulder"
Epikondylopathie
Karpaltunnelsyndrom
Koxarthrose, Koxalgie
Gonarthrose, Gonalgie
Achillodynie
Tendinopathie
M. Sudeck

Neurologische Erkrankungen

Kopfschmerz, Migräne
Trigeminusneuralgie, atypischer
  Gesichtsschmerz
Interkostalneuralgie, Zoster-
  neuralgie
Phantomschmerz, Stumpf-
  schmerz
Polyneuropathie, Parästhesie
Lähmungen, Hemiparese,
  Fazialisparese, multiple
  Sklerose
Zerebrale Anfallsleiden
Minimale zerebrale Dys-
  funktion
Entwicklungsstörungen im
  Kindesalter
Vegetative Dysfunktion

**Psychische und
psychosomatische Störungen,
Suchterkrankungen**

Depression, depressive
  Verstimmung
Schlafstörung
Erschöpfungszustände
Psychovegetatives Syndrom,
  Unruhezustände

Entgiftungsbehandlung und
Therapiebegleitung bei
Suchterkrankungen (z. B. Al-
kohol, Nikotin, Arzneimittel,
illegale Drogen)
Bulimie, Adipositas

Bronchiopulmonale Erkrankungen

Bronchitis, Pseudokrupp, hyper-
reagibles Bronchialsystem
Asthma bronchiale

Herz-Kreislauf-Erkrankungen

Funktionelle Herzerkrankungen
Herzrhythmusstörungen
Koronare Herzerkrankung,
Angina pectoris
Hypertonie
Hypotonie
Durchblutungsstörungen

Gastrointestinale Erkrankungen

Funktionelle Magen-Darm-
Störungen, Singultus,
Hyperemesis
Ösophagitis, Gastritis,
Gastroenteritis
Ulcus ventriculi, Ulcus duodeni
Cholangitis, Cholezystitis,
Gallenwegsdyskinesie,
Hepatitis
Colon irritabile, Obstipation,
Diarrhö
Colitis ulcerosa
M. Crohn

Urologische Erkrankungen

Zystitis, Prostatitis
Pyelonephritis
Funktionelle Störungen des
Urogenitaltraktes, Reizblase,
Harninkontinenz
Enuresis nocturna
Impotenz

Gynäkologische Erkrankungen

Dysmenorrhö, prämenstruelles
Syndrom, Zyklusstörungen
Klimakterisches Syndrom
Adnexitis, Salpingitis
Mastopathie
Fertilitätsstörungen, Frigidität
Geburtsvorbereitung,
Geburtseinleitung,
Geburtserleichterung
Laktationsstörungen

Hals-Nasen-Ohren-Erkrankungen

Pollinosis
Rhinitis, Sinusitis, Tonsillitis
Hörsturz, Schwerhörigkeit
M. Ménière, Schwindel, Reise-
krankheit, Labyrinthitis
Tinnitus, Otitis
Geruchsstörungen,
Geschmacksstörungen
Stimmstörung

Augenerkrankungen

Konjunktivitis, Blepharitis,
  Uveitis
Visusschwäche
Glaukom
Retinitis pigmentosa,
Makuladegeneration

Hauterkrankungen

Neurodermitis, atopisches
  Ekzem, Urtikaria
Entzündliche Hauterkran-
  kungen, Furunkulose,
  Acne vulgaris

Psoriasis
Ulcus cruris, schlecht heilende
  Wunden
Herpes simplex

Sonstiges

Tumorschmerz
Postoperativer Schmerz
Posttraumatischer Schmerz
Zahnschmerz
Kollaps, Schockzustand
Immunstörung

Diese Indikationsliste ist von sechs der führenden deutschen Akupunkturgesellschaften 1997 gemeinsam erarbeitet worden.

Anhang C
Deutsche Standardnomenklatur der Akupunktur

Grundlagen der Nomenklatur:

1. Deutscher Begriff mit Abkürzung
2. Chinesischer Begriff in Pin Yin Transkription
3. Weitere Begriffe (z. B. engl. lat.)

Deutsche Begriffe	Chinesische Begriffe	
	Yin und Yang	阴 阳
5 Wandlungsphasen	Wu Ying	五 行
Fördernder Zyklus	Sheng	生
Hemmender Zyklus	Ke	克
„Energie"	Qi	气
„Blut"	Xue	血
„Essenz"	Jing	精
„Geist"	Shen	神
Funktionskreise	Zang Fu	脏 腑
Speicherorgane	Zang	脏
Hohlorgane	Fu	腑
Meridian	Jing	经
Netzbahn	Luo	络
Meridianpaare = gekoppelte Meridiane		
Außerordentliches Gefäßpaar		
Meridianachse	Zhou	轴

Deutsche Begriffe	Chinesische Begriffe	
Meridianumlauf		
Akupunkturpunkt oder Akupunkt	Xue	穴
Hauptmeridiane	Jing Mai	
Lungenmeridian, Lu.	Feijing, Shou Taiyin	肺经 手太阴
Dickdarmmeridian, Di.	Dachangjing, Shou Yangming	大肠经 手阳明
Magenmeridian, Ma.	Weijing, Zu Yangming	胃经 足阳明
Milz-Pankreas-Meridian, MP.	Pijing, Zu Taiyin	脾经 足太阴
Herzmeridian, He.	Xinjing, Shou Shaoyin	心经 手少阴
Dünndarmmeridian, Dü.	Xiaochangjing, Shou Taiyang	小肠经 手太阳
Blasenmeridian, Bl.	Pangguangjing, Zu Taiyang	膀胱经 足太阳
Nierenmeridian, Ni.	Shenjing, Zu Shaoying	肾经 足少阴
Kreislaufmeridian, KS.	Xinbaojing, Shou Jueyin	心包经 手厥阴
Drei-Erwärmer-Meridian, 3 E.	Sanjiaojing, Shou Shaoyang	三焦经 手少阳
Gallenblasenmeridian, Gb.	Danjing, Zu Shaoyang	胆经 足少阳
Lebermeridian, Le.	Ganjing, Zu Jueyin	肝经 足厥阴
Außerordentliche Gefäße	Qi Jing Ba Mai	奇经八脉
Lenkergefäß	Du Mai	督脉
Konzeptionsgefäß	Ren Mai	任脉
Gefäß der breiten Bahn	Chong Mai	冲脉
Gürtelgefäß	Dai Mai	带脉
Aufsteigendes Yang Gefäß	Yangqiao Mai	阳跷脉
Aufsteigendes Yin Gefäß	Yinqiao Mai	阴跷脉
Haltegefäß des Yang	Yangwei Mai	阳维脉
Haltegefäß des Yin	Yinwei Mai	阴维脉
Netzbahn	Luo Mai	络脉

Deutsche Begriffe	Chinesische Begriffe	
Sondermeridiane	Jingbie	经 别
Tendinomuskuläre Meridiane	Jingjin	经 筋
Extrapunkte	Jingwai Qixue	经 外 奇 穴
Dorsale Segmentpunkte	Bei Shu Xue	背 腧 穴
Segmentale Alarmpunkte	Mu Xue	慕 穴
Antike Punkte	Wu Shu Xue	五 输 穴
1. Antiker Punkt (Ursprung)	Jing Xue – Shu I	井
2. Antiker Punkt (Bach)	Xing Xue, Ying Xue – Shu II	荥
3. Antiker Punkt (kleiner Fluß)	Shue Xue – Shu III	输
4. Antiker Punkt (Fluß)	Jing Xue – Shu IV	经
5. Antiker Punkt (Delta, Mündung)	He Xue – Shu V	合
Verbindungspunkt	Luo Xue	络 穴
Quellpunkt (Zuflußpunkt)	Yuan Xue	原 穴
Akutpunkt	Xi Xue	郄 穴
Tonisierungspunkt (Mutterpunkt)	Bu Xue 补穴 (Mu Xue 母穴)	
Sedierungspunkt (Sohnpunkt)	Xie Yue 泻穴 (Zi Xue 子穴)	
Meisterpunkt	Hui Xue	会 穴
Kardinalpunkt	Jiaohui Xue	交 会 穴
Schwäche	Xu	虚
Fülle	Shi	实
Stagnation oder Blockade	Zhi	滞
Tonisieren, Auffüllen	Bu	补
Sedieren, Ableiten	Xie	泻
Acht diagnostische Grundkriterien	Ba gang	八 纲
Innen, Außen	Li, Biao	里 表
Schwäche, Fülle	Xu, Shi	虚 实
Kälte, Hitze	Han, Re	寒 热
6 Pathogene Einflüsse	Liu yin	六 淫
Wind	Feng	风

Deutsche Begriffe	Chinesische Begriffe	
Hitze (Trocken)	Re	热
Sommerhitze (Feucht)	Shu	暑
Feuchtigkeit	Shi	湿
Kälte	Han	寒
Trockenheit	Zao	火燥

Arbeitsgemeinschaft der ärztlichen Akupunkturgesellschaften,
Stand 1989.

Anhang D
Vergleich der Nomenklaturen

Akupunkturbegriffe

Deutsch	Englisch (offizielle chinesische Nomenklatur)
Meridiane	Channels (Jing)
Lungenmeridian, **Lu.**	Lung channel, **Lu.**
Dickdarmmeridian, **Di.**	Large intestine channel, **L.I.**
Magenmeridian, **Ma.**	Stomach channel, **St.**
Milz-Pankreas-Meridian, **MP.**	Spleen channel, **Sp.**
Herzmeridian, **He.**	Hear channel, **H.**
Dünndarmmeridian, **Dü.**	Small intestine channel, **S.I.**
Blasenmeridian, **Bl.**	Urinary bladder channel, **U.B.**
Nierenmeridian, **Ni.**	Kidney channel, **K.**
Perikardmeridian, **Pe.** oder Kreislaufmeridian (K.S.) oder Meister des Herzens (M.d.H.)	Pericardium channel, **P.**
Sanjiao, **SJ.** oder Dreiteiliger Erwärmer, 3 E.	Sanjiao channel, **S.J.**
Gallenblasenmeridian, **Gb.**	Gall bladder channel, **G.B.**
Lebermeridian, **Le.**	Liver channel, **Liv.**
Ren Mai, **Ren** oder Kontrollgefäß, auch Konzeptionsgefäß (KG), Jenn Mo (JM)	Ren Mai Conceptional vessel

Deutsch	Englisch (offizielle chinesische Nomenklatur)
Du Mai, **Du**	Du Mai
Lenkergefäß, **LG** oder Gouverneursgefäß, GG	Gouverning vessel
Durchgangspunkt, **Luo**	Luo connecting point
Quellpunkt **Yuan** oder Yu	Yuan source point
Zustimmungspunkt, **Shu**	Back Shu point
Alarmpunkt, **Mu**	Mu point
Meisterpunkt	Influential point
Kardinalpunkt Schlüssel- oder Konfluenzpunkt	Confluent point
5 Antike Punkte	Shu 1–5

Anhang E
Chinesische Punktenamen
in alphabetischer Reihenfolge

Anmian I	Ex. 8	Chize	Lu. 5	Erbai	Ex. 24
Anmian II	Ex. 9	Chongmen	MP. 12	Erjian	Di. 2
		Chong-yang	Ma. 42	Ermen	SJ. 21
Bafeng	Ex. 36	Ciliao	Bl. 32		
Baihuan-shu	Bl. 30			Feishu	Bl. 13
Baihui	Du 20	Dabao	MP. 21	Feiyang	Bl. 58
Baohuang	Bl. 53	Dachang-shu	Bl. 25	Fengchi	Gb. 20
Baxie	Ex. 28	Dadu	MP. 2	Fengfu	Du 16
Benshen	Gb. 13	Dadun	Le. 1	Fenglong	Ma. 40
Biguan	Ma. 31	Dahe	Ni. 12	Fengmen	Bl. 12
Binao	Di. 14	Daheng	MP. 15	Fengshi	Gb. 31
Bingfeng	Dü. 12	Daimai	Gb. 26	Fuai	MP. 16
Bizhong	Ex. 23	Daju	Ma. 27	Fubai	Gb. 10
Bulang	Ni. 22	Daling	Pe. 7	Fufen	Bl. 41
Burong	Ma. 19	Dannang	Ex. 35	Fujie	MP. 14
		Danshu	Bl. 19	Fuliu	Ni. 7
Chang-qiang	Du 1	Dashu	Bl. 11	Fushe	MP. 13
Chengfu	Bl. 36	Daying	Ma. 5	Fuxi	Bl. 38
Cheng-guang	Bl. 6	Dazhong	Ni. 4	Futu (Femur)	Ma. 32
Cheng-jiang	Ren 24	Dazhui	Du 14	Futu (Hals)	Di. 18
Chengjin	Bl. 56	Dicang	Ma. 4	Fuyang	Bl. 59
Chengling	Gb. 18	Diji	MP. 8		
Chengman	Ma. 20	Dingchuan	Ex. 17	Ganshu	Bl. 18
Chengqi	Ma. 1	Diwuhui	Gb. 42	Gaohuang-shu	Bl. 43
Chengshan	Bl. 57	Dubi	Ma. 35	Geguan	Bl. 46
		Duiduan	Du 27	Geshu	Bl. 17
		Dushu	Bl. 16		

Qihu	Ma.	13
Qimai	SJ.	18
Qimen	Le.	14
Qinglengyuan	SJ.	11
Qingling	He.	2
Qishe	Ma.	11
Qiuhou	Ex.	4
Qiuxu	Gb.	40
Qixue	Ni.	13
Quanliao	Dü.	18
Qubin	Gb.	7
Quchai	Bl.	4
Quchi	Di.	11
Quepen	Ma.	12
Qugu	Ren	2
Ququan	Le.	8
Quyuan	Dü.	13
Quze	Pe.	3
Rangu	Ni.	2
Renying	Ma.	9
Renzhong	Du	26
Riyue	Gb.	24
Rugen	Ma.	18
Ruzhong	Ma.	17
Sanjian	Di.	3
Sanjiaoshu	Bl.	22
Sanyangluo	SJ.	8
Sanyinjiao	MP.	6
Shangguan	Gb.	3
Shangjuxu	Ma.	37
Shanglian	Di.	9
Shanglianquan	Ex.	12
Shangliao	Bl.	31
Shangqiu	MP.	5
Shangqu	Ni.	17

Shangwan	Ren	13
Shangxing	Du	23
Shangyang	Di.	1
Shanzhong	Ren	17
Shaochong	He.	9
Shaofu	He.	8
Shaohai	He.	3
Shaoshang	Lu.	11
Shaoze	Dü.	1
Shencang	Ni.	25
Shendao	Du	11
Shenfeng	Ni.	23
Shenmai	Bl.	62
Shenmen	He.	7
Shenque	Ren	8
Shenshu	Bl.	23
Shentang	Bl.	44
Shenting	Du	24
Shenzhu	Du	12
Shidou	MP.	17
Shiqizhui	Ex.	19
Shiguan	Ni.	18
Shimen	Ren	5
Shixuan	Ex.	30
Shousanli	Di.	10
Shuaigu	Gb.	8
Shufu	Ni.	27
Shugu	Bl.	65
Shuidao	Ma.	28
Shuifen	Ren	9
Shuiquan	Ni.	5
Shuitu	Ma.	10
Sibai	Ma.	2
Sidu	SJ.	9
Sifeng	Ex.	29
Siman	Ni.	14
Sishencong	Ex.	6
Sizhukong	SJ.	23
Suliao	Du	25

Taibai	MP.	3
Taichong	Le.	3
Taixi	Ni.	3
Taiyang	Ex.	2
Taiyi	Ma.	23
Taiyuan	Lu.	9
Taodao	Du	13
Tianchi	Pe.	1
Tianchong	Gb.	9
Tianchuang	Dü.	16
Tianding	Di.	17
Tianfu	Lu.	3
Tianjing	SJ.	10
Tianliao	SJ.	15
Tianquan	Pe.	2
Tianrong	Dü.	17
Tianshu	Ma.	25
Tiantu	Ren	22
Tianxi	Ma.	18
Tianyou	SJ.	16
Tianzhu	Bl.	10
Tianzong	Dü.	11
Tiaokou	Ma.	38
Tinggong	Dü.	19
Tinghui	Gb.	2
Tonggu (Fuß)	Bl.	66
Tonggu (Thorax)	Ni.	20
Tongli	He.	5
Tongtian	Bl.	7
Tongziliao	Gb.	1
Touwei	Ma.	8
Waiguan	SJ.	5
Wailing	Ma.	26
Waiqiu	Gb.	36
Wangu (Hand)	Dü.	4

Philosophische Begriffe

道   Das Schriftzeichen für **Dao** besteht aus 2 Teilen:

首   **shou**   bedeutet Kopf und

辵 = 辶   **chuo**   steht für gehen.

Dao wird mit Weg, Bahn, Weltordnung, Weltgesetz übersetzt. Das Bild eines Wegs in der Landschaft gibt der Landschaft eine Ordnung. So ist Dao für das Universum die Weltordnung, das Weltgesetz. Es ist das Ordnungsprinzip, die ordnende Kraft, nach dem alles im Universum abläuft.

Das Dao schafft die Relativität der Welt, das Eine, **tai ji**

太極   **Tai ji**   besteht aus 2 Schriftzeichen:

太   **tai**   ist das Größte, das Höchste, während

極   **ji**   der Gipfel ist, z.B. der Firstbalken in einem Gebäude. Ji besteht aus dem Grundzeichen

木 **Baum** symbolisch zwischen Erde und Himmel stehend. Aus einem oberen und unteren waagerechten Strich, die Himmel und Erde bedeuten,

亽 dazwischen ist das alte Zeichen für **Mensch**

口 links davon ist der **Mund** (kou) und rechts davon

又 das alte Zeichen für **Hand.**

Mund und Hand sind 2 wesentliche Merkmale für die Fähigkeiten des Menschen; das Sprechen und die Tätigkeit symbolisierend.

Tai ji ist das oberste Weltgesetz in der chinesischen Philosophie: „Endlos, ewig, ohne Grenzen, das unendliche und dabei das Weltgesetz." Daraus entsteht das Spannungsfeld der Polarität in der Welt im Yin und Yang.

陽 **Yang** besteht aus den beiden Zeichen:

阜=阝 **fu** für Hügel und

昜 **yang** für ausbreiten, glänzend; Yang ist also die helle Seite des Hügels, die Sonnenseite.

陰 **Yin** besteht aus den beiden Zeichen:

今 **jin** jetzt oder gegenwärtig und aus dem Zeichen

云 **yun** für Wolken.

Yin ist also die Schattenseite (Wolkenseite) des Hügels. Yin und Yang sind komplementäre polare Kräfte, in ständigem Wechselspiel der Wandlung.

五 行 Die Wandlung vollzieht sich nach chinesischer Philosophie in fünf Wandlungsphasen, **wu xing.**

五 **Wu** ist das Zeichen für 5.

行 **Xing** bedeutet gehen, Reise, stattfinden bzw. Wandel und besteht aus 2 Zeichen:

彳 **chi** bedeutet kleiner Schritt und

亍 **chu** hingehen.

Die fünf Wandlungsphasen sind nach chinesischer Vorstellung ein komplexes Ordnungssystem um die phasisch ablaufenden Phänomene und so die Zusammenhänge in der physikalischen Welt zu erklären. In der Medizin lassen sich durch diese fünf Wandlungsphasen die physiologischen und pathologischen Beziehungen der inneren Organe, der verschiedenen Körpergewebe und der Sinnesorgane ordnen.

萬 物 Die fünf Wandlungsphasen umfassen alle Wesen der Natur, **wan wu.**

萬 **wan** bedeutet zehntausend, große Anzahl oder unzählig,

物 **wu** sind die Lebewesen, Gegenstände, Dinge.

Wan wu wird mit zehntausend Dingen übersetzt und entspricht dem ganzen Universum.

Medizinische Begriffe

氣 **Qi** besteht aus 2 Zeichen: aus

气 **qi** für Luft, Dampf oder Atem und dem Zeichen

米 **mi** für Reis oder allgemeiner für Getreide.

Qi ist die Lebensenergie, die Lebenskraft, deren Wesen durch die beiden Teilzeichen symbolisiert wird: Luft oder Atem und Getreide als Usprung der Ernährung. Somit sind auch die Quellen der Lebensenergie gegeben: der Atem und die Nahrung.

mi das Getreidekorn symbolisiert auch die schlummernde Lebensenergie im Samenkorn.
In der antiken Literatur wird das **qi** auch mit Feuer – **luo** – anstelle von Getreide geschrieben.

神 **Shen** besteht aus 2 Zeichen:

示 **shi** bekanntmachen, zeigen und

申 **shen** berichten.

Shen bedeutet Geist, psychische Energie, die Denkfähigkeit, das Bewußtsein. Die ursprüngliche Bedeutung von Shen, sicher aus der Zeit der Ahnenverehrung, war die Berichterstatterrolle von Geistern zwischen den Menschen und Göttern.

精 **Jing** besteht aus den beiden Zeichen

米 **mi** für Getreide und

青 **qing** für frisch oder jung.

Jing ist die Lebensessenz, die Feinstmaterie, die materielle Basis des **Qi**. Hier symbolisiert das „junge" Getreidekorn die Essenz des Lebens.

血	**Xue**	bedeutet Blut. Das Schriftzeichen besteht aus 2 Zeichen:
'	**chu**	für Tropfen und dem Zeichen
血	**min**	für Gefäß.

津,液	**Jin** und **ye**	sind die Körperflüssigkeiten wie Speichel, Schweiß, Magensaft oder Urin: **Jin** bezeichnet die hellen und klaren Flüssigkeiten, während **Ye** die trüben und dickflüssigen.

津	**Jin**	besteht aus 2 Zeichen:
水 = 氵	**shu**	Wasser und
聿	**yu**	für Pinsel.

液	**Ye**	besteht aus den beiden Zeichen
氵	**shui**	Wasser und
夜	**ye**	für Nacht.

臟,腑   Zang und **fu** ist die Bezeichnung für die chinesischen inneren Organe.

腑   Fu   sind die Yang-Ogane wie Magen, Dickdarm, Gallenblase usw. Fu besteht aus dem Zeichen

肉=月   rou   für Fleisch und

府   fu   für Prefäktur oder Amtssitz.

Das Zeichen **rou** kommt in allen inneren Organen vor und bezeichnet so die Organe. Fu-Organe als regierende Instanzen beeinflussen die zugehörigen Yin-Organe.

臟   Zang   besteht aus den beiden Zeichen

月   rou   Fleisch und

藏   zang   für verbergen, aufbewahren, Lager, speichern.

Die Zang-Organe sind die Yin-Organe Lunge, Leber, Milz usw. die nach traditioneller Vorstellung das Qi speichern und tief im inneren des Körpers verborgen sind. Man nennt sie auch Speicherorgane.

經 絡   Jing luo   ist die chinesische Bezeichnung für das System der Meridiane und Kollaterale (Jing sind die Meridiane, Luo die Kollaterale).

經   Das Zeichen **jing** heißt in der ursprünglichen Bedeutung Kettfäden, die Leitfäden im Gewebe. Die Kettfäden sind die longitudinalen Trägerstrukturen des Gewebes, analog sind die Meridiane, die Strukturelemente im Körper.

絡   **Luo**   heißt verbinden, verknüpfen. Die Luo-Verbindungen verknüpfen die gekoppelten Hauptmeridiane (Jing) miteinander.

Punktekategorien

輸
腧
俞

Das Zeichen **Shu** bedeutet transportieren. In der Literatur werden für diesen Begriff auch noch 2 weitere Schriftzeichen benutzt, die aber die gleiche Bedeutung haben:

Man kennt 2 verschiedene Gruppen von Shu-Punkten:

背

1. Die **Bei Shu** Punkte, auf dem Blasenmeridian gelegen. Sie werden Transportpunkte oder früher Zustimmungspunkte genannt. **Bei** hat die Bedeutung von Rücken.

五腧

2. Die **Wu Shu** Punkte, die 5 Shu-Punkte, die in der deutschen Literatur 5 Antike Punkte heißen. Diese liegen distal von Ellbogen oder Knie und transportieren die Lebensenergie Qi. Man stellte sich einen Flußlauf in den Entwicklungsstufen von der Quelle bis zum Meer vor. Die 5 Shu-Punkte (Wu shu Punkte) sind:

井   **Jing**   bedeutet Brunnen, der Entstehungsort des Flusses.

滎   **Xing**   ist die zweite Stufe, in der Literatur auch **ying** oder **rong** genannt. Xingze oder Xingsee ist ein alter See in der Provinz Henan am Mittellauf des Gelben Flusses. Bereits in der Zeit der Han Dynastie verschlammte dieser

See. Im Schriftzeichen für xing befindet sich oben 2 mal das Zeichen für Feuer, unten das Zeichen für Wasser und dazwischen das Zeichen für Bedecken. Der Xing Punkt entspricht nach dem Entsprechungssystem der fünf Wandlungsphasen bei den Yang-Meridianen dem Feuer und bei den Yin-Meridianen dem Wasser.

輸 **Shu** ist der 3. Antike Punkt. Das Schriftzeichen shu bedeutet hier fließen.

經 **Jing** hat die ursprüngliche Bedeutung Kettfäden und gibt hier an, daß der Strom des Qi durchfließt.

合 **He** bedeutet zusammenfließen und deutet hier an, daß die Ströme aus den Extremitäten in das Meer der inneren Organe fließt.

蒙 **Mu** bedeutet sammeln, verknüpfen, knoten. Mu Punkte werden auch als Knotenpunkte der Lebensenergie der Zang Fu Organe bezeichnet. Wegen ihrer diagnostischen Funktion heißen die Mu Punkte Alarmpunkte.

郄 **Xi** bedeutet Spalt, Riß, Zwischenraum, Sprung. Diese Punkte sind Sammelstellen der Lebensenergie, die man von hier anregen kann.

阿 是 **Ah shi –** Ah ist ein Ausrufewort. Shi bedeutet richtig oder ja, also „Ah shi" richtig. Diese Punkte sind beim Tasten druckempfindlich, also locus dolendi Punkte.

Anhang G
Ausbildungsinhalte Akupunktur

1. Wissenschaftliche Grundlagen der Akupunktur mit besonderer Berücksichtigung des Schwerpunktes Schmerz

Neuronale Theorien

Wirkschema der analgetischen Akupunkturwirkung auf 3 Ebenen: Rückenmark, Mittelhirn, Hypophyse.

Humorale Theorien – Endorphine, Monoamine: Noradrenalin, Serotonin, weitere Transmitter.

Wirkungen der Akupunktur: analgetische, psychisch sedierende und ausgleichende, tonisierende, immunstimulierende, homöostatische, bronchiospasmolytische, motorische Wirkungen bei Nervenregeneration.

Morphologie und Elektrophysiologie von Akupunkturpunkten. Spezifität von Punkten.

Bedeutung der Reizstärke – De-Qi-Sensation.

2. Historische und philosophische Hintergründe der traditionellen chinesischen Medizin

Geschichtliche Wurzeln – Ahnenkult, magische Geistermedizin.

Grundgedanken des Taoismus – Definition von Tao.

Yin- und Yang-Philosophie – Entsprechungen von Yin und Yang in der Natur beim Menschen auf funktionellen und morphologischen Ebenen.

System der 5 Wandlungsphasen: Entsprechungen in der Natur, Organe, Sinnesorgane, Gewebe, Schichten, klimatische Faktoren, Jahreszeiten.

3. Physiologische und pathogenetische Konzepte der traditionellen chinesischen Medizin einschließlich der chinesischen Diagnostik

Prinzip der funktionellen Wandlung, Harmonie, Fülle und Schwäche.

Konzept der Lebensenergie Qi in der Natur und beim Menschen:

Fließen von Lebensenergie Qi und von Blut Xue im Körper, Störungen der Zirkulation.

Verschiedene Lebensenergieformen: Erbenergie, Grundenergie, Nahrungsenergie, Atmungsenergie, Abwehrenergie, psychische Energie – Qi, Jing und Shen.

System der chinesischen Organe – Zang Fu – als System von Funktionskreisen.

System der Meridiane – Jing Luo.

Konzept der 12 Hauptmeridiane – 3 Umläufe, Verlauf und Schichtung, gekoppelte Yin-Yang-Meridianpaare, Meridianachsen und deren Bedeutung.

Acht außerordentliche Meridiane, Bedeutung des Konzeptionsgefäßes Ren Mai und des Lenkergefäßes Du Mai.

Diagnostisches Procedere in der chinesischen Medizin

- Betrachten
- Hören und Riechen
- Erfragen
- Untersuchen;

- Acht diagnostische Kategorien
- Innen und Außen
- Fülle und Schwäche
- Hitze und Kälte
- Yin und Yang

4. Systematik der Meridiane und Punkte (in Pin-Yin-Transkription)

Verläufe der 12 Hauptmeridiane und der 2 außerordentlichen Meridiane.

Diagnostische und therapeutische Bedeutung der Einheit von Meridian- und Organpaaren mit den Luo-Verbindungen. Zugehörigkeit zu Wandlungsphasen, Sinnesorganen und Geweben.

Struktur der Meridiane und die Bedeutung der Punktekategorien: 5 Shu Punkte (Jing, Ying, Yuan, Jing, He), Xi, Luo, Shu, Mu, Meisterpunkt, Konfluenzpunkte (Pin-Yin-Nomenklatur).

Verschiedene Methoden der Punktelokalisation:
- anatomische Anhaltsstellen,
- proportionale Messung mit dem Cun-Maß,
- proportionale Verhältnisse am Körper,
- Lokalisation durch Einnehmen einer besonderen Haltung,
- Lokalisation mit Hilfe der Hautwiderstandsmessung,
- Lokalisation druckdolenter Stellen,
- Kombination verschiedener Methoden.

Kenntnis der wichtigsten Akupunkturpunkte mit Lokalisation, Indikationsspektrum, Art der Nadelung, Zugehörigkeit zu Punktekategorien.

Lungenmeridian: Lu. 1, Lu. 5, Lu. 6, Lu. 7, Lu. 9, Lu. 11;

Dickdarmmeridian: Di. 4, Di. 10, Di. 11, Di. 15, Di. 19, Di. 20;

Magenmeridian: Ma. 2–8, Ma. 12, Ma. 17, Ma. 21, Ma. 25, Ma. 29, Ma. 31, Ma. 34, Ma. 35, Ma. 36, Ma. 38, Ma. 40, Ma. 41, Ma. 43, Ma. 44;

Milz-Pankreas-Meridian: MP. 3, MP. 4, MP. 6, MP. 9, MP. 10, MP. 15, MP. 21;

Herzmeridian: He. 5, He. 6, He. 7;

Dünndarmmeridian: Dü. 3, Dü. 6, Dü. 9, Dü. 10, Dü. 17, Dü. 18, Dü. 19;

Blasenmeridian: Bl. 2, Bl. 10, Bl. 11, Bl. 13–23, Bl. 25, Bl. 26–30, Bl. 40, Bl. 58, Bl. 60, Bl. 62, Bl. 67;

Nierenmeridian: Ni. 1, Ni. 3, Ni. 5, Ni. 6, Ni. 7, Ni. 8;

Du Mai: Du 1, Du 2, Du 4, Du 6, Du 11, Du 13, Du 14, Du 15, Du 16, Du 20, Du 23, Du 24, Du 26;

Ren Mai: Ren 2–6, Ren 9, Ren 12, Ren 14, Ren 15, Ren 17, Ren 22–24;

Perikardmeridian: Pe. 4, Pe. 6, Pe. 7;

Sanjiao-Meridian: SJ. 3, SJ. 5, SJ. 6, SJ. 8, SJ. 14, SJ. 15, SJ. 17, SJ. 21, SJ. 23;

Gallenblasenmeridian: Gb. 1, Gb. 2, Gb. 8, Gb. 12, Gb. 14, Gb. 20, Gb. 21, Gb. 24, Gb. 25, Gb. 26, Gb. 30, Gb. 31, Gb. 34, Gb. 37, Gb. 39, Gb. 40, Gb. 41;

Lebermeridian: Le. 2, Le. 3, Le. 6, Le. 8, Le. 13, Le. 14;

Extrapunkte: 1, 2, 3, 4, 5, 6, 7, 8, 17, 21, 28, 35, 36;

Ohrakupunkturpunkte, Repräsentanz der Wirbelsäule, der Gelenke und der inneren Organe.

5. Technik der Akupunktur unter besonderer Berücksichtigung der Schmerzbehandlung

Nadelmaterial (Stahl, Gold, Silber), Nadellänge, Nadeldicke.

Einstichtechnik: Richtung, Stichtiefe, langsame und schnelle Einstichtechnik.

Methodik der Tonisierung und Sedierung bei der Nadelsetzung und manuellen Stimulation.

Anwendung der Elektrostimulation, Hoch- und Niederfrequenzstimulation, Impulsmuster.

Abgrenzung zur TENS, Grundprinzipien und Indikation von TENS.

Bedeutung und Anwendung der Laserakupunktur, besondere Wirkungen und Intensität, verschiedene Laserarten (3 Wellenlängen), Kontraindikationen, biologische Wirkungen.

Anwendung der Moxibustion, Technik der indirekten Methoden, Indikationen, Kontraindikationen, Komplikationen (Verbrennungen und Verschlimmerung).

Wichtigste Komplikationen und Nebenwirkungen der Akupunktur: Infektionen lokal und allgemein, Verletzungen von anatomischen Strukturen (gefährliche Punktelokalisation), Kollaps und Ohnmacht, Schmerzempfindungen bei der Nadelung, Verschlimmerung der Beschwerden.

Ohrakupunktur; Ohrkartographie, Anatomie des Ohres; Indikationen und Kontraindikationen der Ohrakupunktur; Materialien für die Ohrakupunktur; Nadeltechnik;

Projektion der Wirbelsäule auf der Ohrmuschel, Darstellung der Hals-, Brust- und Lendenwirbelsäule und der inneren Organe.
Darstellung des Parasympathikus und Sympathikus.
Darstellung der Bandscheiben und paravertebralen Muskeln.
Verschiedene Untersuchungsmethoden zur Feststellung pathologischer Areale.
Elektrische Punktsuchgeräte, manuelle Punktsuche, RAC-Tastung.

6. Spezielle Akupunkturtherapie bei umschriebenen Krankheitsbildern (Regeln und Prinzipien der spezifischen Punktauswahl)

Regeln der Punktauswahl (12 wichtigsten Regeln).
Behandlungsprinzipien mit beispielhafter Punktekombination bei folgenden Erkrankungen:
HWS-Syndrom, Tortikollis, zervikale Spondylosis, LWS-Syndrom, Lumbago, Lumboischialgie, Ischialgie, Schulter-Arm-Syndrom, Periarthritis humeroscapularis, Epikondylitis, Tennisellbogen, Koxarthrose, Koxarthritis, Gonarthrose, Schmerzen des Kniegelenks, rheumatoide Arthritis;
Kopfschmerzen, Migräne, Trigeminusneuralgie, Hemiparesen, Fazialisparese, Epilepsie;
Depression, Erschöpfungszustände, Rekonvaleszenz nach chronischen Erkrankungen, Erregungszustände, Schlafstörungen, Drogenabhängigkeit, Alkoholabhängigkeit, Zigarettenabhängigkeit, Adipositas;
Grippaler Infekt, Sinusitits maxillaris, Sinusitis frontalis, akute und chronische Bronchitis, Asthma bronchiale;
Koronare Herzerkrankungen mit Angina pectoris, Herzneurosen, Erschöpfungszustände bei Herzerkrankungen, Hypertonie, Hypotonie, periphere Durchblutungsstörungen;
Gastritis, Gastroenteritis, Ulcus ventriculi et duodeni, Diarrhö, irritables Kolon, Obstipation, Cholangitis, Cholezystitis, Gallenwegsdyskinesie, Gallenkolik, Hepatitis;
Dysmenorrhö, Schmerzen bei Tumoren im Beckenraum, Geburtsvorbereitung, Geburtserleichterung, Analgesie während der Geburt, Laktationsstörungen, Fertilitätsstörung;

Pyelonephritis, Harnwegsinfekte, chronische Glomerulonephritis, Prostatitis, Uroneurosen, Enuresis;

Acne vulgaris, Ulcus cruris, schlecht heilende Wunden, Ekzeme, endogenes Ekzem, Psoriasis, Herpes zoster, Zosterneuralgien, Herpes simplex;

Schwerhörigkeit, Tinnitus, Ménière-Krankheit, Schwindel, Reisekrankheit, Labyrinthitis, chronische Konjunktivitis, Visusschwäche;

Ohnmacht, Kreislaufkollaps, akute Notfälle.

Anhang H
Qualitätskriterien für die Akupunktur bei klinischen Studien

Einige veröffentlichte Übersichtsstudien in den zurückliegenden Jahren versuchen die Wirksamkeit der Akupunktur bei verschiedenen Erkrankungen anhand der vorhandenen klinischen Studien zu beurteilen [1, 3–5].

Neben der Beurteilung des methodologischen Studiendesigns in diesen Metaanalysen muß auch die Qualität der durchgeführten Akupunktur berücksichtigt werden. Die Untersuchung von Kersken (s. Kap. 2) zeigt, das in der überwiegenden Zahl der Studien die Qualität der Akupunktur unbefriedigend; z. B. werden zu wenige Akupunktursitzungen durchgeführt, die Anzahl der Akupunkturnadeln ist zu gering, oder es werden keine Fernpunkte gesetzt womit auch die dürftigen Therapieergebnisse zu erklären sind [2]. Hier werden deshalb die wichtigsten Qualitätskriterien aufgeführt, die für eine langanhaltende Akupunkturwirkung unentbehrlich sind. In diesem Taschenbuch kann dies nur allgemein erfolgen und nicht spezifisch für einzelne Krankheitsbilder.

1. Wichtige Prinzipien einer traditionell chinesisch durchgeführten Akupunkturtherapie unter Berücksichtigung klassischer chinesischer Diagnosekriterien, wie z. B. Fülle – Schwäche, müssen beachtet werden. Dies schließt eine genaue Analyse der Symptomatik nach chinesischen Gesichtspunkten und ihre Einordnung in das System der traditionellen Diagnosekriterien ein.

2. Die genaue Lokalisation der Punkte, exakte Stichtechnik und eine adäquate Stichtiefe mit Stimulation der Nadeln nach sedierender oder tonisierender Technik sind unentbehrlich. Auch das Auslösen eines deutlich De-Qi-Gefühls ist als Voraussetzung für eine wirksame Akupunkturtherapie zu werten.

3. Im allgemeinen ist eine Mindestzahl von 12 Akupunktursitzungen (bei Migräne 16) 2 mal wöchentlich, mit einer Verweildauer

der Nadeln von mindestens 15 Minuten, zu fordern. Bei kompe-tenter Akupunkturtherapie werden in der Regel mindestens 12, maximal 20 Akupunkturnadeln gesetzt.

4. Der die Akupunktur durchführende Therapeut sollte eine Aku-punkturausbildung von mindestens 140 Ausbildungsstunden ab-solviert haben. Eine regelmäßige Akupunkturanwendung über mindestens 12 Monate mit mindestens 500 Akupunktursitzungen sollte vorausgegangen sein.

5. Eine Überwachung der Akupunkturtherapie in den klinischen Studien durch einen erfahrenen Kollegen ist ebenfalls zu fordern.

6. Um Nebenwirkungen zu vermeiden, z.B. orthostatische Kreis-laufreaktionen, sollten die Akupunkturbehandlungen im Liegen erfolgen. Dies verbessert auch die Wirksamkeit der Akupunktur durch tiefergehende Entspannung der Patienten.

Literatur

1. Abel U (1992) Methodiker-Gutachten: Akupunktur bei Trigeminusneur-algie. In: Bühring M, Kemper FH (Hrsg) (1992) Naturheilverfahren. Springer, Berlin Heidelberg New York Tokyo
2. Kersken T (1992) Einschätzung der handwerklichen Qualität durchge-führter Akupunkturtherapie in 86 Studien. In: Bühring M, Kemper FH (Hrsg) Naturheilverfahren. Springer Verlag, Berlin Heidelberg New York Tokyo
3. Richardson PH, Vincent CA (1986) Acupuncture for the treatment of pain: a review of evaluative research. Pain 24: 15–16
4. Ter Riet G, Kleijnen J, Knipschild P (1990) Acupuncture and chronic pain: a criteria-based meta-analysis. J Clin Epidemiol 43/11: 1191–1199
5. Windeler J (1992) Gutachten zum Stand des Nachweises der Wirksamkeit von Akupunktur bei Migräne. In: Bühring M, Kemper FH (Hrsg) Natur-heilverfahren. Springer, Berlin Heidelberg New York Tokyo

Literatur

Academy of Traditional Chinese Medicine (1975) An Outline of Chinese Acupuncture. Foreign Language Press, Peking

Arnold HJ (1986) Die Geschichte der Akupunktur in Deutschland. Haug, Heidelberg

Auerswald W, König GK (1982) Die neurochemische Basis der Akupunktur-analgesie. Maudrich, Wien, München, Bern

Bachmann G (1959) Die Akupunktur – eine Ordnungstherapie. Haug, Heidelberg

Bannermann RH (1979) Akupunktur: Die Ansicht der WHO. Weltgesund-heit-Magazin der WHO, 12

Becker R (1976) Electrophysiological correlation of acupuncture points and meridians. Psychoenerg Systems 1: 105–112

Becker-Carus C, Heyden T, Kelle A (1985) Die Wirksamkeit von Aku-punktur und Einstellungs-Entspannungstraining zur Behandlung pri-märer Schlafstörungen. Klin Psych Psychopath Psychother 33/2: 161–172

Berger D, Nolte D (1977) Acupuncture in bronchial asthma: bodyplethysmo-graphic measurements of acute bronchospasmolytic effects. Comp Med East West 5: 265–269

Bonica JJ (1974) Therapeutical acupuncture in the P.R.China, implications for American medicine. JAMA 228: 1544–1551

Bunzel B, Riegler R, Pfersmann C (1986) Schmerz bei chronischer Mastopa-thie. Verbesserung der subjektiven Empfindungen nach Akupunktur. Klinikarzt 15/6: 428–440

Chace C, Liang ZT (1997) A qin bowei anthology paradigm publications. Brookline/MA

Chang H-T (1978) Neurophysiological basis of acupuncture analgesia. Sci Sin 216: 829–846

Cheng RSS, Pomeranz B (1979) Electroacupuncture analgesia could be mediated by at least 2 pain relieve mechanism – Endorphins and Non Endorphin systems. Life Sci 25/23: 1957–1962

China Associatin of Acupuncture and Moxibustion (1986) Brief Explanation of Point Names of 14 Meridians. Journal of Traditional Chinese Medicine 6/1: 57–68; 6/2

Clavey S (1995) Fluid physiology and pathology in trachtional chinese medicine. Churchill Livingstone, Melbourne Edinburgh

Clement-Jones V, McLoughlin L, Lowry PJ, Besser GM, Reess LG (1979) Acupuncture in heroin addicts: Changes in met-enkephaline and β-endorphin in blood and cerebrospinal fluid. Lancet 25: 380–382

Danielzyk W (1976) EEG, 5 HTP-Metabolism and acupuncture. J Neural Transm 38/3–4: 303–311

Duke M (1980) Akupunktur. Suhrkamp, Frankfurt

Dykes RW (1975) Nociception. Brain Res 99: 229–245

Essentials of Chinese Acupuncture (1980) Foreign Languages Press, Beijing, China

First World Conference on Acupuncture-Moxibustion (1987) World Federation of Acupuncture and Moxibustion Societies, Beijing

Fischl F (1984) Geburtshilfe und Frauenheilkunde 44: 510–512

Focks C, Hillenbrand N (1997) Leitfaden Traditionelle Chinesische Medizin. Gustav Fischer, Ulm

Godfrey CM, Morgan P (1978) A controlled trial of the theory of acupuncture in musculosceletal pain. J Rheumatol 5/2: 121–124

Granet M (1971) Das chinesische Denken – Inhalt, Form, Charakter. Pieper, München

Han JS, Terenius L (1982) Neurochemical Basis of Acupuncture Analgesia. Ann. Rev. Pharmacol. Toxicol. 22: 193–220

Han JS, Xuan YT (1986) A Mesolimbic Neuronal Loop of Analgesia: I. Activation by Morphine of a Serotonergic Pathway from Periaqueductal Gray to Nucleus Accumbens. Inter. J. Neuroscience 29: 109–117

Han JS (ed) (1987) The neurochemical basis of pain relief by acupuncture. A collection of papers 1973–1987 Beijing Medical University. China Publishing House, Beijing

Haug HU, Robben H (1986) Die Akupunktur als Objekt allgemeinmedizinischer Forschung. Z Allg Med 62: 607–612

Heinke W (1997) Die Niere Shen, Kurskript. Deutsche Akupunktur Gesellschaft, Düsseldorf

Heinke W (1998) Leber und Herz, Kurskript. Deutsche Akupunktur Gesellschaft, Düsseldorf

Herget HF (1976) Akupunktur zur Schmerztherapie. Dtsch Ärzteblatt 73: 2373–2377

Herget HF, L'Allemand H, Kalweit K (1976) Klinische Erfahrungen und erste Ergebnisse mit kombinierter Akupunktur-Analgesie bei offenen Herzoperationen am Zentrum für Chirurgie der Justus-Liebig-Universität Gießen. Anaesthesist 25: 223–230

Hu Bing (1982) A brief introduction of the science of breathing exercise. Hai Teng Publishing Company, Hong Kong

Jayasuriya A (1979) Clinical acupuncture. Acupuncture Foundation of Sri Lanka, Colombo

Jayasuriya A, Fernando F (1978) Theory and practise of scientific acupuncture. Lake House, Colombo

Jayasuriya A (1981) Textbook of acupuncture science. Acupuncture Foundation of Sri Lanka, Colombo

Jensen LB, Tallgren A, Troest T, Jensen SB (1977) Effect of acupuncture on myogenic headache. Scand J Dent Res 85/6: 456–470

Jia LH, Jia ZX (1986) Pointing therapy – a Chinese traditional therapeutic skill. Shandong Science and Technology Press, Jinan

Kaptchuk TJ (1983) Chinese Medicine, the web that has no weaver. Hutchinson Publishing Group, London

Keidel WD (1975) Elektronarkose und Akupunktur aus der Sicht der Neurophysiologie. Klinikarzt 4/6: 224–231; 4/7: 277–285

Kleinkort JA, Foley RA (1984) Laser Acupuncture, Its Use in Physical Therapy. Am J Acupuncture 12/1: 5156

Knorring L von, Almay BGL, Johanson F, Terenius L (1978) Pain perception and endorphin levels in cerebrospinal fluids. Pain 5/4: 359–365

Knox VJ, Hardfield-Jones CE, Shum K (1979) Subject expectance and reduction of cold pressure pain with acupuncture and placebo acupuncture. Psychosom Med 41/6: 477–485

König G, Wancura I (1979) Praxis und Theorie der neuen chinesischen Akupunktur, Bd. I. Maudrich, Wien München Bern

König G, Wancura I (1984) Praxis und Theorie der neuen chinesischen Akupunktur, Bd. II. Maudrich, Wien München Bern

König G, Wancura I (1978) Einführung in die chinesische Ohrakupunktur. Haug, Heidelberg

Kovinskii IT (1973) The Treatment of Burns by Laser. Zdravoorkhr Kaz 3: 46

Liao SR (1978) Recent advances in the understanding of acupuncture. Yale J Biol Med 51/1: 55–65

Liu Y (1998) The essential book of traditional chinese medicine. Columbia University Press, New York

MacLennan H (1977) Some pharmacological observations on the analgesia induced by acpuncture in rabbits. Pain 3/3: 229–238

Maciocia G (1989) The foundations of Chinese medicine. Churchill Livingstone, Edinburgh

Maciocia G (1994) The practice of chinese medicine. Churchill Livingstone, Edinburgh

Marx HG (1979) Anwendung der Akupunktur in einer Fachklinik für Suchtkranke. Wien Z Suchtforsch 2/3: 45–46

Mayer DJ, Price DD, Barber J, Raffii A (1976) Acupuncture analgesia: Evidences of activation of pain inhibitory systems as a mechanism of action. In: Bonica JJ, Albe-Fessard D (eds) Advances in pain research and therapy, vol 1

Mayer DJ, Price DD, Raffii A (1977) Antagonism of acupuncture analgesia in man by the narcotic antagonist Naloxone. Brain Res 121: 368–372

McDonald J (1986) Acupuncture point dynamics. Sidney

McDonald J (1985) Zang fu syndromes. Sidney

Mester E, Ludany G, Sellyei M, Szende B, Gyenes G (1968) Untersuchungen über die hemmende bzw. fördernde Wirkung der Laserstrahlen. Arch klin Chir 322: 1022

Mester E, Szende B, Spiry T, Scher A (1972) Stimulation of wound healing by laser rays. Acta Chir Acad Sci Hung 13: 315

Mester E, Bacsy E, Korenyi-Both A, Kovacs I, Spiry T (1974) Klinische, elektronenoptische und enzymhistochemische Untersuchungen über die Wirkung der Laserstrahlen auf die Wundheilung. Langenbecks Arch Chir (Suppl Chir Forum) 1974: 261

Mester E, Jaszsagi-Nagy E, Hamar M (1974) Der Einfluß von Laserstrahlung auf stimulierte menschliche Lymphozyten. Radiobiol Radiother 15–767

Mester E, Korenyi-Both A, Spiry T, Scher A, Tisza S (1974) Neuere Untersuchungen über die Laserstrahlen auf die Wundheilung. Z Exp Chir (Sonderdruck) 7: 9–17

Mester E, Ludany G, Frenyo V, Sellyei M, Szende B (1971) Experimental and clinical observations with laser. Panminerva Med 13: 538

Mester E (1975) Clinical results of wound-healing stimulation with laser and experimental studies of the action mechanism. Laser '75 Opto-Electronics Conf. Proceed. IPC Science and Technology Press. Guildford, Surrey

Mester E, Nagylucskay S, Mester A (1977) Wirkungen der direkten Laserbestrahlung auf menschliche immunkomponente Zellen. Laser+Elektro-Optik 1: 40

Mehta M (1978) Alternative methods of treating pain. Anaesthesia 33/3: 258–263

Melzack R (1978) Das Rätsel des Schmerzes. Hippokrates, Stuttgart

Melzack R, Wall PD (1965) Pain mechanism: A new theory. Science 150: 971–979

Morant GS (1994) Chinese acupuncture. Paradigm Publications, Brookline

Molsberger A, Böwing G, Hermes D (1992) Die Bedeutung der Akupunktur – Sicht des Patienten. Z Allg Med 68: 349–351

National Symposium of Acupuncture, Moxibustion and Acupuncture Anaesthesia (1979) Collection of 534 abstracts of latest research papers. Foreign Language Press, Beijing

Needham J (1956) Science and Civilization in China. History of Scientific Thought. Cambridge University Press, Cambridge

Needham J, Gwei-Djen L (1980) Celestial Lancets – A history and rationale of acupuncture and moxibustion. Cambridge University Press, Cambridge

O'Conner J, Bensky D (1981) Acupuncture. A comprehensive text. Shanghai College of Traditional Medicine. Eastland Press, Chicago

Palos S (1984) Consilium cedip. acupunturae. Therapie in Wort und Bild. CEDIP, München

Pomeranz B (1978) Do endorphins mediate acupuncture analgesia? Adv Biochem Psychopharmacol 18: 351–359

Pomeranz B (1979) Electroacupuncture hypalgesia is mediated by afferent nerve impulses: An electrophysiological study in mice. Exp Neurol 66/2: 398–402

Pomeranz B (1977) Acupuncture reduces electrophysiological and behavioral responses to noxious stimuli: Pituitary is implicated. Exp Neurol 54/1: 172–178

Pongratz W, Linke W, Baum M, Richter JA (1977) Elektroakupunktur-Analgesie bei 500 herzchirurgischen Eingriffen. Tierärztl Prax 5/4: 545–558

Popp FA, Becker G, König HL, Peschka W (1979) Electromagnetic Bio-Information. Proceedings of the Symposium. Urban & Schwarzenberg, München-Wien-Baltimore

Porkert E (1976) Lehrbuch der chinesischen Diagnostik. Fischer, Heidelberg

Pothmann R, Stux G, Weigel A (1978) Periarthritis humeroscapularis – Wirkungsweise der Akupunkturbehandlung. Akupunktur-Theorie und Praxis 7/4: 158–162

Pothmann R, Stux G, Weigel A (1980) Frozen shoulder: Differential acupuncture therapy with point St. 38. Am J Acupunct 8/1: 65–69

Pothmann R, Yeh HL (1982) The effects of treatment with antibiotics, laser and acupuncture upon chronic maxillary sinusitis in children. Am Chin Med 10: 55–58

Pothmann R, Stux G (1982) Zur Behandlung der spastischen Bewegungsstörung mit Akupunktur unter besonderer Berücksichtigung des Kindesalters. Orthopäd Praxis 18/6: 457–458

Richardson PH, Vincent CA (1986) Acupuncture for the Treatment of Pain: a Review of Evaluative Research. Pain 24: 15–40

Riederer P, Tenk H, Werner H, Bischko J, Rett A, Krisper H (1975) Manipulation of neurotransmitters by acupuncture? J Neural Transm 37: 81–94

Ross J (1985) Zang fu. Churchill Livingstone, Edinburgh, New York

Ross J (1995) Acupuncture point combinations. Churchill Livingstone, Edinburgh

Schmidt H (1979) Akupunkturtherapie nach der chinesischen Typenlehre. Hippokrates, Stuttgart

Schnorrenberger CC (1976) Stechen und Brennen. Hippokrates, Stuttgart

Schnorrenberger CC (1979) Lehrbuch der chinesischen Medizin für westliche Ärzte. Hippokrates, Stuttgart

Second National Symposium of Acupuncture and Moxibustion and Acupuncture Anaesthesia (1984) All-China Society of Acupuncture and Moxibustion. Beijing, China

Sivin N (ed) (1987) Traditional medicine in contemporary china. Center for Chinese Studies, University of Michigan

Sjölund B, Eriksson M (1976) Electro-acupuncture and endogenous morphins. Lancet 2/7994: 1085

Sjölund P, Eriksson M (1979) The influence of naloxone on analgesia produced y peripheral conditionary stimulation. Brain Res 173/2: 295–301

Sjölund B, Terenius L, Eriksson M (1977) Increased cerebrospinal fluid levels of endorphins after electro-acupuncture. Acta Physiol Scand 100/3: 382–384

Stiefvater EW (1978) Praxis der Akupunktur. Fischer, Heidelberg

Stux G (1983) Akupressur zur Selbsthilfe. Videolehrprogramm in 3 Lektionen. Selbstverlag, Düsseldorf

Stux G (1984) Treatment of migraine with acupuncture and moxibustion, pilot study on 50 patients. Second national Symposium, Beijing

Stux G (1985) Akupressur und Moxibustion. J. F. Bergmann, München

Stux G (1990) Akupunktur, Akupressur und Moxibustion. Birkhäuser, Basel Berlin Boston

Stux G (1996) Akupunktur. Grundlagen–Techniken–Anwendungsgebiete. Beck, München

Stux G, Fernando F, Pothmann R, Jayasuriya A (1979) Verminderung des Muskeltonus durch Akupunktur bei spastischen Erkrankungen und bei Operationen. Akupunktur-Theorie und Praxis 7/3: 127–131

Stux G, Fernando F, Jayasuriya A (1979) Efficacy of acupuncture in spastic disorders of skeletal muscle. Am J Acupunct 7/2: 167–169

Stux G, Jayasuriya A (1981) Grundlagen der Akupunktur. Video-Lehrfilmprogramm in 8 Lektionen. Selbstverlag, Düsseldorf

Stux G, Stiller N, Pothmann R, Jayasuriya A (1981) Lehrbuch der klinischen Akupunktur. Springer, Berlin Heidelberg New York

Stux G, Jayasuriya A (1982) Atlas der Akupunktur. Springer, Berlin Heidelberg New York

Stux G, Mannheimer JS (1982) Therapie-Atlas Tenzcare. Optimale Stimulationsstellen für TENS-Elektroden. 3M Deutschland GmbH, Neuss

Stux G, Sahm KA (1986) Chinese Ideograms. A survey of terms in TCM. Brit J Acu 9/2: 4–6

Stux G, Stiller N, Pomeranz B (1999) Akupunktur – Lehrbuch und Atlas, 5. Aufl. Springer, Berlin Heidelberg New York Tokyo

Stux G, Pomeranz B (1987) Acupuncture – Textbook and Atlas. Springer, Berlin Heidelberg New York Tokyo

Stux G, Pomeranz B (ed) (1988) Scientific Basis of Acupuncture. Springer, Berlin Heidelberg New York Tokyo

Stux G, Pomeranz B (1997) Basics of acupuncture, 4th edn. Springer, Berlin Heidelberg New York Tokyo

Tashkin DP, Bresler DE, Kroeming RJ, Kerschner H, Katz RL, Coulson A (1977) Comparison of real and simulated acupuncture and isoproterenol in metacholine-induced asthma (UCLA Acupunctur Project). Ann Allergy 39/6: 379–387

Tenk H (1978) Problematik der Akupunktur in der Kinderheilkunde. Haug, Heidelberg

Toda K (1979) Effects of electroacupuncture on thalamic evoked responses. Exp Neurol 66/2: 419–422

Unschuld PU (1980) Medizin in China. Eine Ideengeschichte. Beck, München

Unschuld PU (1986) Medicine in China. A history of pharmaceutics. University of California Press, Berkeley, Los Angeles, London

Unschuld PU (1986) Nan-Ching. The classic of difficult issues. University of California Press, Berkeley, Los Angeles, London

Unschuld PU (1990) Forgotten traditions of ancient chinese medicine. Paradigm Publications, Brookline

Unschuld PU (1997) Chinesische Medizin. Beck, München

Van Nghi N (1975) Pathogenese und Pathologie der Energetik in der chinesischen Medizin. M.L.Verlag, Uelzen

Vincent CA, Richardson PH (1986) The Evaluation of Therapeutic Acupuncture: Concepts and Methods. Pain 24: 1–13

Vinnemeier M (1978) Arbeitsmaterial zur Akupunktur. Eigenverlag, Velbert

Wall PD (1978) The gate control theory of pain mechanism, a reexamination and restatement. Brain 101: 1–18

WHO Scientific group (1991) A proposed standard international acupuncture nomenclature. WHO library, Geneva

Wiseman N, Ellis A (1985) Fundamentals of Chinese medicine. Paradigm Publications, Brookline, Massachusetts

Wu CC (1976) Preliminary report on effects of acupuncture on hyperlipidemia in man. Artery 2/2: 181–195

321

Wu CC, Hsu CJ (1979) Neurogenetic regulation of lipid metabolism in rabbits: A mechanism for cholesterol-lowering effect of acupuncture. Atherosclerosis 33/2: 153–164

Yau PS (1975) Scalp-needling therapy. Medicine & Health, Hong Kong

Zhang Xiangtong, Chang HT (1986) Research on Acupuncture, Moxibustion, and Acupuncture Anesthesia. Science Press, Beijing, Springer, Berlin Heidelberg New York Tokyo

Zhang Zhongjing (1986) Treatise on febrile diseases caused by cold. New World Press, Beijing

Zhang Zhongjing (1987) Synopsis of prescriptions of the golden chamber. New World Press, Beijing

Unter http://odp. oder nih.gov/consensus/statements/cdc/107/107-intro.html ist im Internet eine Literaturliste zur Akupunktur nach Indikationen geordnet abrufbar, die von L. J. Klein und A. I. Trachtenberg zusammengestellt wurde.

Diese von der National Library of Medicine, Bethesda/MD, erstellte Literaturliste umfaßt 2302 Stellen von Januar 1970 bis Oktober 1997. Sie ist auch über www.nlm.nih.gov/pubs/resources. html zugänglich.

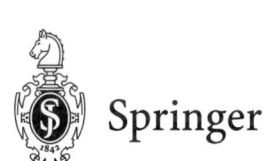

G. Stux, Düsseldorf

Tafeln und Selektor der Akupunktur

5. Aufl. 1999. 3 Falttafeln. 1 Selektor. Etwa **DM 24,80**
ISBN 3-540-65227-2

Auf den Tafeln zur Akupunktur sind die wichtigsten
Punkte einer Region in übersichtlicher Form zusammengefaßt und topographisch dargestellt.

Die graphische Darstellung der Meridiane und Punkte
stellt für jeden Akupunkteur eine unerläßliche Arbeits-
hilfe dar.

Auf dem Akupunkturselektor sind in tabellarischer
Form die Akupunkturpunkte der verschiedenen Punktekategorien zusammengestellt. Dies ermöglicht dem
Benutzer, die wichtigsten Punkte eines Meridianes auf
einen Blick zu erkennen.

Auch als Set:

G. Stux, Düsseldorf
Einführung in die Akupunktur.
Tafeln und Selektor

1999. Etwa 336 S. 3 Falttafeln und 1 Selektor.
Brosch. **DM 48,-**; öS 351,-; sFr 44,50
ISBN 3-540-65226-4

■ ■ ■ ■ ■ ■ ■ ■ ■

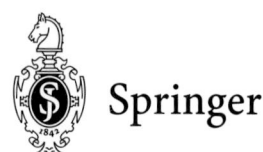 Springer

Springer-Verlag, Postfach 14 02 0S1, D-14302 Berlin,
Fax 0 30 / 827 87 - 3 01/4 48 e-mail: orders@springer.de

d&p.BA.64568/2 SF